朗照心開悟妙法

万象随縁順自然

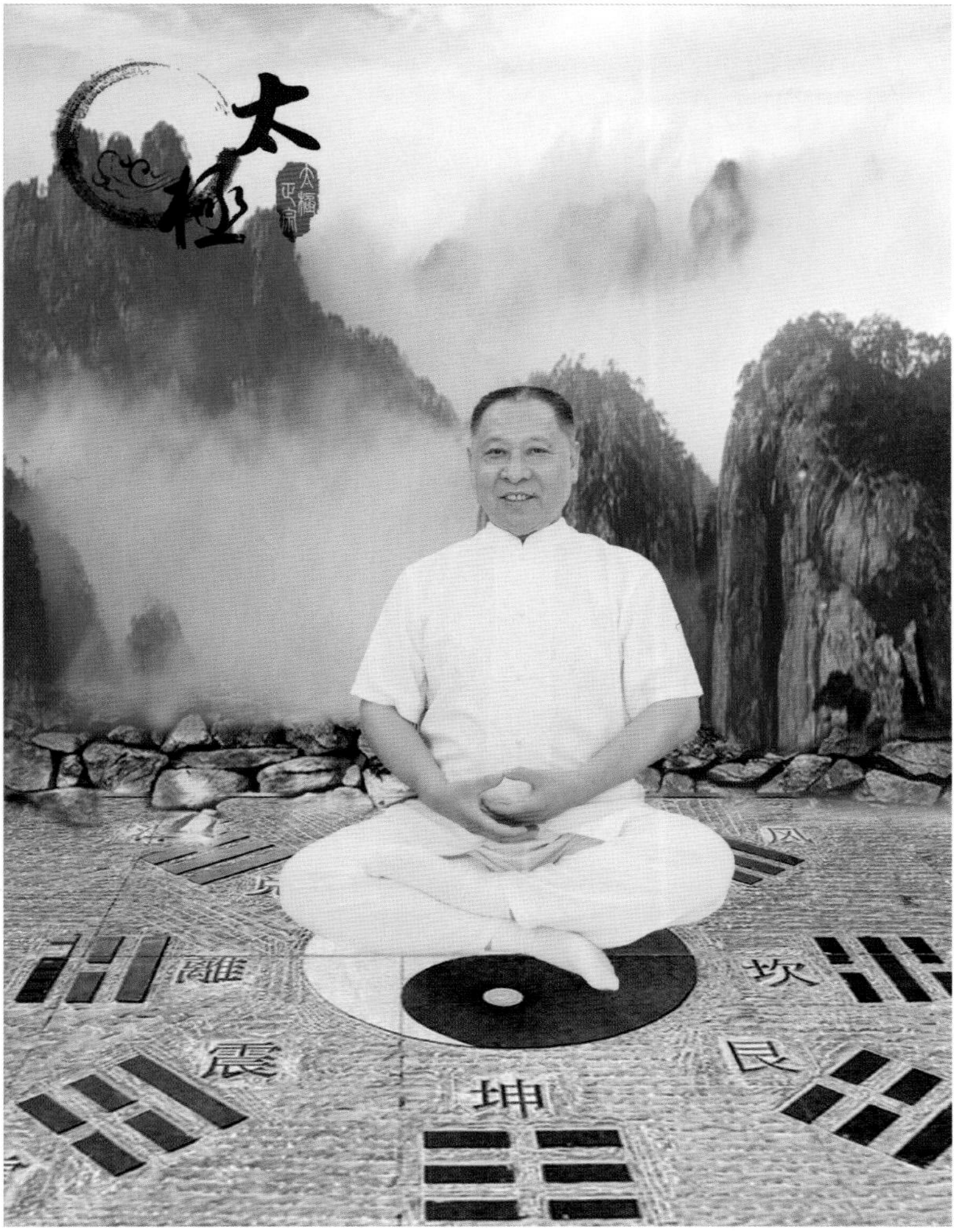

修真玄妙似春夢　猛醒又夢冥明静
功態夢境見性靈　悟道德高如仙境

新医学気功創始者　楊峰先生

2009年6月22日、楊峰先生が中国北京の世界医学気功大会でパワーを送った際、写真に収められた紫の光

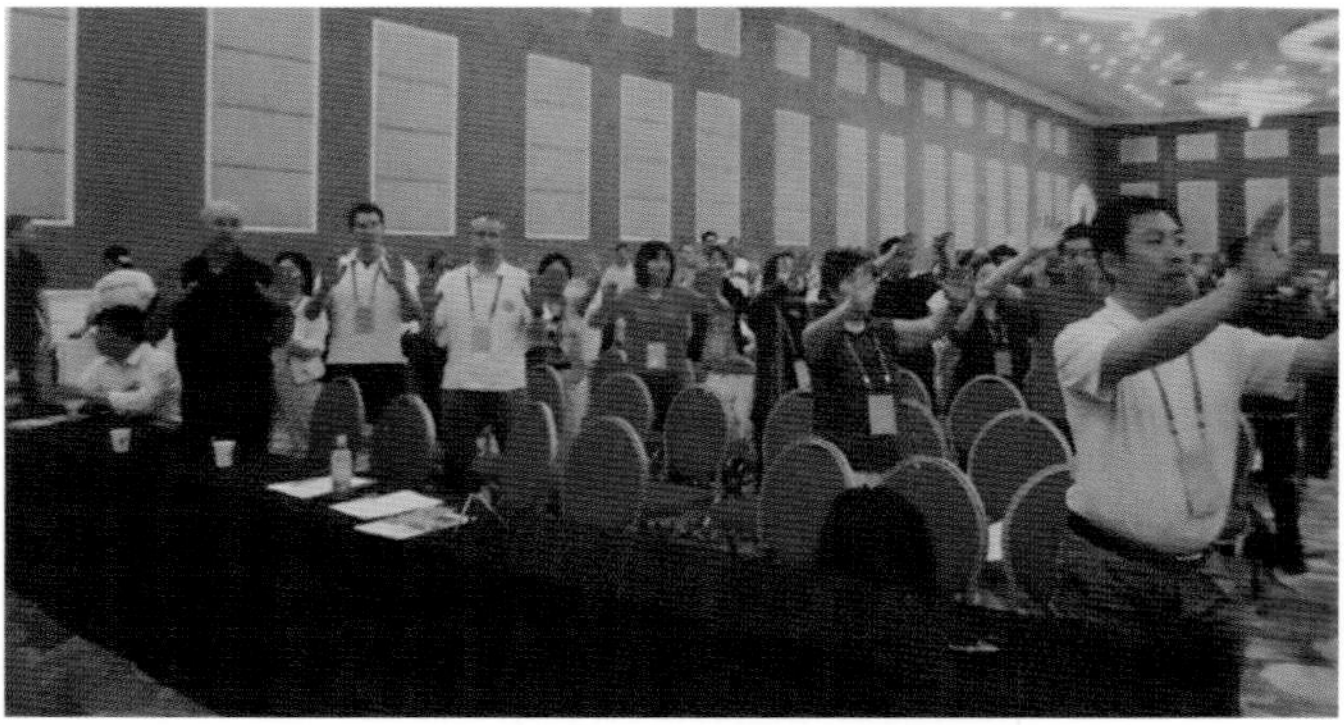

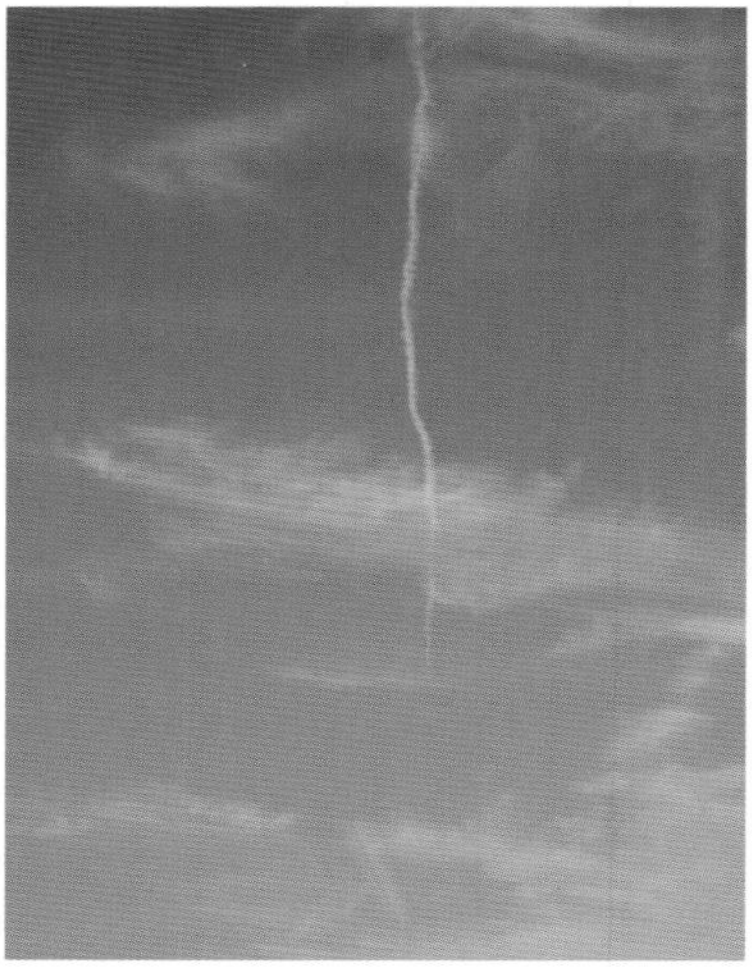

2013年8月3日、鹿児島で楊峰先生がパワーを送ったときに現れた白い光（中園博文さん等）

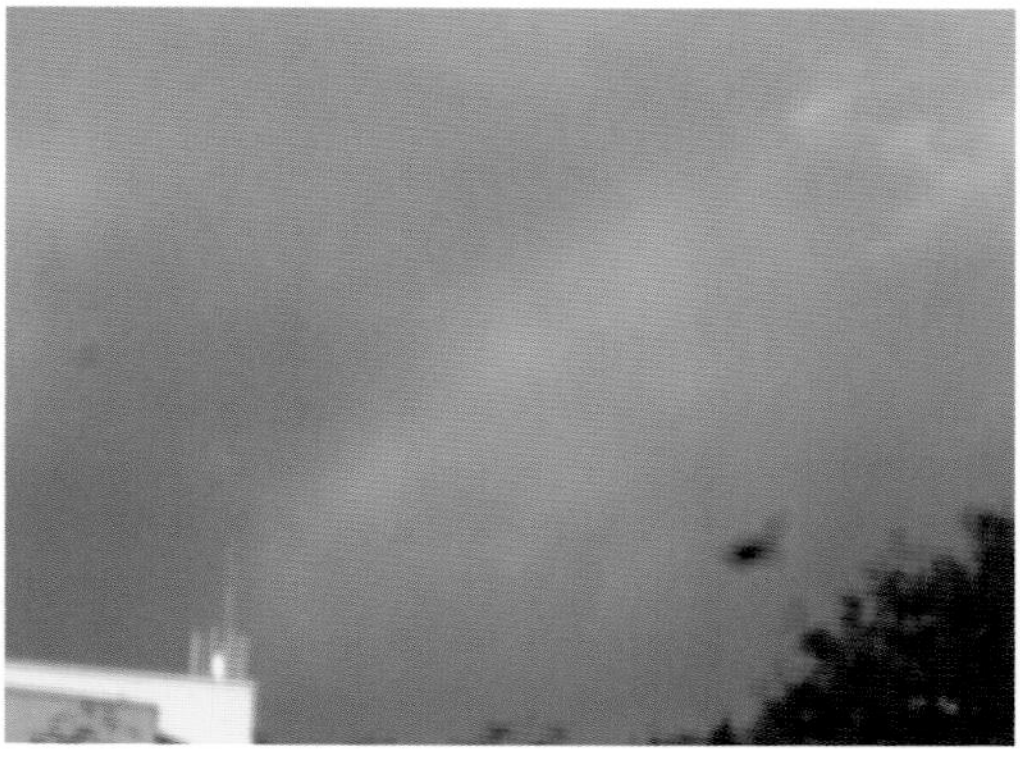

2013年10月2日、東京で楊峰先生がパワーを送ったあとに美しい虹が出現（大沢妙子さん等）

賀楊峰先生

杏林春光
懸壺済世

矢作直樹謹書
庚子年五月一日

易醫春光照千秋
龍凰呈祥福萬代

今井博揮

新医学気功

楊峰 著

佐藤 薫・劉君 訳

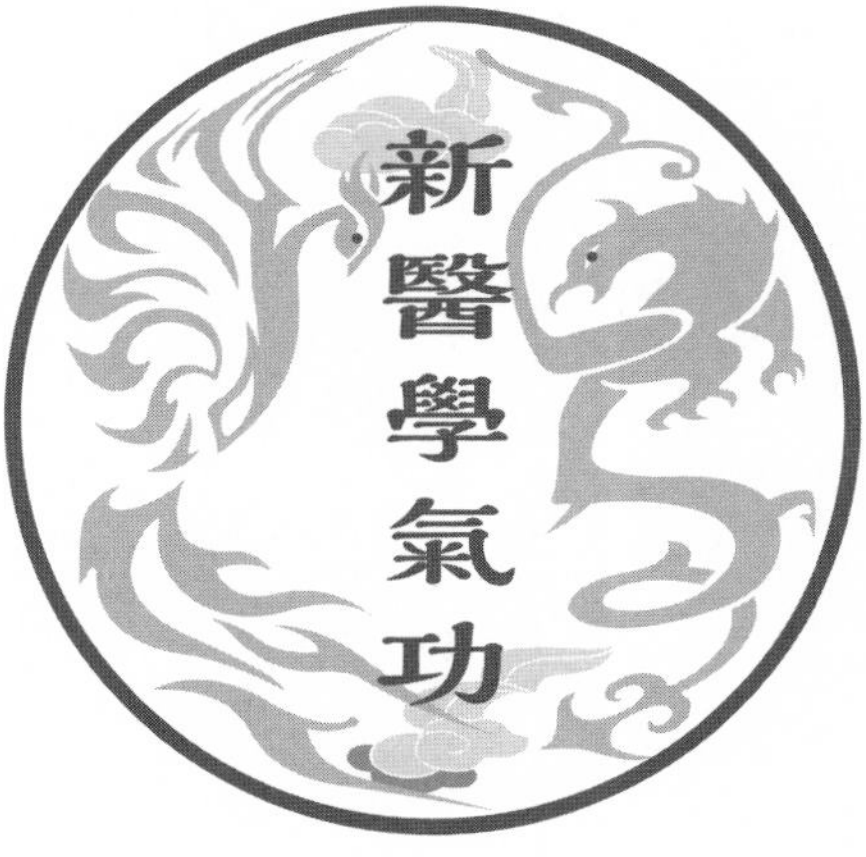

太玄社

推薦文

医療時代の旗手『新医学気功』

帯津三敬病院名誉院長
日本ホリスティック医学協会名誉会長
帯津良一

新医学気功は体、心、命が一体となった、人間まるごとをそっくりそのままとらえるホリスティック医学そのものです。その実際は、糖尿病の治療一つをとってみても極めてレベルの高いものであるうえに、六つの調和として掲げられたテーマはまさにホリスティック医学の真髄です。

中医学と西洋医学の調和、そして医学臨床の各科の調和に始まり、気功界、武術界、そして医学界の調和および宗教と医学の調和を経て、古今東西の文化の調和に至ろうというのですから、これは私がかねてから提唱している大ホリスティック医学そのものです。

そして、その理想のホリスティック医学を実現するために、決して欠かすことのできない必要条件が二つあります。一つはホリスティック医学を推進する人の、人間としての徳の高さ。もう一つは、ホリスティック医学はいわば戦略だということです。戦略はいくつかの戦術が統合されて出来上がっています。ですから、一つひとつの戦術の質の高さが要求されるのは言うまでもありません。

新医学気功はこの二つの条件を見事に満たしているのです。これは敬嘆《きょうたん》に値するものです。まずは推進する人の徳の高さは、六つの「美」がこれをまた見事に描いています。

美しい微笑みは和やかでエネルギーの高い場を提供し、美しい愛の心は希望を与えてくれます。美しい歌声は、私の場合は白隠禅師《はくいんぜんじ》の「延命十句観音経《えんめいじっくかんのんきょう》」。美しい舞魂は太極拳です。そして美しい真気は気功でこれを補い、最後の美しい医徳はよくぞ言ってくれたと只々感嘆するのみです。

そして、戦術といえば、なんといっても気功です。気についてはまだ科学がこれを十分に解明していないとはいえ、基本となる蓮花功をはじめ、医学五行功、そして内気外放に至るまで、その訓練過程は現在の中医学および西洋医学を駆使して、実に精緻に組み立てられています。これは伝統と長い臨床経験の賜物で、戦術の質の高さということにかけては、まさに太鼓判です。

このように、本書は新しい時代の医学を担う素晴らしい大著です。さらに医学を超えて医療にまで大きく踏み込み、理想の医療像を追い求めているところが大著を真の大著たらしめている所以でもあります。

医療と医学は違います。医療が、私たちが病と闘うための最前線なら、医学はその闘いを有利に運ぶためにすぐれた武器を最前線に届ける兵站部《へいたんぶ》(ロジスティックス)です。医療とは患者さんを中心に家族、友人、さまざまな医療者が織り成す〝場〟の営みです。当事者の一人ひとりが自らの内なる生命場のエネルギーを高めながら、他の当事者の内なる生命場にも思いを遣ることによって、共有する医療という場のエネルギーが上昇する。その結果、患者さんは病を克服し、他の当事者たちもそれぞれに癒されていく。これが医療というものです。

つまり、医療という場のエネルギーを高めるための原動力は、そこに漂う温もりです。ここでまた、本書がすすめる六つの「美」に戻って来ました。曰く、

美しい微笑みは文明を伝え、和やかな磁場に調整します。また、「微笑みはお金のかからない薬」です。楽しく話をしているうちに、病の気が外に出て消えてしまいます。

と。この短い文章で、理想の医療を余すところなく語り尽くしています。

理想の医学書にして理想の医療書という稀有なる本書を、諸手を挙げて迎えようではありませんか。

医療新時代を目指して。

楊峰先生！　ありがとう！

櫻花友誼情

東京三月景色新 応邀賞花覓知音
仙縁詩友抒情懐 作協盛年又逢春
陸林櫻花展笑顔 随風馨香飛撲身
莫非知我情春意 縷縷春風万言存
万樹櫻花似紅雲 緑染枝頭鳥鳴林
春風吹珠詩情濃 櫻花帯雨透晶瑩
聖潔櫻花永吐芳 真誠友誼永長存
風清正氣送氧吧 和諧友善済恵民

2013年3月15日　東京

楊峰

中日友好賛歌

我們的心象蓮蕊蓮房　心蓮心相愛地久天長
我們的身象富士霊山那様　屹立在海天貴国的東方
我們的愛象春天的陽光　温暖着中日人民的心房
我們的情象皓潔的月光　為人民伝送微妙的正能量
我們的夢至高無上　為人類発展奉献医技妙方
我希望中日友好　同修功徳　讓中日人民永遠永遠身心健康
（復唱）
我希望仙縁的朋友功徳無量　讓世界和平人民永遠永遠健美健康

『新医学氣功』這本書是一部前所未有的関於人体生命奥秘的自然科学専著。她的思想、理論体系超前、高科技與国際接軌、領先世界水平。她的誕生是對人類発展的巨大貢献。

本書闡述的新医学氣功、從字面看是一種氣功、但她遠不止是氣功。她是融古、今、中、西医学為一体的一種治療方法。也是当今社会在快節奏高壓力下生活、勞心思慮過度、耗傷身心的人們修心養性的最佳選擇。称她為生活指南、心霊灯塔、健康法宝、她都当之無愧。

新医学氣功的内容包含万象知識的精華。她根基於道学・医学、集自然医学、環境医学、微観医学、社会文明学之大成。是一套完整的防病、抗病、診病、治病、調病方法、也是一種激発潜能術、預測先兆術和快楽長寿術。她是古老的、也是現代的、更是科学的。

以医德、功德為本是新医学氣功的宗旨。所以新医学氣功師都重医德、講科学、修功德、是社会公德、職業道德、家庭美德、及個人品德的建設者。崇德向善的精神像雨露滋潤人們的心霊、為全人類健康健美夢想提供強大精神力量和道德支撐。因此、可以説新医学氣功是星際文明的標杆。

総結新医学氣功的特色、首先要提的就是她的預測功能。這也応帰功其以德為本的宗旨及強大的宇宙能量的支持。未事先知、未病先防、有備無患、是新医学氣功的口号。

其次、在診断方面、新医学氣功對無名病、罕見病、疑難雑症和絶症、非儀器診断精准、弥補了現代科学儀器診断的不足之処。因為新医学氣功運用微観医学、研究微生物及寄生虫、培養出的人才可用微視覚、微嗅覚、微聴覚、微触覚等功能。洞察甚至遥視人体内臓、通過傳感信息精准診断由無形干擾源引発的各類疾病。

第三、在治療方面、新医学氣功治病重効果、効果就是科学。其治療大法為「医方異術」、即同病異治、異病同治大法。包括正治法、反治法、標本同治法等。在実施治療時、以相体裁衣為原則、扶正氣不留邪氣、祛邪氣不傷正氣。

新医学氣功對神経系統、内分泌系統、心脳血管系統、這三大系統治療有特色。對於疑難雑症及疑難絶症的治療、以中医・西医・氣功三結合為原則、治癒率達到超常水平。對失眠多夢、抑郁症、頑固性頭疼、便秘、頸肩腰腿疼治療有特効。

新医学氣功応用於青少年、可防治青少年常見病、包括消化系統及呼吸系統、記憶力及視力下降等疾病。最主要的是能開発児童智慧。

応用於中年人、可和諧臓腑氣血陰陽、達到永葆青春、健康健美的目的。

応用於中老年人、可防治退行性病変、有抗衰老作用、使修煉者享有「五福臨門」。

另外、自然療法也是新医学氣功的組成部分。自然療法、利用自然資源、倡導自然療法、包括有氧運動、按血型食療、医養結合、歌療、笑療、情療、話療等。這種非薬物療法對於治療霊魂病非常有効。

当今時代為什么罕見病、無名病高発、原因有三個。

1. 氣為百病之始。治療此類病需要理氣、順氣、通氣。

2. 百病由心生。治療此類病要先調心、養心、護心、戦悪病必先闘心魔。

3. 万病皆因缺氧。治療要注重増氧、聚氧、吸氧、多做有氧運動。

第四、新医学氣功重和諧、表現在以下六方面。

1. 和諧了古今医学文化、提昇当今医療水平。

2．和諧中、西医学治療方法、可以解決很多疑難病問題。
3．為功夫界和医学界人士架起金色橋梁、可以解決霊魂病与肉体病的綜合性疾病。
4．和諧臨床各科医療方法、以解決婦、児、内、外科雜症問題。
5．和諧各宗派、各流派防病抗病知識、提高自身免疫功能。
6．和諧人与自然、達到天地人一体同春、使人体臟腑氣血陰陽平衡。

先生的本意和心願是讓新医学健康法宝傳送正能量、走向世界、把她送給需要健康的人們、以造福人類、讓世人和平快楽康寿、讓新医学自然功法造福宇宙、自然祥和、天地人一体同春、享天年而度百歳。

楊雷

2019年9月10日

まえがき　～新医学気功について～

本書の著者である楊峰先生は中医学の家系に生まれた、道家医学の九代目継承者です。

新医学気功は、楊峰先生が家伝の道家の内丹功法をベースにして創始された気功法です。中医学と気功の基礎理論に基づくとともに、古代・現代、中医学・西洋医学の人体解剖知識を指針として、中国古伝の星の運行やパワーによる医学と近代的な実験実証による医学、細菌やウイルスなどの詳細な知見、環境と健康に関する東洋の知恵と西洋の知識といった他分野を取り入れ、40年の歳月と医師としての見識と経験をもとに作り上げられた、実用的な健康・養生法です。

中国に伝わる性命双修（後天と先天の両面において健やかであること）の具体的な方法に満ち、動功と静功を共に学ぶことに工夫されています。

現代人の生活の特徴に合わせて編成されている点が特に優れており、動作が簡単で、学びやすく、効果がはっきりとつかめる練功法であり、生活リズムの速い現代人に適する修練法です。

楊峰先生は自身の長年の医師としての経験と、家伝の気功をベースに統合された気功による医療経験を生かし、病気を改善する新功法を編み出されました。この功法はそれだけにとどまらず、さらに病気予防法、判断法、自己対処法、健康と健美の法、知能開発法（先生は天才開発法と呼んでいます）、アンチエイジング法などを網羅したシステム的な気功となっています。

新医学気功の本旨は、東洋の知恵の根本である「徳」を基礎として、西洋の知識の精髄である科学に適う方法と理論にあります。また、新医学気功は調和を重んじます。

次に、楊峰先生が掲げる新医学気功の大まかな性質と特徴を挙げてみましょう。

新医学気功の六つの「新しさ」

1. 予測：その人の能力や才能を育成・開花させるための天の気を予測する力と方法がある。
2. 診断：原因が特定されにくい不調や不安に対する診断を、原因や根本的な部位まで正確に判断できる。（中国においては現代医学の機器検査診断で判明しない部分を補い、中国・西洋両方の医師の診断の補助として用いられる）
3. 効果的な治療：改善の効果はこの気功の科学性を証明することになる。（中国においては特定されにくい無名の珍しい病気や難病に対する治療に関して、中医、西洋医と気功師の三者融合法を使って、通常より高い治癒率が得られている）
4. 才能育成：妊婦の胎教や、幼児・児童から青少年の知能、才能を開発・強化できる功法。
5. 健康の維持と強化：青年期から壮年期までの方の健康や活力を維持し、回復または改善させる。
6. 老化防止：高齢者の衰弱を予防し、衰えを改善するとともに先延ばしにする効果がある。

新医学気功の基本理念

気の変調は百病の始まりです。万病はすべて酸素不足にあります。生命の根本は運動にありますが、その運動は必ず有酸素運動でなければなりません。新医学気功の練習は、細胞が酸素を取り込む量を増やし、呼吸によって得られる気を補充、体内のフリーラジカルなどを除去して、細胞に必要な酸素量を満たし、気血を陰陽の最適なバランス状態にすることを目的とします。

新医学気功の動功の功法は簡便で習いやすく、整理された功法

新医学気功の初級動功の有酸素運動は、老若男女の違い、文化や生活習慣の違いに関係なく、また場所も問わず、一定の時間を練習に費やすことで身につけることができます。きちんと練習をすれば気を感じることができます。健康回復や体調（心身含む）不良の改善効果が高い功法です。

また、やや専門的に新医学気功の特徴を記すと、次の3点になります。

1. 中医学の整体観念は弁証論治（病気や不快感を広く総合的に判断して、判断の道筋に従って改善・治療すること）を原則とし、無名の珍しい症状へのアプローチが正確です。
2. 症状の改善効果が良く、能力や知能の開発を速やかに実現できます。視覚・聴覚・味覚・嗅覚・体感触覚などは人の正常な生理現象です。このうち、修練によって高められ鋭くなった六感を六微感（目・耳・鼻・舌・身体〈触感など〉・心〈直感やひらめき〉の微細な感覚）といい、

これを自覚でき、活用できる能力を特殊能力といいます。例えば、天目（視覚の微細情報をとらえる「見る」働き）が使えると人体透視（病状や不快感の原因や全体像などが見て取れること）ができます。鍛錬された天目は高倍率電子顕微鏡に相当し、高精度の望診が可能です。微嗅覚は数十種類の疾病の気配をかぎ分けられます（「がん探知犬」の研究が進んでいますが、人間も微妙な嗅覚から問題を見つけることは可能）。微聴覚は耳で聞こえないような音まで聞こえ、病人の苦痛を察知できます。

3．病の気を除去し、しかも正気（邪気を排除し病を改善する気）を傷つけません。正気を補給・強化して邪気を排出できます。

新医学気功が初めて日本に紹介されたのは2010年でした。日本の友人と、関係団体の招請に応じ、楊峰先生は「世界気功フォーラム2010」（2010年10月30、31日東京）に参加されました。

このフォーラムで、楊峰先生はまず天目での人体透視を通じて、3名の方の病気状況を正確に見ることを、来場した参加者に示しました。また、脈診や予測の力などで、その人の身体状況や困っていることなどに対して適切な解決方法を指導されました。特に会場での実演で圧巻だったのは、正面、背面、壁を隔ててそれぞれパワーを送った場面でした。受けた方たちはさまざまな光が見えたり、手のひらや身体で気を感じるなど、楊峰先生のパワーに驚き、多くの方はその能力の高さに魅了されました。

気功フォーラム2010のあと、気功師の方など楊峰先生を慕う方たちは、年に1~3回楊峰先生を招へいして、新しい気功療法と内丹功法を学びました。楊峰先生は毎回心血を注いで強力なパワーを送り、功法を教え、日本人の難病治癒、気功法の指導や実践者の育成に尽力されました。

新医学気功は、中国ではたくさんの難病治療の実績があります。日本でも、これまでの講習会に参加された方で甲状腺起因の橋本病、脳動脈瘤、不登校、肺の腫瘍、長年の不妊、不安神経症、重度脳障害、気功偏差、精神の病的な状態や悪夢、糖尿病、適応障害などの改善が見られたというお便りもいただいています(あくまでも体験した方の個人的な感想です)。

楊峰先生の中医学、西洋医学、気功の三者融合原則による方法は、特に魂病(精神病の一種)に属する夢病(夢に起因する不眠や不調、または不快な身体症状)に効果的です。

魂病とは、神経の不衛生状態のことです。心身を害する夢が多く、心理障害などの精神異常、うつ、不眠等の症状が見られる症状をいいます。

魂病は変化が多く、とても複雑です。適切な治療を受けられず長期化すると、心を良い状態に保つことが難しく、心臓と脳の血管への酸素供給が低下し、神経細胞の膜電位変化を起こす刺激が足りなくなります。そのため、心臓と脳の各細胞と組織は、長期にわたる酸素不足で肉体的な病を招きやすいのです。

ここでいう肉体病は、人体の十大系統(骨格系、筋系、循環器系、呼吸器系、消化器系、泌尿器系、生殖器系、内分泌系、脳神経系、感覚器系)の各細胞組織の機能が乱れることで、さらに複雑な症状を引き起こすことです。これは病院の機器検査では特定できない、特定の名前がつけられていない珍しい難病です。このような魂病、肉体病の症状は、三層功力を持った新医学気功の気功師によって、弁証法的に症状の原因を突き止めて初めて、根本解決方法が施されることになります。

ここ数年来、楊峰先生は労を惜しまず、日本で徳と才能を兼ね備えた人材を選び、彼らに新医学気功の上級功法と理論を直伝して、人体の潜在能力を開発してきました。潜在能力の開発によって現れた特殊能力は人体透視、来るべき症状の予測、仙掌《せんしょう》（手をかざして邪気を除ける）による排病気や内功点穴《てんけつ》、病気のグループ療法などを含みます。それが、金丸、蓮蕊、有美紫、服部、奥村、中園、大野、大沢、橋景、仙藤、幸芳、良鑫、官圓、茉莉、大平、高偉、範島、矢作、君易、といった方たちに伝えられ、各自の特殊な力を発揮しています。

天目の光る機能は泥丸宮《でいがんきゅう》から来ています。現代医学では、泥丸宮は脳の中心部にある松果体《しょうかたい》を指しています。松果体の前方に生物的磁場があり、そこを通じて特定のエネルギーを持つ粒子、または光子線を集めて画像化することができるのだと楊峰先生はおっしゃっています。

新医学気功の功法は簡単ですが、奥深い理論があります。初級動功の有酸素運動は個人で自由に練習できますが、疾病や特殊能力開発のための修練は、新医学気功三層功力の気功師の帯功《たいこう》指導の下で行うことを勧めます。帯功指導の練習は、良い気を取り入れ、ツボを開けて経絡を通じさせることで、練功の感覚と効果が早く現れます。

10段階のレベルの功法は36種類に分類され、各人に合わせて行います。例えば、その人の体質、年齢、性別、病の種類などです。そうすることで、練習をすれば気を実感し、心身健康の調整に効果が現れます。その効果は、練習の功法が科学的であることの証明にもなります。功法理論の基礎的な知識を学んで正しい動作を身につければ、家で練習することもできます。

いつでも練習できる自由自在の有酸素功法は、自身の免疫力を高め、心、身、魂ともに豊かに成長し、健康で美しく、楽しく長生きするための体質づくりにつながります。

集中力や精神力を上げる効果もあり、集中力の質的向上、発想力の柔軟性の強化、運動能力の向上や瞬時のひらめき、アスリートの育成、リーダーシップを身につけることもできます。当然のこととして、中国を源流とする諸芸（武術、書道、文章の記述、絵画、陶芸など）の向上とも密接な関わりがあります。

楊峰先生がパワーを送った際には、不思議な現象がよく現れました。自分の目で見たり写真に収められたりしなければ、とても信じられないことでした（口絵参照）。

最も不思議なのは、新医学気功の練習者たちは、毎日決まった時間に楊峰先生から送られるパワーを感じ取ることができるのです。


楊峰先生がいつもおっしゃることですが、皆さんが今手にしている『新医学気功』という本は、天縁（天からのご縁）の方に送る手紙です。

新医学気功は、細胞に酸素（気）を入れることで細胞の寿命、そして人体の寿命を延ばすことが可能であり、人体の生命活動を維持する充電器となり、人体の潜在能力を引き出す万能の鍵となるものです。この気功はまた、大脳の神経細胞に酸素を入れることで、神経細胞の情報伝達の速度を上げ、脳の力（知能）を開発することが可能です。それとともに、大脳の嗅神経、視神経などがコントロールしている鼻や目などの器官の機能も高まります。このようなことから、今まで人体に眠っていた超高度な能力を目覚めさせ、何よりも早く微六感（本来、人間が活用すべき潜在的な能力）を引き出すのです。

新医学気功――それは新しい健康の道。病気予防、抵抗力の強化、病状の判断や不快な症状を改善する新しい方法であり、養生・健康・長寿の秘法です。正しく熱心に学ぶ人は大きな利益が得られ、まじめに修練する人は素晴らしい宝を手に入れることができます。

新医学気功は、新しいヘルス事業、新しい健康方法であり、皆さんに幸福をもたらす秘術となるものです。

新医学気功弟子　劉　君

金丸貴臣

目次

推薦文　「医療時代の旗手『新医学気功』」帯津良一　2
櫻花友誼情　中日友好賛歌　5
まえがき　～新医学気功について～　10

第1章　医学気功の発展概況

気功の成り立ち　26
医学気功の理論的形成と応用　27
『黄帝内経』　29　『道徳経』　33　『参同契』　35
医学気功の発展　38
西晋・東晋と南北朝時代　39　隋唐の時期　43　宋代・金代　47
明清の時期　52　辛亥革命以後　58　20世紀――１９５０年代以降　60

第2章　医学気功の基礎理論と学説

陰陽五行学説　66
陰陽学説の基本的な内容　66　気功の実践における陰と陽　70

五行学説の基本的な内容　75　五行と気功の実践　78
蔵象学説　83
心と小腸　85　肺と大腸　88　脾と胃　93　肝と胆　96　腎と膀胱　99
三焦　105　気、血、津液　105
経絡学説　116
経絡学説の形成と発展　116　経絡の意義と作用　121　経絡系統の分布と主な内容　125
気功練習によく使われる経絡とツボ　133
1. 手の太陰肺経　133　2. 手の陽明大腸経　136　3. 足の陽明胃経　139
4. 足の太陰脾経　142　5. 手の少陰心経　145　6. 手の太陽小腸経　147
7. 足の太陽膀胱経　150　8. 足の少陰腎経　153　9. 手の厥陰心包経　155
10. 手の少陽三焦経　158　11. 足の少陽胆経　161　12. 足の厥陰肝経　165
13. 任脈　168　14. 督脈　170　15. 衝脈　173
16. 帯脈　175　17. 経外奇穴　176

第3章　医学気功の形成と発展の基礎

健康の源は静・動のバランスにある　180
長寿は運動にあり　180　長寿は静かな心から　181　長寿はバランスにあり　183
6種類のバランスの概要　184

気と功の解釈　187
気功の「気」の字の意義解釈　187　気功の「功」の字の意義解釈　190

第4章　新医学気功の概要およびその働きと効用

新医学気功の概要　194
六つの「美」　198　六つの「調和」　198　五つの「新」　199
特色ある診断　201　特色ある治療　202
自分に合う新しい養生法を取り入れる　204　新しい領域と新しい効用　205
新医学気功の機能　209
正気を補い邪気を除き、身体を強くする　209　経絡を通じさせ、血気を調和する　210
心身をリラックスし、緊張をほぐす　212　自己コントロールの力を高める　213
人体の貯蓄エネルギーを増やし、消耗エネルギーを下げる　215
潜在エネルギーを活用し、自己を進化させる　216
新医学気功の効用　217
新医学気功の胎児への効用　217　新医学気功の児童・青少年への効用　219
新医学気功の中青年者（青年期〜中年期）への効用　221　新医学気功の中高年者への効用　223

第5章　気功鍛錬の基本的な方法

調身　226
臥式　227
坐式　229
立式　230
歩行式　232
調息　233
調心　236
練功指針　239
気功鍛錬の基本原則　239
気功鍛錬の基本的な要領　245

第6章　新医学気功の功法の原理と実践

新医学気功の功法の原理　252
天人合一　252
「形与神倶、不可分離」の形神学説　255
功法の実践〜静功功法、動功功法、自然療法　258
新医学気功の静功の功法　259
蓮花功の効用　259
初級蓮花功の功法　261
中級蓮花功の功法　272
初級蓮花功の站椿功法　280
新医学気功の動功の功法　285
新医学気功の初級動功　285
新医学気功の初級動功（6式）の解釈　289

新医学気功の自然療法　291
医学龍功　292　拍打功　296

第7章　病気の新医学気功療法

糖尿病の新医学気功療法　302
糖尿病の四大タイプと発病原因　302　糖尿病の養生と予防治療　304
「四季」「三法」「三結合」の養生法　306　Ⅱ型糖尿病治療の自然療法　309
再生不良性貧血の新医学気功療法　312
中医学と新医学気功（蓮花功）を一緒に用いた治療96例の分析　312
中医学における「再障」の弁証論治　314
B型肝炎の新医学気功療法　323
中医学の弁証分型治療方法　324　気功療法　326
脳心血管系疾患の脳卒中の新医学気功療法　335
概念　335　病因の発症のメカニズム　336　治療　338
新医学気功蓮花功の、一過性脳虚血発作（TIA）、すなわち小中風に対する治療効果とメカニズム　340
リウマチ様関節炎の新医学気功療法　342
中医薬と推拿マッサージでリウマチ様関節炎を治療した146例の推奨　342
臨床データ　343　治療方法　344　治療結果　345　討論　345

がんとエイズの新医学気功療法　348
夢病の新医学気功療法　353
中医学により夢病を解読する　354
夢病を調整するには、まず心理障害を解消する　356
夢遺と夢交の治療方法　359
病気を防ぐための36ヶ条　364
難病治療に必要な五つのこと　375
新医学気功療法と組み合わせる特効中成薬の紹介　376

第8章　内気外放と気功偏差の予防と調整

内気外放　384
気功外気治療の略史　385
気功外気の臨床概念　386
外気放出の方法、ルートと注意事項　386
気功外気の功法訓練　388
外気を利用した疾病の診断　390
外気を利用して疾病を治療する　391
気功の偏差と走火入魔の予防と調整　392
気功の偏差とは何か　392
偏差と不良反応　394
偏差の予防　397
偏差を調整する方法　397
気功修練中のいわゆる走火入魔　404
偏差を防ぐための注意事項　405

第9章　新医学気功創設の背景

中医家系「楊氏堂」について　408
楊氏堂の家訓　408
楊氏堂と子供の知能開発　408
新《シン》医《イー》学《シュエ》氣《チー》功《ゴン》五《ウー》行《シン》功《ゴン》　410
天《ティエン》人《レン》合《フェア》一《イー》新《シン》氣《チー》象《シィアン》　412
道《ダオ》医《イー》丹《ダン》功《ゴン》度《ドゥ》仙《シィエン》縁《ユエン》　414
賛《ザン》小《シアオ》周《ヂョウ》天《ティエン》功《ゴン》　416
新《シン》医《イー》学《シュエ》氣《チー》功《ゴン》　419
正《ヂオン》道《ダオ》修《シウ》真《ヂエン》延《イエン》年《ニイエン》驟《イヤオ》　422
楊氏堂の疾病診断について　424
未病を治す　424
中医の診断の特色　428
中医学の治療の特色　430
中薬の選び方と炮製　433
家伝の秘方の昇華　435
新医学気功練習者からの感謝の手紙（日本）　441
甲状腺橋本病が治りました　441
新医学気功で脳動脈瘤が小さくなりました　443
心身の弱さが新医学気功で改善しました　445
あとがき　～日中の人々の真の友情を末永く～　449

第1章

医学気功の発展概況

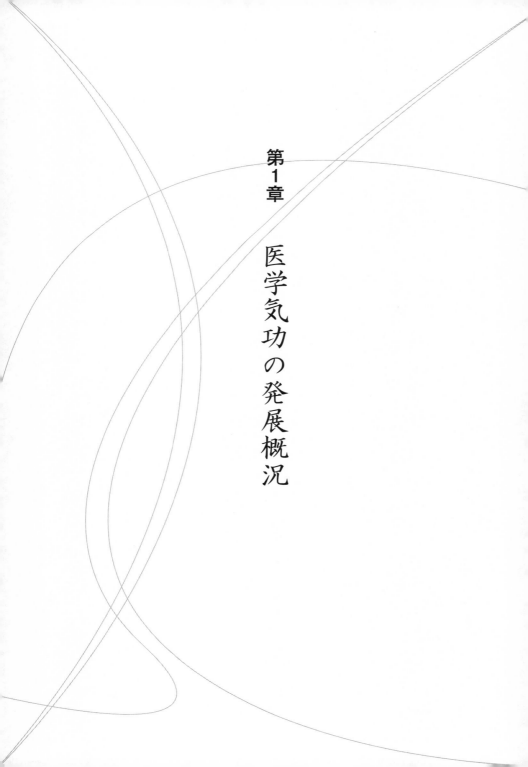

気功の成り立ち

人類文明の黎明期、人々は腰を伸ばして深呼吸をしたり、目を閉じて静かに座ったり、手足の関節を動かしたり、痛みのある部分に手を当てたりもみほぐすなど、体力や身体の健康を保つための動作を知っていました。また、こういった動作は健康になるだけではなく、保健（ヘルスケア）や医療にも役立つことがわかっていました。これらは人間本来の能力による自発的な心身調節の手段であり、優れた健康回復の方法でもあります。これは「導引《どういん》・蹻引《きょういん》（身体の動きと呼吸法を組み合わせて行う養生法〈動功〉）」「按蹺《あんきょう》（マッサージや指圧）」「案摳《あんこう》（マッサージやツボ押し、鍼）」「服気（呼吸法）」「食気（〈自然に飲食量が減る〉吸気を主とする呼吸法）」「坐忘（〈心の中のとらわれを捨てる〉静坐の姿勢）」「養気（内気を巡らせて気を豊かで活発なものにすること）」などと呼ばれますが、これらに関する呼称の種類は数多くあります。

春秋戦国時代になり、諸子百家の思想や行動方法などが広く行き渡ると、社会の中枢にいる者もその周りの者も、身分の高い者も低い者も、こういった動作を行うようになり、伝承され、練習されるようになりました。儒家、道家、医家、釈家（仏家）、武家などで研究され、それが応用されるようになり、それぞれの家（信仰などのベースによる区分、流派）で秘術として占有され、その家の宝となりました。また、その後の展開や発展を経て、これらは保健・養生の一つの専門分野となりました。

この分野は流派が林立し、練功（養生用語。気功や導引、武術などのような特定の方法を通して、身体を鍛えて病気を予防・治療し、老衰を防いで寿命を延ばす）の方法も多種多様ですが、どれも吐故納《とこのう》新《しん》（古い気を吐いて、新しい気を取り込むこと。深呼吸）と導引を重視し、呼吸の調整を工夫します。ここでいう呼吸とは練気《れんき》のことであり、気功の練習ということです。

気功の発展の歴史の中で入り混じってきた不要な部分を取り除き、心身の健康の本質的な部分を選りすぐり、抽出することは、現在の社会で気功の研究・練習をする者の歴史的な使命です。

気功学の内容はとても深く広範囲に及びますが、保健、養生、疾病治療への応用の観点から、その起源や形成、発展を研究していけば、理論上でも実践上でも、気功と中国医学は切り離すことのできない密接な関係にあることがわかります。

気功療法は代々の伝承を経て洗練され、豊富な内容を蓄積しただけではなく、中国の伝統文化を後代に継承させるべき重要なものとなりました。その発展の歴史を研究することで、気功に対する全般的な認識を持ち、これからの時代における気功科学を学習し、研究のための扉を開くことができるのです。

医学気功の理論的形成と応用

中国の春秋戦国時代（紀元前770～221年）から漢の時代（前漢・後漢。紀元前206～220年）は、中国医学と気功科学が急速に発展し、大きな成果を上げた時代でした。その春秋の末期に河図《かと》注1、洛書《らくしょ》注2、太極と八卦を取りまとめた書物『周易《しゅうえき》』が世に出ました。

『周易』は「数理占象」注3の集大成で、「一陰一陽之謂道（一陰一陽、これを道という）」の説を打ち出しました。その深くかつ高遠な哲理は、黄老学《こうろうがく》（黄帝や老子の学問のこと）やその他の諸家などによる当時の学術界に競って引用され、他の領域にも広く浸透していきました。

戦国期（紀元前403～221年）は戦火が飛び交い、飢えと疫病に苦しめられた時代でした。官吏も庶民も、医者の処方する漢方薬と、それ以外に導引や食気法を用いて病気治療や養生を行いました。これらの健康法は長い時間をかけて伝承され実践されることで、一般的な健康法となりました。この時代の気功の実践は、私たちの生命の価値や、肉体と精神を理解する重要な方法になったのです。

人体内の気の昇降出入《しょうこうしゅつにゅう》、および経絡系統における作用は、気功を鍛錬する過程において、その超常的感覚によって発見されました。これらの現象について、薬学書『本草綱目《ほんぞうこうもく》』の著者である李時珍《りじちん》は『奇《き》経八脈考《けいはちみゃくこう》』の中で「内景隧道、唯返観者能照察之（身体内の気の道というものは、ただこれを内的に見ることができる者だけが観察できるものだ）」といっています。

これらは医家や養生家の一部によって確認され、医療や養生の実践において広く活用されています。こういった先駆者の著作の中には、気功の「治病の原理」や諸方面への応用の事例が記されています。彼らの実践や論述は、学問としての気功をとても豊かにしました。古代の医学は、気功の保健・養生における学理の形成・発展と相補い成り立っていて、密接に結びついています。古代の医師が編纂《へんさん》した「三世医学」（『黄帝針灸《こうていしんきゅう》』『神農本草経《しんのうほんぞうきょう》』『素《そ》女脈訣《じょみゃくけつ》』という三つの流派の医学書）を経て『黄帝内経《こうていだいけい》』が成立し、世に広く行われる過程で、中国医学は人体の生理や病理に関する現象を認識して病気を診断し、治療する基本理論を確立したのです。これと同時に、医学気功の理論の基礎が生み出され成立し、検証され確立することで生まれた応用法は、医療現場で臨床実践されることとなりました。

老子の著した『道徳経』と後漢末の魏伯陽《ぎはくよう》による『参同契《さんどうかい》』、この二冊の名著は、医学気功の基礎理論を築いただけではなく、医学気功における功法の形成の原則・規範となりました。これらの高名で素晴らしい著作は医学気功の発展に不朽の貢献をするとともに、医学気功発展の歴史における古典的な著作となりました。

【注釈】

（注1）河図：伏羲（ふくぎ。八卦を作った古代の王）の時代、黄河に現れた龍馬の背にあったつむじの形状を写しとったという文様のこと。

（注2）洛書：夏王朝の初代帝王であった禹《う》が洪水を治めたとき、洛水（陝西省の黄河に注ぐ河）から出てきた神亀の甲羅の背にあった文様のこと。

（注3）数理占象：数理によって物事を予測し考察すること。

『黄帝内経《こうていだいけい》』

中国医学の古典における最重要書物である『黄帝内経』は、春秋戦国時代の医家の理論と実践の集大成であり、中国医学の礎を築きました。『黄帝内経』は黄老学説の名著であり、道家の範疇に属するものです。天人合一《てんじんごういつ》の整体観から気化論を基礎に、医学気功を発展・普及させるために系列的な練功、養生と症状に応じた功法実施の原則と方法を打ち出しました。

天人合一の整体観

中国医学では「気」は人体を構成する基本的な物質とされます。『黄帝内経』には、「人以天地之気生（人は天地の気によって生を得る）」「天地合気、命之曰人（天地の気を合わせたものを人と名づけた）」とあります。確かに、人体を構成する最も重要な四つの化学元素である炭素（C）、水素（H）、酸素（O）、窒素（N）は、大気中に気の状態で存在しています。したがって、「気者、人之根本也（気とは人間の根本である）」「人之有生、全頼此気（人の生があるのは、この気によるのである）」といわれるのです。

また、人体の生命活動にも、天地の気の昇降、太陽や月の運行が原因となったり関わったりしているのです。したがって、「人与天地相参也、与日月相応也（人は天地と関わるものであり、日月の運行に相応しているものである）」といわれます。人は大気の中で生きていますが、気は人体の中を巡っています。生命の実体である人体の生命活動は、その活動が営まれる客観的な環境、すなわち宇宙と自然の変化と相通じ、関わっているものなのです。

陰陽のバランス

『黄帝内経』は『周易』の陰陽学説に基づいています。そこには、人体の生命活動は陰陽の対立と統一の原則に従って行われていることが記されています。人体の至るところには陰陽があり、その陰陽のバランスによって成り立っています。その理論は、『黄帝内経』を構成する『素問《そもん》』にある「陰陽者、天地之道也。万物之綱紀、変化之父母、生殺之本始、神明之府也（陰陽は天地の道である。万物の規則であり、変化を生じさせるものであり、生き死にの根本であり、神明の府[注4]である）」に基づいているのです。

　このように、『内経』では病気を防ぎ治す原則として、人体における陰陽のバランスを調整することとし、人体の生理的活動が安定した平衡《へいこう》状態に保たれることだと述べています。つまり、「陰平陽秘、精神乃治〈陰の気が穏やかで、陽の気が暴れまわらなければ、精〈生命や活力の根本物質〉も神《しん》〈生命現象の表現と精神活動の反応〉も問題は起こらない）」のような健康な状態となります。しかし、陰陽のバランスが崩れると疾病が生じます。その疾病の発生と病理変化は、陰陽がバランスを失ったことを現しています。その状態のまま放っておくと「陰陽離決、精気乃絶〈陰陽は完全にバランスを失い、精も気も絶えてしまう）」になり、死に至るのです。

　陰陽バランスの概念から、『内経』では気功の養生において「法於陰陽、和於術数〈陰陽を法則として、方法はこれに調和する）」ということが強調されています。また、陰陽を理解し、精気を呼吸するという点において「能知七損八益、則二者可調、不知用此、則早衰之節也〈七損八益[注5]をよく知ること、つまりは陰陽を調和させることが重要だ。このことを知らないと早く老化してしまうことになる）」ということも強調されています。この内外の陰陽の調和を重視していることから、後代の気功の実践における内養《ないよう》功《こう》と「挙火烹水《きょかほうすい》」「坎離抽添《かんりちゅうてん》」という内丹功法の理論的な基礎が定められました。

【注釈】

（注４）神明の府：自然界の万物の運動・変化を生み出す内在的な原動力となる場所。

（注５）七損八益：古代の房中養生術における、人体の精気を損なう七つのやり方と人体の精気を益する八つのやり方。

人体の三宝を養う

「不治已病治未病（はっきりと起こってしまった病を治すのではなく、兆しとして起こりつつある病を察知して治す）」の考えに基づき、『内経』では、養生と病気予防の重要性を記しました。例えば、『素問・上古《じょうこ》天真論篇《てんしんろんへん》』では「把握陰陽、呼吸精気、独立守神、肌肉若一、故能寿敝天地（陰陽を理解し、天地の精気を呼吸し、何ものにも神《しん》を揺るがされることなく、身体は若々しいまま、天地と同じくらいの寿命を得る）」と記されています。このことからも、健康長寿でいたいなら、常に人生の春を保ちたいなら、精を保ち、気を増し、神を養うことが大切だとわかるのです。そのため、中医学は人の「精」「気」「神」を三宝といいます。

気功の臨床上の応用について、『内経』では一部の病気への対応法が紹介されています。例えば、「腎有久病者、可以寅時面向南、浄神不乱思、閉気不息七遍、以引頸嚥気順之、如嚥甚硬物、如此七遍後、餌舌下津令無数、故曰返本還源。久餌之、令根深蒂固也（長いこと腎を患っている者は、寅の刻〈午前3～5時〉に南方に向かい、心を鎮め外界を気に留めず、7回意識的に息を止めて、あごを引いて気を嚥下《えんげ》する。このとき、とても硬いものを飲み込むように気を下ろす。これを7回行うと、舌下に津液《しんえき》（唾液《だえき》）が大量に湧いてくるので、これを源に戻すという。この津液が長く湧く状態を保ち、根を深く、堅くする〈意識を深くして、外界に動揺しないようにする〉）」

このように、『黄帝内経』における気功養生に関する論述は、天人合一の整体観をもとにしています。

『道徳経』

『道徳経』（『老子』ともいわれる）は秦以前、春秋戦国時代の代表的な哲学の著作で、その文字数から「五千言」ともいわれています。これは、春秋戦国時代の楚において最高の隠者であった老聃《ろうたん》（李耳《りじ》）の著した書物です。『道徳経』に記されているのは、人間としての生き方や家というもののあり方、国を営み世の中を治める方法、軍隊の用い方や陣形の方法まで、あらゆることが網羅され、すべてのことを言い尽くしています。特に修身の内容は素晴らしく、養生についても奥深いものがあります。

司馬遷の『史記』に述べられているように、「蓋老子百有六十余歳、或言二百余歳、以其修道而養寿也（老子は百六十歳以上、あるいは二百歳を超えていた。これは道を修め、養生を極めたための長寿だ）」といわれています。老子の『道徳経』は、歴代の道家や養生家にとって重要な経典です。また、気功や養生についての重要な著作でもあります。朴訥《ぼくとつ》として深遠な文言で、内容も広くかつ奥深く、その書かれている意味は高遠なものです。研究するにあたっては注意深く精読しないと、なかなかその本当の意味を理解するのは難しいのです。

元気論

老子の宇宙観は「道生一、一生二、二生三、三生万物（道は一を生み、一は二を生み、二は三を生み、三は万物を生む）」に表れています。では「道」とは何か。それについて老子は「有物混成、先天地生。寂兮寥兮、独立而不改、周行而不殆。可以為天下母。吾不知其名。字之曰道（天地に先立って、混沌としたものがあった。それは声もなく形もなく、独立していて不変であり、止まることなく循行している。これを天下の母となすべきだ。私はその名を知らないが、名づけて「道」とする）」。これが「道」といわれるもので、「道」は天地よりも先に生じて、万物を生む根源的な存在です。「道」は虚であり無のようですが、「体」と「用」を持っています。「体」とは、天地がまだ生まれる前のただただ混沌とした「元気（最初に生じた気）」のことであり、「用」とは、中央に大いなる虚を抱いた極めて静かな「元気」、この大いなる虚の気が天地の間を巡っていて、陰陽を持ち、万物を生じさせることができるということです。このようにして、物質世界（有）は大いなる虚（無）から生まれたのです。

『道徳経』の中には「天下万物生於有、有生於無（天下の万物は「有」から生じて、その「有」は「無」から生じる）」とありますが、この「無」が「道」なのです。前述した「道生一」の「一」は混沌とした「元気」のことです。続いて、「元気」から「陰陽」の二つの気が生まれました。これが「一生二」ということです。陰陽の二気は「沖気（バランスの取れた気）」を生みます。「万物負陰而抱陽、沖気以為和（万物は陰の気を背負い、陽の気を抱いていて、それらは沖気によって和合する）」。これが「二生三」となるのです。この陰・陽・沖の三気が天を成し、地を成し、人や万物を生み出したのです。

医家も養生家もこの老子の元気論を取り入れ、人体はこの先天の元気によって生み出されたものと認識するようになりました。医家の処方も養生家の気功鍛錬も、人の元気を補うことを基本とします。ただし、養生家は恬淡《てんたん》としていて自然の成り行きにまかせることを主とします。

無為と抱朴帰真

元気論の観点から、老子の養生の方法を細かく吟味すると、無為と抱朴帰真《ほうぼくきしん》を主としていることがわかります。抱朴とは内心に飾り気がなく素直で、名声や金銭、物欲に対してそれを最小限にしようとする働きのことです。すなわち寿命を延ばす術に対しても貪欲にならず、いっさいを自然に任せきる無為的な態度です。帰真ということは虚無の境地に入った気功養生を通じて、元神（先天的な外界との関わりや意識）と元気をものごとの原初であるところの「一」に返すということです。『道徳経真義』にあるように「天地之気、渾浩流転、歴億万年而不敝者、皆由一元真宰黙運其間、天地所以悠久無疆也。即発育万物、長養群黎、而生生不已（天地の気は広々として流転している。すべてのものは本来の主である「一」の間を巡っている。天地はこれをして尽きることがない。万物はここから生まれ育ち、長くこの混沌の闇に養われる。そうして脈々と生き続ける）」なのです。天地は人々が生きるための存在でしかなく、自ら存続しようとしません。これが、天地が永遠に存在する道理なのです。養生も同じことです。無為であればできないことなどありません。

『参同契《さんどうかい》』

『参同契』は、黄老の学問に精通した養生家である魏伯陽《ぎはくよう》（151〜221年）が書いた有名な著作です。魏伯陽は会稽《かいけい》（現在の浙江省紹興市の一部）上虞《じょうぐ》区の出身です。世襲の官吏の家に生まれましたが、その仕事には就きませんでした。また、博学で文才があり、「恬淡守素、吐納煉丹（こだわりがなく質素で、呼吸法と煉丹術《れんたんじゅつ》を練習する人）」でした。まさに『参同契』は黄帝と老子の教えに煉丹術を融合したものであり、いわゆる三道合一の著作です。魏伯陽は『参同契』あるいは『周易参同契』を書きましたが、これは『周易』の原理で煉丹術を解釈したものであることを表しています。のちに彼は、道家から「万古丹《ばんこたん》経王《きょうおう》」と称賛されました。

『参同契』はおおよそ６０００字からなる書物で、上中下の三編から成っています。使われている文言は古典的で奥深く、多くの比喩を用いて煉丹術の原理と方法を説明しています。気功や養生の観点から見ると、次の二つの問題をつまびらかにしています。

まず、第一点は陰陽が変化する法則を用いて丹薬《たんやく》（練り薬）を作ること、二点目はまさに漢の時代の易の卦気説《かきせつ》（易の六十四卦を季節に配当する考え方）を用いて納甲《なっこう》（十干を八卦で説明すること）に発展させ、煉丹術の火候《かこう》（火加減）を説明したことです。

この書は煉丹術の主要な三つの方法についても詳しく説明しています。一つは六十四卦納甲法《ろくじゅうしけなっこうほう》（六十四卦〈二つの八卦の組み合わせ〉で十干を考察する方法）、二つめは月体納甲法（先天八卦を用いて月の満ち欠けを考察する方法）、三つめは十二消息卦法《じゅうにしょうそくかほう》（十二ヶ月二十四節気を易を用いて考察する方法）です。

『参同契』が『周易』を援用したのは、気功養生の学説と煉丹術を発展させる論理的根拠を提供するためであり、その中心となったのが陰陽の変化の学説と五行の相生・相克の学説でした。これは、実際には漢時代の易の卦気説で、呼吸法による養生や煉丹術の火候と、月の満ち欠けと四時（四季や一日24時間を四つに分けたもの）を、密接な関係のあるものとしたのです。これは中国医学の時間学説の萌芽期《ほうがき》と呼べるものでした。

これはまさに易の理論を気功養生に運用したもので、道家が易を理論に用いた先例となりました。これが、易学の発展と道教思想の発展を大いに促すことになったのです。

前述したように、医学家の『内経』、道家の『道徳経』、煉丹家の『参同契』は、春秋戦国時代から前漢・後漢までの気功養生の実践的経験を総括し、気功科学の発展のために基礎理論を築き、また実際の応用の模範を示すものでした。

三家（医家、道家、煉丹家）の気功養生における重点と方法はそれぞれ異なります。医家は正気を助け邪気を除くことを目的とし、道家は無為自然（自然のままであること）を目的としました。煉丹家は煉丹を成就して道に至ろうとしました。

ただし、この三家には生命に関する認識の点において、共通する思想を持っていました。

一つめには、彼らはいずれも大きな視点で見れば吐納《とのう》養生（呼吸法による養生）を論述し、人体と天地を同等に見て、天人合一の整体観を強調していたのです。

二つめには、陰陽学説を重要視したことです。医家の『内経』では陰陽は万物の規則だとし、道家の『道徳経』では前述の通り「万物負陰抱陽」であるとし、煉丹家の『参同契』では「物無陰陽、違天背原（陰陽それぞれが単独であったならば、それは天に背き物事の源に反することだ）」としています。これは古代においては医家、道家、煉丹家の三家が共通の認識を持っていたことを示しています。

三つめは、「心」「神」「意念（意識）」が生命活動をコントロールするうえで重要な役割を持つと認識することです。これは、現代の科学におけるシステム論、情報論、人工頭脳学と多くの共通する観点があります。したがって、これらの古典を詳細に研究することは、現代の気功科学の研究において重要な意義があります。ここにおいて、後漢の著名な医師華佗《かだ》が、気功功法に重要な貢献をしたことにも言及しなければなりません。華佗は生体工学の視点から秦の成立以前の導引法を整理して、動と静のつり合いの理論から「五禽戯《ごきんぎ》」を創作し、気功鍛錬の内容を充実させました。簡単な動作で学びやすく、体内に気を巡らせることができ、手足と身体の骨格を十分に動かし、身体を強くして寿命を延ばすこの気功を正しく研鑽《けんさん》する者は、百歳になっても衰えません。

医学気功の発展

『内経』『道徳経』『参同契』などの学説の影響を受け、漢代から清代まで、気功学に関係する各種の有名な著作が次々と発表されました。それによって気功理論の体系が日増しに改善されていきました。同時に、気功を応用した疾病の治療と養生・長生の内容もますます豊富になりました。これらの書物に記された関連の経験と技法は広く知られ、多くの人に活用されることとなり、医学気功を力強く発展させました。悠久の時が流れ、異なった伝承が生じるようになるにつれ、伝承が途絶えてしまった著作、あるいは部分的に欠落してしまった書物なども少なくありません。しかし、歴代の重要な著作の中から、その発展の概況は見ることができます。

西晋《せいしん》・東晋《とうしん》と南北朝時代

この時代、社会は不安定になりましたが、道教と仏教の活動は盛んになりました。道教の気功と医学気功が同時期に発展したこの時代の代表作は、次の通りです。

『黄庭経《こうていぎょう》』

西晋の武帝時代に、気功の重要な著作『黄庭経』が世に伝わりました。作者と成立年代は不詳ですが、当時の魏夫人（名は華存）から伝えられたとのことです。この本は『黄庭内景経《こうていないけいぎょう》』『黄庭外景経《こうていがいけいぎょう》』に分かれています。気功研究者にとっては、『黄庭内景経』はより一層重要です。

伝えられるところによると、「黄者中央之色也、庭者、四方之中也。内者、心也。景者、象也。心居身内、存観一体之象、故称黄庭内景（「黄」は五行の中央を表す色で、「庭」は四方を囲まれたその中をいい、「内」は心を、「景」は象〈形〉を表している。体内にある心から人間の身体全体を見渡したものを「黄庭内景」という）」となります。この本では、人体には黄庭三宮と三丹田があると書いてあります。脳中、心中、脾中というのが黄庭三宮です。三丹田は脳を上丹田とし、泥丸《でいがん》ともいいます。心が中丹田で絳《こう》宮ともいいます（絳は赤色の意）。臍下3寸のところにあるのが下丹田で、精門ともいいます。これは通常でいわれる丹田の部位と異なっている部分があります。

この著作は道教の学説を基に、黄庭の三宮を中心に語られています。また道家の性命双修《せいめいそうしゅう》についても詳しい記述があります。その修練法、養生の功法と理論は、すべて『内経』の蔵象経絡《ぞうしょうけいらく》学説を拠りどころにしています。詳述されている練功方法は、神《しん》を守ることを主に書かれています。なぜ神を守るのかということの観念的理由は、次のようになります。

心と神は同一で、また神は人体の臓腑《ぞうふ》機能の主宰です。神によって周天功法の火加減が調整（運行）され、身体の前面を降りてから後ろを上がり、泥丸（百会穴《ひゃくえけつ》）の終点まで昇って、泥丸の始発点まで降ります。

「還精補脳《かんせいほのう》（精を巡らせて脳を補う）」という理論は、周天功法の提唱者が打ち出した考え方です。また、観照（内照）することで臓腑の真気を鍛錬して丹に形成できるようにすれば、内丹功をさらに高いレベルに上げることになります。

要するに、『黄庭経』では気功養生における三宮（脳、心、脾）と三丹田の中心的な役割について、『内経』で述べられた臓腑機能に基づいた方法や効力が説かれています。また、練丹に関する学説は、『参同契』の理論と方法を基礎にしています。練功して身体を強くし寿命を延ばすことは、これを吸収して学ぶことに値します。この本はなんといっても道教の神仙を求めるという神学の色彩が濃い書物ですから、その不老長生や仙境に昇ることは、道教の神学的虚幻論となります。

『抱朴子《ほうぼくし》』

晋代の葛洪《かつこう》（283〜363年）は、号は抱朴子、葛仙翁《かつせんおう》とも呼ばれます。丹陽郡句容県《くようけん》（今の江蘇省句容市）の出身です。彼は博識で、道家の学説を宗旨にして養生の学を修め、丹道気功にも医学にも一定の研究と造詣がある人物です。彼は一生涯での著述が非常に多く、主なものに『抱朴子』『金匱薬方《きんきやくほう》』

の100巻と『肘後備急方《ちゅうごびきゅうほう》』の4巻があります。

『抱朴子』は彼の代表作で、主に気功の実践、丹薬の精製と服用、また、房中術《ぼうちゅうじゅつ》を通して長寿となり、仙人になる方法を論述しました。彼は、養生にはまず正確な思想がなければならず、一定の道理をわきまえなければならないと述べています。

葛洪が研究して創造した玄道学説は、彼の養生と長寿の理論の基礎です。彼は、養生している人は「絶俗之志（俗を絶つ志）」を持つ必要があると述べています。その理由は次のようなものです。「求長生、修至道、訣在於志、不在於富貴（長生きを求め、道を極めるための奥義は志にあり、決して富貴ではない）」

彼は代々官吏という名門の出身で、かつて著しい戦功を立てて「関内侯《かんだいこう》」の爵位を賜りましたが、毅然として身分も財産も捨てて、杭州の葛嶺《かつれい》に隠遁しました。専ら修行と煉丹をして、静かに恬淡《ていたん》かつ愉快な生活を送りました。

『抱朴子』内篇の中で論述された養生法は、「気の運行」「丹薬の精製と服用」「房中術」の三つにまとめることができます。『抱朴子』は道教、哲学と科学技術の内容を含む著作であり、気功学に関する論述は非常に独創的な見解があります。この本は中国医薬学と気功学の貴重な遺産の一つです。葛洪は本の中で次のような説を述べています。「惟其養生之旨為了長生成仙（養生の本義は長生きと仙人となることにある）」。一定の道教、神学の傾向がありますが、弁別して読むべきではないかと思います。

『養生延命録《ようじょうえんめいろく》』

この本は陶弘景《とうこうけい》（452～536年）の気功専門書です。彼は南北朝時代の秣陵《まつりょう》（今の江蘇省南京市）

の出身で、万巻の書を読み、博学多才な人物でした。書道、琴、棋（囲碁）に長じ、陰陽五行、地理学、医薬などに精通していましたが、特に道学には深い造詣がありました。

彼は官職を辞めて秣陵の茅山《ぼうざん》華陽洞《かようどう》に隠棲し、「華陽隠居《かよういんきょ》」と名乗りました。医薬学と養生の道の研究に力を尽くし、また『神農本草経』を整理して、中国医学の発展を進めました。生涯の著作は非常に多く、現存している『養生延命録』は彼の代表作です。

彼は性を養って初めて命を伸ばすことができるとしていますが、その理由は次のようになります。「静者寿、躁者夭、静而不能養減寿、躁而能養延年、然静易御、躁難持、尽順養之宜者、則静亦可養、躁亦可養（静かな者は長寿であり、落ち着かない躁〈さわがしい〉の者は若くして亡くなる。しかしながら、静かであっても養生することができなければ寿命を減らし、躁の者であっても養生できるのであれば寿命を延ばす。なぜなら静の状態は制御しやすく、躁の状態は保ちにくい。もっぱら養生を修練する者は、つまり静であっても養生できるし、躁であっても養生できるからだ）」

気功を病気治療に運用するにあたり、彼は閉気納息法《へいきのうそくほう》を提唱して「六字訣《ろくじけつ》」を編纂しました。「吹、呼、嘻、呵、嘘、呬」の六文字は、すべて気を出すときに用います。人の息は「一回吸っては一回吐く」のが基本です。また長息吐気《ちょうそくとき》（息を緩やかに長く吐く）を用いて、寒いときには「吹《チュイー》」の音で吹き、暖かいときには「呼《フー》」の音で吐くのです。治療をするときは、その呼気の音の働きに任せます。「吹」をもって風を除き、「呼」をもって熱を除き、「嘻《シー》」をもって煩躁《はんそう》を除き、「呵《ハァー》」をもって気を下し、「嘘《シュイー》」をもって滞りを除き、「呬《スー》」をもって鬱を除きます。

この六字吐気法は、五臓の疾病によって分けて使うこともできます。例えば、「心臓病者、体有冷熱、吹・

呼二気出之。肺臓病者、胸膈脹満、嘘気出之。脾臓病者、体上游風翟翟、身痒痛悶、唏気出之。肝臓病者、眼疼愁憂不楽、呵気出之〈心臓病は身体に冷えや熱があるので、吹・呼の二音の気を使ってこれを出す。肺臓の病気は胸と膈〈胸と腹の境〉が脹れるので、嘘の音と気でこれを出す。脾臓が弱くて風寒邪に侵されると身体がひどく痛痒いので、唏〈嘻〉の音と気でこれを出す。肝臓病は目が痛くて不快なので、呵の音と気でこれを出す〉」ということです。今日でも、この六字訣は気功の臨床治療に広く応用されていて、一定の治療効果を上げています。

陶弘景は中国医学史上の有名な医者であり、医薬学者で道教家です。また、気功を臨床治療に応用することを提唱しています。彼は南朝、斉、梁の三つの時代を経て、思想上では儒家と、その時代にすでに盛んになっていた仏教の影響を強く受けたことから、儒学、道、釈（仏）の三教の統合を主張しています。彼は生涯を通じて名誉と利益に淡泊で、精進料理を食べ養生をし、享年80歳で病気もせず天寿を全うしました。これは、彼の気功の技量がすでに高いレベルに達していたことを物語っています。

隋唐の時期

気功の医学への応用は、『内経』から始まり、陶弘景により提唱されましたが、集大成したのは隋代の巣元方《そうげんほう》、唐代の孫思邈《そんしばく》と王燾《おうとう》です。医学の発展につれて気功は広範な臨床の応用段階に入り、医学と気功学は共に影響しあいながら進んでいきました。その間の代表作は次の通りです。

『諸病源候論《しょびょうげんこうろん》』

これは隋の煬帝《ようだい》の御殿医を務めた巣元方の有名な著作です。彼は医学に精通し、養生に対する深い造詣がありました。『諸病源候論』は『内経』『難経』『傷寒論《しょうかんろん》』『金匱要略《きんきようりゃく》』に続く中医学の古典であり、病気の病理的診断、症状分類についての著作です。本の中では主に薬の処方とその他の治療の方法が記述されました。また、先人の臨床における気功の応用経験を系統的にまとめ、初めて導引養生の治療法を臨床治療に応用しました。この著作は内容が豊富で、現存している気功医学の古典的著作です。『諸病源候論』は全部で289種類の導引術を記述していますが、76種の重複を除いても213種類の導引法があります。本の中で紹介された導引法は行いやすく、実に的確です。それらは3種類に大別でき、呼吸の調節による導引、動作による導引、気を取り入れる導引があります。

養生と導引に精通した巣元方は弁証的（総合的に病因を判断して治療方法を決めること）な治療を行う気功療法を創設しました。この気功療法は中医学の内容を豊かにしただけではなく、気功の臨床での応用範囲を拡大しました。彼が創った各種の方法は、いずれも気功の調身、調息、調心と行気などの基本原則、および具体的な方法と注意事項が記されています。『諸病源候論』は中国医学気功の発展において、過去を受け継いで未来を開くという役割を果たしました。

『備急千金要方《びきゅうせんきんようほう》』

これは唐代に活躍した医者であり医薬家の孫思邈が著した、後世まで伝わる佳作です。孫思邈は京兆《けいちょう》

（今の陝西省耀県《せんせいしょうようけん》）の人ですが、生年については二つの説があり、一つは享年１０２歳（５８１～６８２年）、もう一つは享年１４１歳（５４１～６８２年）というものです。

彼は魏、隋、唐の三つの大きな時代を生きました。若いときから医学に優れ、養生術に精通していました。病弱だった身体を鍛え上げ、百歳を超えても「視聴不衰、神采甚茂（視力や聴力などが衰えることなく、顔色がつやつやかで生き生きとしていた）」だったといわれています。彼は長年の臨床経験を踏まえ、二冊の医学大作『備急千金要方』と『千金翼方《せんきんよくほう》』それぞれ各30巻を書きました。

二冊の大作は、どちらも主に中薬の方剤（調剤薬）を用いる病気治療を記述したため、著者である孫思邈は「薬王」と称えられました。また、『備急千金要方』の「養性篇」では養生の意義を詳述し、導引行気の養生長寿における重要性を論じました。

養生・養性・修徳

孫思邈は「養生重在養性、養性重在修徳、修徳便是養生（養生は養性を重んじる。養性は修徳を重んじる。修徳はすなわち養生だ）」と考えました。この面では、彼は身をもって自ら手本を示して実行しました。医者の職業道徳に関して彼は次のように提唱しています。「志存救済、無欲無求（救済の志を持ち、無欲恬淡でなければならない）」。彼はひたすら病人を治し救いたいという一心で、その「大医精誠（大いなる医者は優れた医術と、高尚な医徳を持たなければならない）」「広種福田（広く福の種を蒔く）」の宿願を実現するために努力しました。彼が提唱した無欲恬淡の職業道徳は、まさに道家の「無為」思想の具体的な表現です。

導引行気

孫思邈は調気の作用を重視しています。彼は次のようにいっています。「気息得理、即百病不生。若気息失宜、即諸疴競起。善摂養者、須知調気方焉、調気方療万病大患（息づかいが理にかなえば、百病が生じない。息づかいが適宜でなければ、諸病が争って起こる。よく養生するには、気を調える方法を知らなければならない。この調気の方法こそ万病や大病を治療できる）」。彼は、調気法を行うには適した時間があることを強調しました。例えば、「凡調気之法、夜半後、日中前、気生得調。日中後、夜半前、気死不得調〈大概の調気法は夜半〈午後11時～午前1時〉より以降、日中〈午前11時～午後1時〉より前は生気なので調えるのに適し、日中から夜半までは死気なので調えられない〉」といったことです。

調気功法は静功を主とします。吐納鍛錬、すなわち呼吸鍛錬の面では、彼は葛洪の胎息法と陶弘景の六字訣を継承し、革新的に発展させせました。

孫思邈の後、唐代の医学家である王燾（６７０～７５５年）は、医学的に有名な著作『外台秘要』を編纂しました。全40巻で１１０４門（分類）に分けてあり、六千余りの漢方処方が載せられています。本の中には論述も処方もあります。孫思邈の『千金方《せんきんほう》』に続く総括性のある医学的大作です。『諸病源候論』は論述があっても処方が書かれていないのですが、この本はその不完全さを補いました。また養生導引法の内容を最初に書かれた通りに載せただけではなく、補足も加えるなど、中国医学と気功事業の発展に大いに貢献しました。

宋代・金代

宋代には医薬学も大きく発展しました。主としては、宋の朝廷が全国から著名な医者を招集して新たに『新農本草経』の諸本を比較し校訂しました。また、二冊の医学書を編纂し、導引行気法をその中に加えました。この時代は道教が栄えていたため、導引行気学説の深い研究を基礎に、内丹学派と称する新しい医学研究学派が現れました。それ以降、医学上では金元四大家などの異なる医学家、および学派が次々と出現しました。これが中国医学と気功学の流派形成の始まりです。

『聖済総録《せいさいそうろく》』

北宋の皇帝たちは皆道教を信奉していたため、この本には道家の導引行気の医療保健法が収録され、しかも理論上ではさらに充実しています。

この本の導引部分では、次のように語られています。

「一気盈虚、与時消息、万物壮老、由気盛衰。人之有是形也、因気而栄、因気而病……故導引按蹺之術、本従中央来、蓋斡旋気機、周流栄衛、宣揺百関、疎通凝滞、然後気運而神和。内外調暢、昇降無碍、耳目聡明、身体軽強、老者復壮、壮者益治。聖人謂呼吸精気、独立守神、然後能寿敝天地……善摂者、惟能審万物出入之道、適陰陽昇降之理、安養神気、完固形体、使賊邪不得入、寒暑不能襲、此導引之大道也（気は満ちたり欠けたりするので、時間の流れとともに盛んになったり衰えたりする。万物の壮健と老化は、気の盛衰である。人は形〈身体〉を有するものだ。故に気で栄え、気で病む……したがって導引や指圧の術は、その気の元は中央より来る。そうして気の巡りを導き、衛気《えき》〈外的刺激から身体を守る気〉は滞りなく流れ、身体中の関門を通り、滞りをなくし、その後順調に気が巡り神《しん》は穏やかになる。身体の内外が順調で、気の昇降に妨げがなく、耳はよく聞こえ、目もよく見え、身体が軽快で強く、老年は再び壮健になり、壮健なものはやすやすと病を治す。聖人がいうには、精気を呼吸し、他者に煩わされず神を守れば、天地を覆うほどの寿を手に入れることができ、……摂生のよくできる人は、万物の出入りの道を知り、陰陽の昇降の理に適して、神気を養う。形は完全にして、邪気が入ることもなく、寒暑に侵されることもない。これが導引の大道だ〉」

『聖済経』

道教を信奉する宋の八代皇帝徽《き》宗《そう》趙《ちょう》佶《きつ》（1082～1135年）は医学に精通していたことから、自身が先頭に立ち、医学の名著『聖済経』を編集しました。

この本では、導引、マッサージと内丹法を融合しており、次のように主張しています。

「人受天地之気以生、所謂命也。形者生之舎也、気者生之原也、神者生之制也。形以気充、気盩而形病、神依気住、気納則神存。修真之士、法於陰陽、和於術数、持満御神、専気抱一。以神為車、以気為馬、神気相合、乃可長生（人は天地の気を受けて生きている。これをいわゆる命という。形は生の宿、気は生の根源、神は生の支配である。形は気によって充足されるので、気が抜き取られれば形は病む。神は気に寄り添っているので、気が納められることで神は存在できる。真を修める人は、陰陽の変化を法として術数[注6]を行う。気が満ちるのをもって神を制御し、気を守って離すことがない。よって神を車とし、気を馬とする。神と気が合っていれば長生きができる)」

また、このようにもいっています。

「精有主、気有原、呼吸元気、合於自然、此之謂也。之明乎此者、吹嘘呼吸、吐故納新、熊径鳥申、導引按蹺、所以調其気也。法則天地、順理陰陽、交媾坎离、済用水火、所以交其気也。神水華池、含虚鼓漱、通行営衛、入於元宮、漑五臓也。服気於朝、悶息於暮、陰不欲覆、陽不欲失、煉陰陽也(精は腎に蓄えられ、気は腎に取り込まれる。元気を呼吸することは自然に合わせて行う。これをわきまえた人は、六字訣の要諦《ようたい》で呼吸し、古い気を吐き、新しい気を納める。熊経鳥申《ゆうけいちょうしん》[注7]のように身体を動かし、導引や按摩・マッサージを行って気を調える。天地の法に従い、陰陽の理に順応する。坎水〈腎〉と離火〈心〉を通わせ、水によって火を助ければ、その気は交流する。華池の神水である津液を口に含んですすぎ、営気と衛気を身体に循環させ、気が命門に入って五臓にそそがれるようにする。早朝には気を取り入れる呼吸をするが、暮れには閉息する。陰が覆ることも陽を失うこともなく、陰陽を精煉することができる)」

これらの法則には、内丹学説の雛形が含まれています。

【注釈】

(注6)術数:中医学でいう、古代の人の養生・保健法の総称。古代の人が精神を調整し、身体を鍛えた養生の方法。

(注7)熊経鳥申:肉体鍛錬法。熊が木に前足をかけて立つように直立し、鳥が首を伸ばすようにして筋骨をやわらげる。

『悟真篇《ごしんへん》』

北宋の6代皇帝神宗《しんそう》の時代、紫陽真人《しようしんじん》と号す張伯端《ちょうはくたん》（983〜1082年）は、詩と詞の形式で『悟真篇』を書き、大・小周天の内丹学説を詳しく述べました。この学説は外丹を排斥し、「人人本有長生薬……何須尋草学焼茅（人には元来誰にでも長寿の薬があるのに……めったにない薬草のありかを学んで、煎じる炉に入れる茅に火をつける必要があるだろうか、いいやありはしない）」と指摘します。『参同契』が提唱した内丹功法の中の鉛、水銀は人体の坎と離、すなわち水と火だと考えました。

彼はまた『金丹四百字』『内煉丹訣』『石橋歌』などの医学気功の専門書を書き、内丹派の草分けとなりました。張氏の著作は後世の丹道家に尊ばれ、『参同契』の専門書、および作者と同等の名誉を有しています。

『雲笈七籤《うんきゅうしちせん》』

北宋の3代皇帝真宗《しんそう》の時代、天禧《てんき》三年（1019年）に、北宋の居士である張君房《ちょうくんぼう》は、皇帝の仰せに従って道家の本を校訂《こうてい》し、全部で4565巻もある『大宋天宮宝蔵《だいそうてんぐうほうぞう》』を編成しました。またその中の精粋として120巻の『雲笈七籤』を編纂しました。この120巻の道教に関する本の中に、漢と唐以降の一部の気功書、および古代の長寿な気功名家が創始した十数種類の功法が抜粋され、記載されています。この本は「気の鍛錬」と「内丹・外丹」の二大部分を含んでおり、実用的な価値と意味があります。

南宋の末年は、外族の侵入により各地に戦火が起こり、民衆は離散し困窮したため、身体が弱くなり病気が多くなりました。医者は病理を研究して治療を施しましたが、異なる見解も多くあり、理論と方法の違いから、異なるさまざまな流派が形成されました。

各派の代表的な人物の中で有名なのは、次の四人です。

劉完素《りゅうかんそ》

劉完素は著作『素問玄機原病式《そもんげんきげんびょうしき》』の中で、六字訣を用いて病気を治すことに言及しました。彼は『内経』の「運気過亢則害物、相互承制則生物（気を過剰に亢進させることは害になり、気が相互に制御し合うことで物を生じる）」、すなわち「亢則害、承乃制（亢進は害であり、それを受けて制御が働く）」の理論に基づき、『摂生論』一篇を書きました。

張従正《ちょうじゅうせい》

彼は著作の『儒門事親《じゅもんじしん》』の中で次のように指摘しています。「すべて風と寒の邪気による病は、皮膚の間と経絡内であれば、導引法を用いて汗を通じて邪を除くことができる」

李杲《りこう》（李東垣《りとうえん》）

『蘭室秘蔵《らんしつひぞう》』の著者であり、この本で、脾臓と胃の疾患を治療する際の説を次のように論じました。「当病之時、宜安心静坐、以養其気（疾病のときにあたっては、心を鎮め静坐を行い、それによって気を養うのが良い）」。彼は『脾胃論《ひいろん》』の中で、「積気以成精（気が積もっていれば精となる）」と示し、守神養気（意識を体内に向けて集中して気を養うこと）の医療・保健での応用を説明しました。

朱震亨《しゅしんこう》

「陽常有余、陰常不足（陽は常にあり余り、陰は常に不足する）」という説の提唱者。医学上では養陰派の創始者と提唱者になります。彼は代表作『丹渓心法《たんけいしんぼう》』の中で次のように指摘しています。「相火為人身動気（相火は身体の動く気である）」「気滞痿厥寒熱者、治以導引（気滞《きたい》による生理機能の低下や寒熱の人は導引をもって治療できる）」

この四人は、後代の人に「金元四大家」と呼ばれています。

明清の時期

明・清の時代は医学気功が全面的に発展する時期でした。内丹功法を把握できた医学家たちは、医学著作の中で内丹功法を保健養生の重要な手段の一つとして扱いました。また、臨床上では気功を各種の疾病の治療に広く応用しました。さらに、気功学を宗教学から分離し、多くの保健養生の功法を創りました。最も傑出した著作は次の通りです。

『奇経八脈考《きけいはちみゃくこう》』

李時珍《りじちん》（1518～1592年）は、医薬学の名著『本草綱目《ほんぞうこうもく》』の著者として世界的名声を集めた偉大な医薬学者です。字は東壁《とうへき》、号は瀕湖《ひんこ》といい、蘄州《きしゅう》（今の湖北省蘄春《きしゅん》県）の生まれです。医薬学に精通しただけではなく、古代の気功に対する研究の造詣も深い人物です。

医学と気功と奇経八脈は密接な関係にあるため、彼は特別に『奇経八脈考』を書きました。この書物は、「以備学仙医者筌蹄之用（仙学を学ぶ者と医学を学ぶ者の手引きの書となればと思い書いた）」と『奇経八脈考』に記されています。その理由は次の通りです。

「医不知此、罔探病機、仙不知此、難安炉鼎（医者を志して奇経八脈を知らなければ、病の仕組みを探ることができず、仙人を志して奇経八脈を知らなければ、養生・煉丹の火加減を知ることができない）」

「是故医而知乎八脈、則十二経、十五絡之大旨得矣。仙而知乎八脈、則虎龍昇降、玄牝幽微之竅妙得也（したがって医者が八脈を知れば、十二経脈や十五絡脈の要旨がわかるようになり、仙学者が八脈を知れば、陰陽の昇降や万物の元の微細な巧妙さを知ることになる）」

奇経八脈の内丹功における重要性について、李時珍はまず陰蹻脈《いんきょうみゃく》の鍵となる役割を強調しました。彼は次のようにいっています。

「八脈者、衝脈在風府穴下、督脈在臍後、任脈在臍前、帯脈在腰、陰蹻脈在尾閭前、陰嚢下……凡人有此八脈、倶属陰神、閉而不開、惟神仙以陽気衝開、故能得道。八脈者、先天大道之根、一気之祖。採之、惟在陰蹻為先。此脈才動、諸脈皆通。次督、任、衝三脈、総為経脈造化之源。而陰蹻一脈、散在丹経、

其名頗多。曰天根、曰死戸、曰復命関、曰酆都鬼戸、曰生死根。有神主之、名曰桃康。上通泥丸、下通湧泉。倘能知此、使真気聚散、皆従此関竅、則天門常開、地戸永閉、尻脈周流於一身、貫通上下、和気自然上朝、陽長陰消、水中火発、雪裏開花、所謂天根月窟閑来往、三十六宮都是春。得之者、身体軽健、容衰返壮……此其験也（八脈とは、衝脈《しょうみゃく》は風府穴《ふうふけつ》の下にあり、督脈《とくみゃく》は臍《へそ》の後ろにあり、任脈《にんみゃく》は臍の前にあり、帯脈《たいみゃく》は腰にあり、陰蹻脈は尾閭《びりょ》の前、陰嚢《いんのう》の下にある……。普通の人のこの八脈は、いずれも感覚的に察知できないようになっていて、閉じていて開いていない状態になっているが、神仙（仙人）のように修練した人のみが陽気によって天を衝き、運行を察知できるようになっている。八脈は先天の大道の根源であり、一気の祖である。八脈の中から選ぶとすれば、陰蹻脈を第一とする。この脈が少しでも通じれば他の脈は皆通じるようになる。これに次いで督脈、任脈、衝脈の三脈があり、すべての経脈とその開通の源となる。陰蹻脈は内丹を扱う経典に多く見られるが、その名称は多岐にわたり、天根《てんこん》、死戸《しこ》、復命関《ふくめいかん》、酆都鬼戸《ほうときこ》、生死根《せいしこん》などといわれている。これを主《つかさど》る神《しん》があり、名を桃康《とうこう》という。陰蹻脈は上には泥丸に通じていて、下には湧泉に通じている。もしこれを知っており、真気をこの重要な穴を通して集散させられれば、天門が常に開き、地戸は永遠に閉じ、尻脈《こうみゃく》（督脈の流れ）が全身を周って流れ、上から下まで貫通し、和気は自然と上向きとなり、陽が増えて陰が減り、水中から火が発して、雪の中に花が咲き、いわゆる「天根《てんこん》と月窟《げっくつ》を静かに往来し、三十六宮がすべて春だ」という状態になる。これを得た人は、身体が軽く健やかで、外見は衰えたようでも内実は盛んで……これはその効果である）」

この八脈を通せる陰蹻脈の法は、当時の医家には知られていませんでしたが、張伯端《ちょうはくたん》が『八脈経』に記しました。道家がいう八脈と医家のそれとは明確に異なっていましたが、李時珍は『八脈経』の記載を尊重しました。彼は次のことを信じているからです。「臓腑の内景と流注する経脈は、それを内観できる術を練功して習得した者にしか見ることはできない。これは疑いのないことである」

続いて、李時珍は次のように指摘しています。「任為陰脈之海（任脈は陰脈の海である）」「督乃陽脈之海（督脈はつまり陽脈の海である）」。それらは「任、督二脈、一源而二岐、一行於身之前、一行於身之後（任脈と督脈は、一源から二つに分かれて、一つは身体の前を行き、もう一つは身体の後ろを行く）」であり、故に彼は次のように考えています。

「任督二脈、人身之子午也、乃丹家陽火陰符昇降之道、坎水離火交媾之郷……鹿運尾閭、能通督脈、亀納鼻息、能通任脈、故二物皆長寿（任脈と督脈の二脈は、人身の子午〈南北〉である。つまり内丹家の陽火と陰符が昇降する道であり、坎水と離火が交合する郷である。……鹿は尾閭を動かし、督脈を通じることができ、亀は鼻からの息を納めて、任脈を通じることができる。故にこの二つの生き物はどちらも長寿なのである）」。動物に代わって人間はといえば、気功の練習により陰蹻脈を開ければ、任脈督脈を通せるようになります。つまり「人能通此二脈、則百脈皆通（人は任脈と督脈を通せるようになれば、すべての脈が開通する）」なのです。その理由は次のようになっています。

「気之在身也、如水之流、如日月之行不休、故陰脈営其蔵、而陽脈営其府、如環之無端、莫知其紀、終而復始。其流溢之気、内漑臓腑、外濡腠理（身体にある気の巡りは水の流れのようであり、日月の運行のようであり、止むことがない。そして陰脈は臓を営み、陽脈は腑を営む。それは環に切れ目がないように、終始の起点はわからず、終わってまた始まる。その流れ溢れる豊かな気は、内では臓腑を潤し、外では皮膚の肌理《きめ》を潤す）」

『類経』『類経図翼』『類経附翼』と『景岳全書』

明朝の有名な医者である張介賓《ちょうかいひん》(1563~1640年)は、号を景岳《けいがく》といいます。『内経』を数十年研究したうえで4冊の著作を残した彼は、医学の知識と実践経験が豊富で、理論の探求を重視していました。彼が提唱した学説は、人体の生理機能から陰陽を判別し、「元精」と「元陽」、あるいは「真陰」と「真陽」の二つの側面を重視し、真陰と真陽の根源は腎の命門の水火にあると論じています。彼は「五臓為人身之本、腎為五臓之本、命門為腎之本、陰精為命門之本(五臓は人身の本、腎は五臓の本、命門は腎の本、陰精は命門の本)」といいます。『類経附翼』には、この理由が次のように記されています。

「人之初生、生於臍帯、臍接丹田、是為気海、即命門也。所謂命門者、先天之生我者、由此而受。後天之生我者、由此而栽也。天生之門、即死之戸。所以、人之盛衰安危、皆系於此者、以其為生気之源。而気強則強、気衰則病(人の生の初め、生は臍帯にあり、臍は丹田に接し、気海なり、すなわち命門となる。いわゆる命門は、先天の生にある我はここを経由して授けられ、後天の生にある我はここから育つ。先天の生が通るこの門は、つまりは死の戸口でもある。なぜならば、人の盛衰や安否はすべてこの命門に関係しており、ここを生気の源とするからだ。気が強ければ身体は強健となり、気が衰えれば病むこととなる)」

それ以後、後世の気功家はますます命門の意守を重視し、のちに命門功法が創られました。

明代には、他にもいくつかの有名な養生練功専門書が発行されました。例えば冷謙《れいけん》の『修齢要旨《しゅうれいようし》』、汪昂《おうこう》の『勿薬元詮《ぶつやくげんせん》』、胡文煥《こぶんかん》の『類修要訣《るいしゅうようけつ》』などです。これらの養生練功専門書の大部分は、医家と道家の養生法の精華を吸収して編集されたものです。中には小周天功、六字訣、八段錦、十六段錦などの功法、およびいくつかの歌訣があります。これらの著作には、文字が簡潔で功法が簡単に学びやすいという共通の特徴があります。冷謙は『長生十六字訣』の中で、「一吸便提、気気帰臍、一提便嚥、水火相見（息を吸って下部を引き上げ、気が臍に入る。唾液を飲み込み、水と火が合う）」と、簡潔に述べています。このように、養生と病気の治療における腹式呼吸と呑津《どんしん》（唾液を飲み込む）の重要な役割を強調しました。

汪昂は『勿薬元詮』の中で、調息（呼吸の調節）の方法を次のように紹介しました。「調息之法、不拘時候、随便而坐、平直其身、縦任其体、不倚不曲、解衣緩帯、務令調適。口中舌攪数遍……舌抵上顎、唇歯相著、両目垂簾、令朦朦然。漸次調息、不喘不粗、或数息出、或数息入、従一至十、従十至百、摂心在数、勿令散乱。如心息相依、雑念不生、則止勿数、任其自然、坐久愈妙。若欲起身、須徐徐舒放手足、勿得遽起。能勤行之、静中光景、種種奇特、直可明心悟道、不但養身全生身已也（調息法は時間にとらわれることなく、気軽に座り、身をまっすぐにする。身体は力を入れずに自然に立てる。寄りかかったり曲がったりしてはいけない。きつい衣服や帯、ベルトは緩めて、自然に調息法を行いやすい姿勢を取る。口中で舌を数回かき回して、それから舌を上あごに付け、唇と歯を触れ合わせる。両目は簾を下ろすように閉じ、光がうっすらと見える程度にする。徐々に息を調え、喘ぐことも粗い息づかいもしない。吐く息の数を数えるか、あるいは吸う息の数を数える。一から十まで、また十から百まで、数を数えることに心を集中させ、意識が散ったり乱れたりすることのないようにする。もし心と息と意識が依り合って、雑念が生じなくなれば、数えることを止め、自然の成り行きに任せ、長く座れば座るほど絶妙さを感じられる。もし立ち上がろうとするならば、徐々に緩やかに手足を自由にしていく。慌ただしく立ち上がってはいけない。根気よく続けていけば、静けさの中に起きる光景は、種々の不思議なことがあり、直に真心を知り、道を悟ることになる。養生だけではなく、天性を保つことになる)」

少ない文字数ながら、内養功の全過程、および効果をはっきりと描写しています。言葉は簡潔ですが、意は尽くされていて、自分で練習しても、伝えてもいい内容です。

辛亥《しんがい》革命以後

19世紀に入ってから、中国には辛亥革命、軍閥の混戦、日中戦争、解放戦争がありました。この期間は長い年月にわたる動乱があり、人民が安心して生活できない状況でした。中国医学と医学気功の発展は阻害され、厳しい存続・伝承の試練に遭いました。中国医学と医学気功は軽蔑と冷遇を受けながらも、粘り強い努力の末、民間に根を下ろしました。この時代もまた、いくつかの医家は気功練習をもって病気を退け、長生きのための養生を提唱します。この分野で最も名高いのは張錫純《ちょうしゃくじゅん》(1860〜1933年)で、彼に勝る者はいませんでした。

彼はその代表作『医学衷中参西録《いがくちゅうちゅうさんせいろく》』の中で、「医士当用静坐之功以悟哲学(医者は静坐の気功を通じて哲学を悟るべきだ)」と提唱しています。彼は哲学の観点から、古代の養生に用いられた気功学について論述しました。彼は古代の気功養生に精通した医者を非常に尊敬し、彼らを哲学家と称賛しました。

彼はなぜ気功を提唱したのでしょうか。一つめには、「静坐之功原為哲学之起点、不但可以衛生、実能瀹我性霊、益我神智也。医者生命所託、必其人具有非常聡明、而後能動人身之精微、察天地之気化、弁薬物之繁賾、臨証疎方、适合病機、救人生命（静坐の功は哲学の起点を成し、単に疾病の予防と治療だけではなく、実は人間の霊性を湧き立たせて、精神と知恵を益するのだ。医者は命を預かる職業で、医者になったその人は聡明である必要があり、人体の精妙さや微妙さを熟知し、天地の気の生成や変化を察し、薬物の豊かで奥深い世界を十分に理解し、証によって薬を処方し、病気の病理や仕組みに合わせて人の命を救うのだ）」という考え方が挙げられます。二つめには、彼本人が練功して益を受けたという体験を挙げることができます。

彼の気功の論述には3種の趣旨があります。一つめには、気功は医者の医学理論の洞察と医術を高めるのに役立つという視点。二つめには、医者は養生法と気の生成・変化の原理を熟知しなければならないという視点。この二つめの視点は、自分自身も他人も益を受けることができます。三つめは、気功は病気の予防・治療に効果があるだけではなく、身体を強くして知能を深めるのに必要な手段であるという認識です。

また、彼は古代の道家の著作を気功研究の重要な資料として認識し、「学医宜参看丹経（医学を学ぶには丹経を参照すると良い）」と主張しました。

彼は、内養功の達人は、「皆能洞見臓腑、朗若摯電、探究性命、妙能悟真（皆臓腑を洞察することができ、光り輝くほど明朗で、性と命とを探求し、真を悟ることができる）」と信じていました。また、気功の養生を提唱しただけではなく、自ら実践して長年の経験を積み、心腎相交法《しんじんそうこうほう》、意通任督法《いつうにんとくほう》という2種の功法をまとめました。

それと同時に、上海商務印書館が出版する『万有文庫《ばんゆうぶんこ》』シリーズでは、蒋維喬《しょういきょう》の書いた『因是子静坐法』を重点的に紹介しました。この医学書は、知識界での影響が比較的大きく、その次に丁福保《ていふくほ》が編纂した『静坐法精義』、陳乾明《ちんかんめい》が編纂した『静的修養法』、楊践形《ようせんけい》が編纂した『指道真詮』などの医学気功専門著作が発表されました。当時は日本で出版された静坐に関する書籍もあり、それらは中国語に訳され、中国で刊行されました。

20世紀——1950年代以降

1950年代初期、中国医学は迅速に発展し始めました。

気功治療法は慢性病治療の有効な方法として、次第に国家と政府に重視されるようになり、政府関係の主な管理部門は人員と力を集めて気功療法を深く研究し、整理しました。

1955年、河北省唐山市《とうざんし》に気功療養院が創立されました。これは有史以来、中国で設立された最初の気功専門の医療院です。この気功療養院は臨床実践を通して、慢性の胃腸病を内養功で治療した経験をまとめ、広めたことから、各方面からの注目を集めました。

1956年、中国・河北省の唐山市と北戴河市《ほくたいがし》（今の河北省秦皇島市《しんこうとうし》）に気功訓練班を創立以降、各地で数多くの気功専門員を育成しました。このとき、いくつかの省や市で慢性病の気功治療が徐々に展開していきました。

1957年には上海市気功療養所が創立されました。この気功療養所は実践に基づいて基本練功方法を整理しました。そして「放鬆功《ほうしょうこう》」あるいは「鬆静功《しょうせいこう》」といわれる練功法は、中国全土に広まっていきました。

１９５８年以後、重点的な研究と臨床で得た経験を基礎に、気功治療法を用いた病気予防と治療機関が徐々に増えていきました。治療機関では、気功治療法で慢性病を予防・治療しましたが、その治療例としてはノイローゼ、潰瘍の疾病、胃下垂、高血圧と肺結核などがあります。気功による予防と治療は、概ね良好な効果を得ました。

この時期、医学系の新聞や雑誌では、多くの気功科学に関連する論文と臨床での応用事例が報道・発表されました。

１９５９年10月、中国の衛生部が北戴河で初の全国気功体験交流会を開き、17の省と市、自治区併せて64の部門が参加しました。

１９６０年、衛生部は上海市気功療養所で全国気功師研修班を催し、気功専門の人材を育成して、中国の気功医療の普及のための土台を築きました。いくつかの出版社も積極的に協力して、続々と気功の専門書が出版されました。例えば、唐山市気功療養所が編纂した『内養功療法』、劉貴珍《りゅうきちん》が編纂した『気功療法実践』、およびそのときに広く伝わった『気功養生法』などの気功の専門書がそれに当たります。これらの専門書の中で、気功を用いて慢性病を治療した実例が大量に紹介されました。

１９７８年、一部の科学者が気功を検証するために研究を行ったところ、科学機器を使って気功医師が治療用に発した「気」から物質を検出することができました。それにより、気功の科学研究は新しい段階へと進められ、それをもって生命科学を探求する新しい課題が生まれました。

1979年7月、中国科学院と中国科学技術協会、衛生部などの部門が共同して北京で気功報告会を開いたことから、気功は科学技術界に広く認められるようになりました。

それ以後、気功科学の研究と討論についての書籍と雑誌が大量に出現し、全国で気功ブームを巻き起こしたのです。その規模、参加人数の多さは、歴史上前例がないといえるほどのものでした。中央政府から地方まで、それぞれ大衆的な気功組織が創設され、気功科学を研究する人も日増しに増えました。中国の有名な科学者である銭学森《せんがくしん》は、積極的に気功科学の研究を支持しました。

気功科学の研究者の話によると、イギリスの学者ジョゼフ・ニーダム博士は「気功即生理煉丹学（気功はすなわち生理的な不老長生の丹を練る学問である）」と認識した一人です。「気功練習者は、人体にもともとある各種の液体、器官と身体が産出したものを使って不老長寿の丹を練る」ということがこの言葉の意味です。

この言葉に対して、銭学森は次のように意見を述べました。「ジョゼフ・ニーダムのこの話を、私が現在研究している概念でまとめると次のような意味になるのではないかと思う。練功とは人体固有のさまざまなものを用いて、それを順応させて、人体系統内で特別な効果を現せる状態を作り出すことで、健康で疾病に抵抗できる身体を作るということだ。つまり、システム科学の観点と結合してみると、練功（内丹を練る）は人体を健康にする機能を働かせる状態に入らせることに他ならない」

国家経済体制改革委員会の承認を得て1986年4月、中国気功科学研究会が北京で創立されました。それは中国気功の発展史上における一大事でした。中国気功科学研究会の創立は、中国の気功科学が国家と民衆の認可を得たという確かな事実を示しました。

「気功科学は現代の科学技術と結合して、今後、科学をさらに進歩させることができる。発展し続けることで、もう一度科学的革命を起こすことになる。このような科学的革命は、新しい科学的革命であることに違いない。これはつまり、大衆に認められた東方の科学的革命である」。これは科学者たちの予言であり、その何年間かを費やして中国気功科学研究所の得た成果に基づいて出した結論でした。

数千年来、養生と保健の文化遺産となってきた気功は、現代気功師の臨床実践と多種の科学との総合的な研究、および開発を経て、元来の応用領域を大きく拡大しました。気功はいくつかの慢性病の予防、半身不随、腫瘍などの難病治療に用いることができるだけではなく、高度科学技術の研究領域にも進出しました。

古代の名医扁鵲《へんじゃく》は、壁を隔てたところにいる病人も、見るだけで診断ができました。現在でいう特殊能力です。孫思邈は機器を使わずに病気を診断でき、しかも適切に処方して無数の難病を治癒し、神医といわれました。中国には特殊能力を持つ人が多く、機器あるいは薬なしに病気を診断・治療しています。

このように、数千年の文化の発展から、中国は気功学の発祥地であり、最も早く気功科学研究を始めた国であることがわかります。数えきれないほどの中国医学の古典的書籍の中には、きわめて豊富な医学気功の資料が含まれています。それを基に系統的に整理、研究、応用することにより、医学事業の発展を促進し、さらに医療レベルを高めることになるでしょう。

第2章

医学気功の基礎理論と学説

気功学は中国医学を構成する一部分です。中医学理論は気功学理論の指針であり、医学気功の基礎理論の源です。医学気功の基礎理論を研究・紹介するには中医学理論を切り離すことはできません。この章では、主に中医学理論の中の陰陽五行学説、蔵象学説、経絡学説を紹介します。

陰陽五行学説

陰陽五行学説は中国古代の哲学の学説です。この学説は、春秋戦国時代から秦、漢の時代まで特に盛んになりました。そのときの医家たちはこの学説を用いて人体の生理機能、病理変化を解釈し、臨床的診断と治療を指導しました。

気功の医師と養生学家も例外なく、この学説を気功鍛錬と病気の予防・治療に応用しました。それにより、陰陽五行学説は中医学理論と気功学理論を構成する重要な部分となり、医学気功の理論の形成と発展に深遠な影響を与えました。

陰陽学説の基本的な内容

中国医学の古典的著作『内経』に、「清陽為天、濁陰為地。地気上為雲、天気下為雨（清陽の気は天となり、濁陰の気は地となる。地の気は上昇して雲となり、天の気は雨となって下る）」とあります。この記述は、世界は陰陽という二つの対立した気が統一されて生じたと説明しています。実際に、宇宙のいかなる事物も、すべて互いに対立する陽と陰の二つの面を持っています。例えば日月、昼夜、寒暖、男女、内外、上下、動静、虚実など。事物の属性から見ると、天は陽、地は陰です。火は陽、水は陰です。事物の運動変化から見ると、静は陰、動は陽です。すなわち「陽化気、陰成形（陽は気と化し、陰は形を作る）」ということです。事物の変化と発展は、すべて陰と陽の対立と統一によって生じます。この法則は、中医学の理論研究と討議、生理と病理の原因、および診断と治療の過程を貫きます。したがって、「陰陽者数之可十、推之可百、数之可千、推之可万。万之大不可勝数。然其要一也（陰陽は、もとより十、百、千、万から数えきれない数にまで押し広げることができるが、その法則は一つである）」といわれます。その基本的な内容は次の通りです。

陰陽の対立

自然界にあるすべての相互関連の事物あるいは現象には、互いに対立する陰陽の二つの面が存在します。陰陽の対立とは、陰と陽が互いに抗争したり、抑制したり、互いに排斥しあう関係にあることをいいます。互いに対立する陰陽の双方は、片方がもう片方を抑制したり、制約したり、排斥する働きを持っています。陰陽の対立と闘争、抑制と排斥によって、事物は変化発展し、そして統一されて陰陽の相対的な平衡《へいこう》が得られます。自然界では、四季の規則的な気候変化として現れますが、人体では、正常な生命活動として現れます。

このことからわかるように、人体内の陰陽は、静かに互いに関わりあいのない統一体の中で共存しているのではなく、対立の中で制約しあっています。その結果、「陰平陽秘（陰と陽のバランスの取れた状態)」の動的平衡が得られます。いわゆる「陰勝則陽病、陽勝則陰病(陰が勝れば陽が発病し、陽が勝れば陰が発病する)」といった状況は、陰陽の相互対立が正常な生理状態から病理状態に変化した現象です。

陰陽の依存と互根

陰と陽の両者は、互いに対立していますが、また互いに依存しています。依存とは、依頼と存在です。陰と陽のいずれも、片方から離れて単独で存在することはできません。このような相互に依存する関係を互根《ごこん》といいます。すなわち、「陰根於陽、陽根於陰(陰の根源は陽にあり、陽の根源は陰にある)」であり、どちらも相反する一方の存在がなければ、自身も存在できません。

互根の理論的根拠は、「陰在内、陽之守也。陽在外、陰之使也(陰は内にあって陽の守りであり、陽は外にあって陰の使いである)」となります。ここの陰と陽は、主に人の体内の物質と機能を指します。陰は物質を表し、陽は機能を表します。物質が体内にあることを「陰在内」、機能が体外に現れることを「陽在外」といいます。外の陽は内の物質の運動表現であるため、「陽為陰之使」といいます。内の陰は機能を生じる物質であるため、「陰為陽之守」といいます。簡単にいうと、物質である陰は、内に貯蔵して陽に供給します。機能である陽は、外で循環して陰を守ります。中医学と気功学においては、主に気と血の関係を説明しています。

陰陽の消長《しょうちょう》と転化

互いに対立し、依存しあう陰と陽は、静止した不変の状態にあるのではなく、常に互いに消長しあう運動と変化の中にあります。自然界の四季の気候変化では、秋冬から春夏までは陰消陽長、酷暑から厳冬までは陽消陰長となります。人体の生理活動でいえば、気血を巡らす機能活動は必ず一定の栄養物質を消耗するため、陽長陰消となります。食物の消化と吸収は必ず一定の活動機能を消耗するので、陽消陰長となります。このような陰陽消長は正常な現象です。

もしこのような消長の過程が一定の限度を超えてしまい、相対的なバランスを保つことができなくなると、陰または陽の偏盛や偏衰が起こります。この現象を消長失調といいます。

互いに対立する陰と陽は、一定の段階にまで発展すると、それぞれ相反する方向に転化することができます。陽が陰に転化することができ、陰は陽に転化することもできます。

このとき、いわゆる「重陽必陰、重陰必陽（陽が重なれば陰となり、陰が重なれば陽となる）」「寒極生熱、熱極生寒（寒が極まれば熱を生じ、熱が極まれば寒を生じる）」といった現象が現れます。

臨床上では、主に病気の変化として現れます。すなわち陽症と陰症の転化です。具体的には、熱症と寒症の転化、実症と虚症の転化、表症と裏症の転化となります。

このことをまとめると、陰陽学説の基本的な内容は、主に陰陽の対立、互根、消長と転化があります。陰陽の対立と互根は、事物の対立と統一の関係を指します。陰陽の消長と転化は事物の運動変化の基本形式です。陰陽の対立と統一は、陰陽の絶えることのない消長と転化の過程で実現されているのです。陰陽の消長と転化は、陰陽対立と互根を基礎とします。陰陽の消長は陰陽の対立と互根に基づいた量的変化です。陰陽の転化は量的変化に基づいた質的変化です。陰陽の間のこれらの関係は互いに区別しますが、互いに関連しあって分割することができません。

気功の実践における陰と陽

呼吸と補瀉《ほしゃ》

自然界の気と人体の気機（気の運動）の昇降からいうと、昇は陽、降は陰となります。気功実践の中の調息もそれと対応します。呼気は陽、瀉《しゃ》となり、吸気は陰、補となります。有名な医学著作である『聖済総録』には、「凡入気為陰、出気為陽（すべての入気は陰となり、出気は陽となる）」との記述があります。この説は、気功臨床の実践でも証明できます。陽亢火旺（陽気と火が盛んな状態）の高血圧の患者は、気功練習をするときに呼気に集中すると胸が楽になり、頭がすっきりします。この感覚は過剰な陽気を外へ散らした効果であり、これを瀉といいます。しかし、陽虚で気が不足して下陥した人は、呼気に集中して練習すると、胸と腹が空虚になって眩暈《めまい》と動悸がします。また、深く吸気に集中して練習すると、快適で気持ち良く、また充実感を感じます。これは陽が不足しているため、自身の気をそれ以上は外へ散らすことができず、気を納めて補足する必要があるからです。

昼夜と時辰

古代の天文学者は十二支を用いて時間を計り、一昼夜を十二時辰（一時辰は現在の二時間に相当）に分けました。昼は陽、夜は陰となります。

葛洪などの古代の養生学家は、練功時間を六つの陽時、すなわち子《ね》、丑《うし》、寅《とら》、卯《う》、辰《たつ》、巳《み》の刻にするべきで、午《うま》、未《ひつじ》、申《さる》、酉《とり》、戌《いぬ》、亥《い》と六つの陰時にしないようにと強調します。

彼らは六つの陽時には外界が生気であり、六つの陰時には外界が死気であると考えます。彼らは子の刻は陽が生じるときであり、このときから練功するのが最も効果的だと指摘します。

季節と方位

一年には四季があり、気候の変化もそれぞれ異なります。春は暖かく、夏は暑く、秋は涼しく、冬は寒いです。練功の火候《かこう》（中国の道家内丹功の上級功法。内丹功の先生の帯功《たいこう》と指導の下で練習する）は多少調整する必要があります。古代の養生学家は『内経』の「春夏養陽、秋冬養陰（春夏は陽を養い、秋冬は陰を養う）」を原則として、これに対して具体的な方法を示しました。元代の邱処機《きゅうしょき》が編纂した『摂生消息論』では、このことを特別に取り上げて論じました。

練習時は、人体の磁場を地球の磁場と一致させるため、一般に南に向き、北を背にします。または、日の出と月の昇りに従って東に面し、西を背中側にしてもいいでしょう。練功時の方位は、陰陽を向かい合わせて取るべきです。

周天の火候

古代の医学家は、経絡系統の中で身体の前面と後面を貫く任脈と督脈の二脈を、人体の子午線《しごせん》だと考えます。前者は陰脈の海で、後者は陽脈の要です。両者は人体の小周天をなします。皆に周知されている大・小周天功法は、陰陽の消長変化により、陰陽の昇降を調節し、任脈と督脈を通じさせ、気を巡らせます。意識により気を巡らすときは、文火《ぶんか》と武火《ぶか》に分けられますが、これを火候といいます。
武火は陽息ともいい、六陽時（子、丑、寅、卯、辰、巳の刻）に用いて進陽火《しんようか》といいます。文火は陰消ともいい、六陰時（午、未、申、酉、戌、亥の刻）に用いて退陰符《たいいんふ》といいます。実際には、意識が濃くて息が重いのは武火であり、意識が淡くて息が軽いのは文火です。文は陰、武は陽となります。

臓腑と気、血

五臓は陰、六腑は陽となります。五臓は精気を貯蔵して出すことはなく、その性質は内に向いているので陰に属します。六腑は物を伝導し転化させ（消化、排泄器官）、外に向く性質を持っているので陽に属します。

五臓はさらに陰陽に分けることができます。すなわち心、肺は陽（横隔膜の上に位置する）に属し、肝、脾、腎は陰（横隔膜の下に位置する）に属します。さらに、五臓の中の各臓器はそれぞれ陰陽を持ち、主に気、血、精、津、液の五つの方面から分析します。例えば、心陰は心血または心液を含み、心陽は心気のことです。また、腎陰は腎精を含み、腎陽は腎気のことです。

人体の陰陽の物質的な基礎は血と気です。陰血の産生《さんせい》と巡りは、必ず陽気の温煦《おんく》作用を必要とし、また、陽気の輸布は陰血の滋潤《じじゅん》を頼りにします。もし精血がなければ陽気が産生できません。生理活動の過程では、陽気の働きにより陰（精）血は絶えることなく産生されています。したがって、『内経』の中では「気為血帥、血為気母（気は血の帥であり、血は気の母である）」といいます。これは気功学の練精化気《れんせいかき》の理論的根拠でもあります。

要するに、五臓の陰は精、血、液などの栄養物質を指し、五臓の陽は気の活動機能を指します。まさに『内経』の「人生有形、不離陰陽（人は生まれると形があり、陰陽の変化と切り離して生きられない）」の通りです。

病症と正邪

中医学ではよく「八綱弁証《はっこうべんしょう》」を用いて疾病を診断します。つまり、陰、陽、表、裏、寒、熱、虚、実の八つの方面から分析し、陰、陽を総則とします。一般には表、熱、実の症状は陽に属し、裏、寒、虚の症状は陰に属します。

人体の病理的変化においても、陰陽学説は常に説明に用いられます。ただし、すべて正と邪の両面から取りかかります。中医学理論の体系では、人体の気血の化生（転化、産生）による各種の活動、および病気の抵抗機能を正気といいます。各種の病気の要因、例えば風、寒、暑、湿、燥、火の外感病因、内傷を起こす飲食不節、または痰《たん》（人体の局部に滞留した粘稠《ねんちゅう》な異常体液）、気滞、瘀血《おけつ》、水湿（水分過多）の蓄積を邪気といいます。

この正と邪の両面は、陰陽を用いて説明することもできます。邪気と正気を区別するには、まず「陰陽偏盛」と「陰陽偏衰」の病理現象を知る必要があります。原則として、前者の「陰陽偏盛」は陰邪といいます。邪盛（邪が盛んでいること）は病であり、邪を退ければ病が治ります。後者の「陰陽偏衰」は陰精（血液、津液《しんえき》を含む）、あるいは陽気ともいいます。気血が不足すると病が生じますが、気血が回復すれば病が治ります。

例えば、邪気の中の陰邪、すなわち「陰偏盛（寒、湿が盛ん）」となると、悪寒の症状が多く見られます。陽邪、すなわち「陽偏盛（暑、熱が盛ん）」となると、発熱症状が多く見られます。正気は陽気と陰精を指します。陽気、すなわち「陽偏虚（不足）」となると、機能が衰え低下し、虚寒症状が見られます。陰精、すなわち「陰偏虚」となると、精血が不足して、虚熱症状が見られます。『内経』の「陰勝則寒、陽勝則熱。陽虚則寒、陰虚則熱（陰が勝れば寒性の病状が現れ、陽が勝れば熱性の病状が現れる。陽が虚せば寒を生じ、陰が虚せば内熱を生じる）」の記述の通りです。

指摘するべきことですが、病理変化の「盛」または「勝」は邪気を指し、病理変化の「虚」と「衰」は正気を指しているということです。したがって、「邪気盛則実、精気奪則虚（邪気が盛んだと実となり、精気が奪われると虚となる）」といわれます。

この他、人体の中の陰、あるいは陽のいずれか一方が一定範囲を超えて虚損すると、もう一方も必ず不足します。いわゆる「陽損及陰、陰損及陽（陽が損傷すると陰に及び、陰が損傷すると陽に及ぶ）」ということです。前者は陽気の虚衰で陰精の産生不足となり、後者は陰精の欠損により陽気を産生する源がありません。その結果、正虚の重病の一つである陰陽両虚に転じることになります。

医学家は「治病必求其本（病気を治療するには必ずその本を求める）」とします。本とは、つまり陰陽です。明代の医師張景岳《ちょうけいがく》は、「人之疾病、必有所本、或本於陰、或本於陽、病変虽多、基本則一（人の疾病は必ずその根本的な原因があり、それは陰または陽にある。疾病の変化は多様だが、基本は一つである）」といいます。

気功の練習では、陽症の場合は多く動いて放出させる必要があります。それに対して陰症の場合は、静かに意識を内に向けて集中させるべきです。陰と陽を兼ねた症状は、さらに動と静のバランスの調節に注意すべきです。

五行学説の基本的な内容

五行学説は陰陽学説と同じように、古代の素朴な唯物的世界観に基づいて形成されたものです。古代の人は木、火、土、金、水という5種の物質の属性を抽象的に押し広げて、全体の物質世界の解説に用いました。医学家と気功学家は五行を用いて人体の生理、病理、診断、治療、および煉丹薬など相応の関係を説明します。

事物の属性に対する五行の分類

古代医学家が事物の属性に対して行った五行の分類は、自然現象と人体を関連づけたものです。その方法は二つあります。

一つは、比類取象（一方の事物の特性からもう一方の事物の特性を推測して把握する方法）、すなわち事物の異なる性質、作用と形態により、それぞれ木、火、土、金、水に帰属させます。木の特性は生発柔和。このような特性を持つ、例えば自然界の五季の春、人体の五臓の肝は、比類取象して木に帰属させます。火の特徴は陽熱上炎。このような特性を持つ、例えば五季の夏、五臓の心は、火に帰属させます。土の特徴は長養変化。このような特性を持つ、例えば五季の長夏（陰暦5月末～6月中旬）、五臓の脾は、土に帰属させます。金の特徴は清粛下降。このような特性を持つ、例えば五季の秋、五臓の肺は、金に帰属させます。水の特徴が寒潤下行。このような特性を持つ、例えば五季の冬、五臓の腎は、水に帰属させます。

二つめは、抽象推演（推論して間接的に結びつける方法）。すなわち前述した方法のように、さらに押し広げてすべての物質世界を説明します。「木」を例にすると、木から五季の春、五方の東、五気の風、五色の青、五味の酸などに結びつけます。このような結びつけの大部分は連想によるものです。その中で実際に意味を持つのは、例えば、五季から五気、五色、五味を連想したものです。

その推理と方法は医学上の意味があり、臨床上でも役立ち、また天人合一の観点も表しています。自然現象と人体の五行との帰属関係は表1の通りです。

この表は五行との帰属関係に基づき、自然界の事物と人体の臓腑などをまとめました。表の横軸に並べたのを属といい、同属の事物の間にはいずれも「相応律」が存在します。自然界の間だけではなく、人体の間、自然界と人体の間、いずれも相互に感応し、息が相通じていて、内的な関連を持っています。例えば、自然界の風が人体を侵すと、まずは肝、胆、筋、目などの部位の病理変化が引き起こされます。それらは同じ属が互いに感応できるからです。『内経・素問』の「陰陽応象大論」の章には、「在天為風、在地為木、在臓為肝、在体為筋（天では風、地では木、臓では肝、身体では筋となる）」とあります。これらが存在する場所は異なりますが、属性は同じです。逆に、肝系が病変すると同属のものを用いてその偏盛・偏衰を調えて治療できます。例えば、酸味、青色系の薬物を使えば、肝の病気を治療できます。その他の各行同属のものの間の関係も、この通りに類推します。

表1　五行配当表

自然界						人体				
五色	五味	五気	五季	五方	五行	五臓	五腑	五体	五官	五志
青	酸	風	春	東	木	肝	胆	筋	目	怒
赤	苦	暑	夏	南	火	心	小腸	脈	舌	喜
黄	甘	湿	長夏	中	土	脾	胃	肉	口	思
白	辛	燥	秋	西	金	肺	大腸	皮	鼻	憂
黒	鹹	寒	冬	北	水	腎	膀胱	骨	耳	恐

表の縦軸は類といい、同類の事物はいずれも共通の法則を持ちます。五行の生克、抑制などにも、同様に共通の法則が存在します。

五行の生、克、乗、侮

古代の医学家は5種類の異なる特性によって五行を分類した他、相互に関連づける方式を定めました。その方式は、つまり五行の間の相生、相克と相乗、相侮の関係です。

相生は、すなわち相互の産生、滋養と助長です。五行学説は相生の関係を借りて、事物が相互に協調する一面を持つことを説明します。それらの順序は、木生火、火生土、土生金、金生水、水生木となります。順を追って循環して、互いに促して生み合います。

相克は、すなわち相互の制約と克制です。五行学説は相克の関係を借りて、事物が相互に抵抗・抑制する一面を持つことを説明します。それらの順序は、木克土、土克水、水克火、火克金、金克木となります。順を追って循環して、互いに抑制して相克します。

相乗関係の略図：

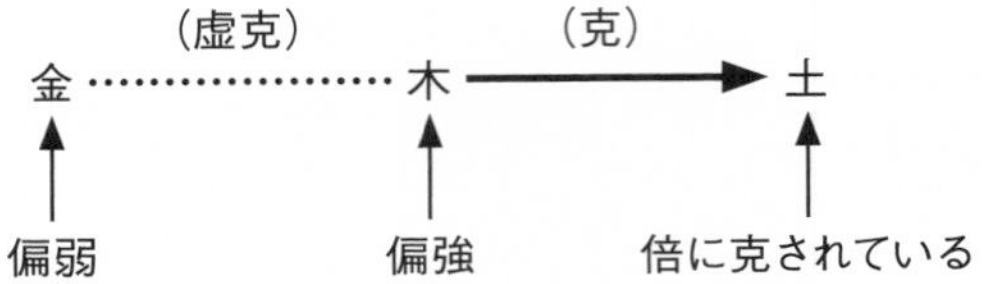

木乗土

相侮関係の略図：

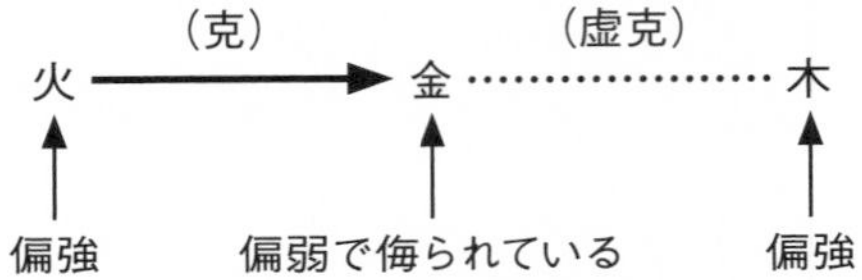

木火侮金

相乗と相侮、これらはいずれも事物の発展と変化に起こる異常な現象となります。乗とは虚を乗じて襲う意味です。侮とは強いものが弱いものを凌ぐことです。

相乗は相克しすぎて正常な制約の限度を超え、事物の間の関係が正常の協調を失った表現です。例えば、木（肝の気）が偏強し、また金が木を正常に抑制できない場合は、木が強くなりすぎるので木乗土となります。つまり、木は土を倍に克していっそう土を弱らせるのです。

相侮は相克の反対であり、すなわち逆克です。事物の間の関係が正常の協調を失ったもう一つの表現です。正常な関係は金克木ですが、もし金（肺の気）が不足し、または木（肝の気）が強すぎると、逆に木侮金となります。

五行と気功の実践

中国医学は五行学説を応用して、人体の変化を自然界の現象と関連づけ、また、五行の特性により五臓の生理活動と特徴を説明します。さらに、生克乗侮の法則（木・

火・土・金・水の五行の関係）を用いて、病理変化を解釈し、臨床診断と治療を指導します。古代の気功に精通した医学家も、この理論と観念に基づいて扶正祛邪《ふせいきょじゃ》（正気を補い邪気を除く）の保健方法を定めました。

五臓の生理機能について

五行学説では人体の内臓をそれぞれ五行に帰属させ、また五行の特性を用いて五臓の生理機能を説明します。

肝は木に属します。木は柔和で、曲がったりまっすぐになったりし、枝葉を条達《じょうたつ》（伸展）させ、生発の特性があります。肝は生理上で条達を好み、抑鬱を嫌い、生発と疏泄《そせつ》の機能があり、木を象徴できるので、木に属します。

心は火に属します。火は温熱、明亮で、炎上する特性があります。心陽は内では血脈を温め、外では肌肉を温煦し、また心は神明、血行を主り《つかさどり》（管理）、火を象徴できるので、火に属します。

脾は土に属します。土は万物を生み、転化させる特性があります。脾は中焦《ちゅうしょう》に位置し、水穀（飲食物）を消化吸収して精微《せいび》に変化させ、その精微の栄養物質を五臓六腑、四肢、および全身に運んで栄養を与えます。また脾は気血を生み出す源であり、土を象徴できるので、土に属します。

肺は金に属します。金は清潔、下降、収斂《しゅうれん》の特性があります。肺は清粛（清潔・粛降《しゃくこう》）の機能があり、粛降を主り、下行するのが正常です。肺は金を象徴できるので、金に属します。

腎は水に属します。水は冷たく潤し、下行し、閉蔵する特性があります。腎は水を主り、精を蔵して水を象徴できるので、水に属します。

五行と五臓を配合させたうえ、さらに各組織、器官、全身の機能活動と五臓の内的な関連から、五臓を中心とする五つの基本系統に分けられます。

肝（木）系統

肝を中心とする、木に属する行の組織器官と機能活動によって構成される系統。その腑は胆、身体では筋となります。その華は爪となり、目に開竅《かいきょう》します。液は涙、情志（感情）では怒です。

心（火）系統

心を中心とする、火に属する行の組織器官と機能活動によって構成される系統。その腑は小腸、身体では脈となります。その華は顔面にあり、舌に開竅します。液は汗、情志では喜です。

脾（土）系統

脾を中心とする、土に属する行の組織器官と機能活動によって構成される系統。その腑は胃、身体では肌肉となります。その華は唇であり、口に開竅します。液は唾液、情志では思です。

肺（金）系統

肺を中心とする、金に属する行の組織器官と機能活動によって構成される系統。その腑は大腸、身体では皮膚となります。その華は毛であり、鼻に開竅します。液は涕（鼻水）、情志では憂（あるいは悲）です。

腎（水）系統

腎を中心とする、水に属する行の組織器官と機能活動によって構成される系統。その腑は膀胱、身体では骨となります。その華は髪であり、耳に開竅します。液は唾液、情志では恐です。

人体の五行の系統と自然界の五行の系統の間には、互いに感応し合い、通じ合う関係があります。自然界の五方、五時、五気、五味、五色なども、人体内の臓腑と組織器官などと関連づけられています。このように人を自然環境と統一することで、「天人相応」の整体観念を表しました。

五臓間の滋生（滋潤と生み）と制約

五臓の間には相互滋生の関係があります。例えば、腎は精を蓄えて肝を養う。五行ではこれを「水生木」といい、医学用語では「水能涵木（水が木を潤す）」といいます。例えば、肝は血を蓄えて心を助け、心は陽を巡らせて脾を温めることから、五行では「木生火」「火生土」となります。実際に、肝・心・脾は、それぞれ蔵血・主血・統血の臓であり、血液を貯蔵し、血液を化生して、血液が血管から漏れないようにするという共同作用を持ちます。また、土脾は水穀の精微を化生して肺を養い、肺金は清粛しながら下行して腎水を助けることから、五行では「土生金」「金生水」となります。実際に、前者は脾は食物の栄養を吸収して金を養うこと、後者は腎の主水と納気作用が、肺の呼気と呼吸の調節により発揮されていることを指します。これはすなわち五臓の相互に産生、滋養する関係です。

五臓の相互制約の関係は次の通りです。

肺気の清粛下降は肝陽の上亢（亢進）を抑制できることから、五行の用語では「金克木」といいますが、現在の高血圧の気功治療法はこの理論に基づいています。肝気の条達は脾と胃の滞りを疏泄できることから、五行の用語では「木克土」といい、つまり、気持ちが伸びやかであれば、消化も盛んになります。脾土の運化（運輸、転化）は腎水の氾濫を抑制できることから、五行の用語では「土克水」といいます。実際には、脾の機能が健全であれば、腎の管理する水液が溜まらないように促すことができます。腎水の滋潤は心気の炎上を防ぐことができることから、五行の用語では「水克火」といい、つまり、腎陰は心陽を納めることです。心火の陽熱は肺金の過度の清粛を調節することができることから、五行の用語では「火克金」といいます。実際には、心陽の温煦は肺気を宣発させ、胸の息苦しさをなくすことができます。

気功における五行学説の応用

第1章でも触れましたが、南北朝時代の医学家である陶弘景は、五行学説と五臓の生理と病理の特徴から、初めて嘘、呵、呼、呬、吹、嘻（唏）の六字訣を提唱しました。それを気功治療法に用いて、五臓と三焦の疾病を治療します。これは後世の医学気功家の臨床検証を経て、さらに活用されることとなり、のちに「祛病延年六字法」といわれました。方法としては、口で息を吐いて鼻で息を吸い、動作を添えます。

その総訣は次の通りです。「肝若嘘時目睜睛（肝臓の病は嘘《シュイー》の無声音で息を吐きながら、力を入れて両目を開く）」「肺知呬気手双擎（肺の病は呬《スー》の無声音で息を吐きながら、両手のひらを上にして天を支えるポーズを取る）」「心呵頂上連叉手（心臓の病は呵《ハァー》の無声音で息を吐きながら、両手は交互に天を支えるポーズを取る）」「腎吹抱取膝頭平（腎臓の病は吹《チュイー》の無声音で息を吐きながら体育座りをし、両手で膝を抱える）」「脾病呼時須撮口（脾臓の病は口を丸めて呼《フー》の無声音で息を吐く）」「三焦客熱臥嘻寧（三焦の病は仰向けまたは横向きに寝る姿勢で嘻《シー》の無声音で息を吐く）」

これ以降、六字訣は四季の養生と保健に転用され、「四季却病歌」と名づけられました。その歌の内容は次の通りです。「春嘘明目木扶肝（春は嘘で目を明るくして肝を養う）」「夏至呵心火自閑（夏に呵で心火を清める）」「秋呬定収金肺潤（秋に呬で肺を潤す）」「腎吹唯要坎中安（冬に吹で腎を安らかにする）」「三焦嘻却除煩熱（嘻で三焦の煩熱を取り除く）」「四季長呼脾化餐（四季には呼で脾を健やかにする）」「切忌出声聞口耳（耳に聞こえないよう声を出さず息だけを吐く）」「其功尤勝保神丹（その効果は精神を養う薬に勝る）」

蔵象《ぞうしょう》学説

古代の人が長期にわたる生活と医療実践から、人体の臓器の生理活動と病理変化をまとめて、五臓を中心とする蔵象学説を形成しました。蔵象学説は中医学の各科の基礎で、気功にとっても例外ではありません。

臓腑は人体の内臓の総称で、すなわち普段でいう五臓六腑のことです。五臓は心、肺、脾、肝、腎であり、六腑は胆、胃、小腸、大腸、膀胱、三焦があります。中医学では臓腑の理論を蔵象学説といいます。蔵は臓に通じ、人体の内臓のことをいいます。象は形象と象徴の意味で、内臓の生理活動と病理的な変

表2　臓、腑と体表組織、外竅との関係

臓	肝	心	脾	肺	腎
腑	胆	小腸	胃	大腸	膀胱
体表組織	筋	脈	肌肉	皮毛	骨
外竅	目	舌	口	鼻	耳、二陰

化活動が体表に現れる現象を指します。

臓と腑は、主にそれらの機能の特徴の相違によって区分されます。臓と腑の機能は共通性があり、また特性もあります。まさに『内経』でいう「五臓者、蔵精気而不瀉也、故満而不能実。六腑者、伝化物而不蔵、故実而不能満也（五臓は精気を貯蔵して出さない。精気が満になるが実になることはない。六腑は物を伝化して貯蔵しない。実になるが満になることはない）」の通りです。

これは臓腑の総機能、つまりそれらの共通性を説明しています。五臓の総機能である「蔵精気而不瀉」は、主に精華物質（精、気、血、津液を含む）を貯蔵します。六腑の総機能である「伝化物而不蔵」は、主に飲食物の受納、消化、吸収、伝導と排泄を管理します。故に五臓は蔵を主とし、貯蔵して出しません。六腑は通じることによって機能するので、伝導して貯蔵しません。これは臓と腑の根本的な違いです。

奇恒《きこう》の腑は脳、髄、骨、脈、胆と女子胞（子宮）があります。奇は異、恒は常の意味です。それらは正常な五臓と異なり、また一般の六腑とも異なります。しかし、それらの生理機能と病理変化は、臓腑と密接に関係します。関連の内容は臓腑の部分で紹介します。

気、血、津液は臓腑には属しません。しかし、それらはすべて臓腑の活動により産出された物質であり、臓腑を栄養する重要な物質でもあります。

蔵象学説は各臓腑の特徴と機能を説明するとともに、各内臓の相互依存と相互制約の関係、および内臓と体表組織・外竅《がいきょう》との関係も重視します（表2参照）。

中医学では人体の五臓を主とするので、診断、治療、気功練習も五臓を中心にしなければなりません。そうすることによって、臓腑間の関係、内臓と体表組織・外竅との関係も理解しやすくなります。

心と小腸

心は胸の左側に位置します。心の主な機能は血脈を主り（管理し）、神志（精神活動）を主ります。舌に開竅（舌に通じる）し、その華（状態）は顔面にあり（現れ）ます。

主血脈（血脈を主る）

「心主血脈」とは、心が血液を押し動かし、血液を脈中（血管内）を巡らせて全身を栄養する機能を指します。脈は血液の通路です。血液が脈中を巡っているのは、心と脈の相互協力によるものの、主導的な役割を果たすのは心です。『内経』に「心主身之血脈（心は身体の血脈を主る）」とあります。この「主血脈」機能は、心気の働きによって実現されます。

血と気が盛んでいて初めて、血液を脈道に沿って一定方向に止まらずに巡らせることができます。そして、血液中の栄養物質を、各組織と器官に供給してその需要を満たします。

心、血、脈の三者が相互関連し、また顔面の血脈が比較的豊富なため、心気の盛衰と血脈の損益の変化は、顔の色つやと人体の脈拍に現れます。『素問・六節蔵象論』に「心者、其華在面、其充在血脉（心はその華は顔面にあり、血脈に満ちている）」とあります。

長年気功練習を続けている人の中には、70歳を過ぎてひげや髪の毛が白くなっても子供のように顔が紅くつやつやしている、いわゆる白髪童顔の人がいます。これは気功練習を通じて身体の心血系の機能を高めることができたからです。

主神志《しゅしんし》（神志を主る）

「心主神志」は「心蔵神」や「心主神明《しんしゅしんめい》」とも呼ばれます。神志とは、人の精神や思惟（思考）活動を指す大脳の機能です。中医学では「脳為髄之海（脳は髄の海）」「脳為元神之府（脳は元神の府）」といいますが、思惟や意識のことをよく心で表現します。使い慣れている語句としては、「決心」「用心」などがあります。

人体の精と血は、神志活動の物質的な基礎です。「心主神志」機能は、「心主血脈」機能と密接に関連します。心の気血が充満していると、元気はつらつとして意識がはっきりし、頭が冴えて思考が鋭敏になるからです。したがって、『素問・六節蔵象論』では「心者、生之本、神之変也（心は生命の根本であり、神が宿るところである）」といいます。ここの神は、各種の思惟活動の具体的な表現のことを指します。神は心の中にあり、心の影響を受けます。

気功練習は、心の静かさと身体のリラックスを通じて、心神が干渉されないようにします。それにより、心神は臓腑を調和する機能を果たし、相対的に安定したバランス状態をもたらします。

舌に開竅《かいきょう》する

心の経絡は心中から起きて舌に行くので、心の気血は上には舌に通じます。もし心に病変があれば舌体に現れてきます。例えば、心血が不足すると舌は淡い白になります。心火が上炎したり心陰が不足すると舌は赤くなり、ひどくなると潰瘍ができます。心熱または痰迷心竅（意識が障害される病的な変化）の場合は、舌がこわばり言葉を発しにくいことがあります。したがって、「心開竅於舌、舌為心之苗（心は舌に通じ、舌は心の苗である）」といわれます。

心と小腸は表裏の関係

心は小腸と表裏の関係にあります。臓は陰、腑は陽です。陰主裏（陰は裏を主る）、陽主表（陽は表を主る）。一臓一腑、一陰一陽、一裏一表。それらは経脈を通じて相互に連絡し、協調し合って臓腑の表裏の関係を構成します。小腸の生理機能は清と濁を分別することです。つまり、小腸は胃が大まかに消化した食物を受け入れ、栄養のある精華（清）を吸収して、さらに肺がその精華を全身に運びます。それと同時に、糟粕《そうはく》（濁）は小腸から下の大腸に送り出されて便となります。代謝を経て栄養物質が吸収されたあとの水液は、下の膀胱に送られます。

肺と大腸

肺は上焦《じょうしょう》の胸中にあり、上には咽喉と連なり、五臓六腑の中で最も高い位置にあるので、「華蓋《かがい》（帝王の車につけた絹傘）」と呼ばれます。肺は気と呼吸を主り（支配し）、音声を主り、朝百脈《ちょうひゃくみゃく》（全身の経脈は肺に集まる）となります。肺は心血を巡らす機能を補佐し、水道（水液を運行・排泄する通路）を疎通・調節します。肺は魂を蔵し、悲と憂を主ります。

中医学では、肺の機能は呼吸だけにとどまらず、水液の調節、気血の巡りおよび皮膚、防御機能とも関係しています。肺と大腸は表裏です。肺は皮毛（皮膚や汗腺、うぶ毛など）を主り、鼻に開竅し、その液は涕（鼻水）です。肺は季節の秋と相応します。

肺主気

『内経』には肺のこの機能に関する論述が多く見られます。例えば、「肺者気之本也（肺は気の根本である）」「諸気者、皆守於肺（各種類の気は皆肺に守られる）」。また、「肺蔵気（肺は気を貯蔵する）」「元気通於肺（元気は肺に通じている）」といいます。

肺は呼吸作用を持つだけではなく、人体の内と外の気体交換の場所でもあります。清気を吸い込み、濁気を吐き出し、古いものを吐いて新しいものを納める新陳代謝を行います。また、肺は五臓六腑の気を主ります。しかし、肺の主な機能は呼吸です。肺は全身の気を主り、全身の臓腑と経絡の気を調節する機能を持っています。

この機能は次の二つの面に現れます。一つめは気の生成に直接影響します。清気は体内の気を生成する源の一つです。自然界の清気は肺の呼吸運動を通じて体内に吸い込まれます。そのため、肺の呼吸機能が正常であるかどうかは直接気の生成に影響します。宗気《そうき》は息道《そくどう》を通って呼吸の気を運行し、心脈を貫いて気血を循環するため、全身の気を調節する機能があります。二つめは、肺は全身の気機（気の運動）を調節する作用があります。肺の呼吸運動は気の昇降出入の運動過程として現れます。肺はリズム的に濁気を吐いて清気を吸い込みます。肺の宣発と粛降は、各臓腑・経絡の気の運動変化に対して重要な促進と調節作用があります。したがって、肺を「人身之橐籥（人体のふいご）」に、呼吸を「巽風《そんぷう》」に例える医学家がいます。

「肺者、臓之長也、為心之蓋也（肺は五臓の長であり、心の華蓋である）」であり、五臓の中でいちばん上に位置し、「朝百脈」機能を持ちます。したがって、気功の練習では「精気を呼吸する」と同時に、人体の気血を全身に送ることができます。これはいわゆる「気為血之帥（気は血の統帥である）」「気行則血行（気が巡れば血が行く）」です。呼吸による気血の運行は、全身の気血を円滑に巡らせ、五臓六腑、四肢および全身を滋潤、栄養できます。

主宣発、体腔外《たいくうがい》で皮毛と合わさる

宣発とは宣布と発散の意味です。肺気の宣発に関して、『内経』では、「上焦開発、宣五穀味、熏膚、充身、沢毛、若霧露之漑（上焦の宣散により、五穀の精微の気味は散布され、皮膚を温め、身体に満ち、毛を潤す。霧露が万物を濡らすようである）」と、胸中の肺気の宣散作用により、飲食の五穀の精微が全身に散布されることを説明しています。五穀の精微は内には臓腑、経絡まで、外には肌肉と皮毛まで満遍なく送られます。

皮毛は人体の体表の最も浅い表層であり、皮膚、毛穴、うぶ毛などの組織を含みます。汗を分泌し、皮膚を潤し、外邪を防御する作用があります。これらの機能は、皮毛に流れる衛気《えき》の作用です。したがって、「肺主一身之衛表（肺は全身の表面の衛気を主宰する）」といいます。

衛気がこのような作用を発揮できるのは、主に肺の宣発の力によるものです。肺は内では宣発を主り、外では皮毛に合する生理作用があります。この生理作用は三つあります。一つめは体内の濁気を排出します。二つめは血管中の気と血の運行を通じ、脾から送られた水穀の精微、津液を上に運んで頭部と顔面へ散布し、外の体表まで達して肌肉と皮毛を温めて養います。三つめは衛気の宣散により、腠理《そうり》（皮膚のキメと皮下筋肉のすき間）の開閉を調節します。

まさに『霊枢《れいすう》・本蔵篇』の「衛気者、所以温分肉、充皮膚、肥腠理、司開闔者也（衛気は肌肉を温め、皮膚を潤し、皮膚のキメを整え、汗腺の開閉を調節する）」の通りです。気功による呼吸の調整は、肺気を充足させ、肺気の宣散する衛気も充足し、皮膚の防御作用が正常に発揮されることで、「邪不可干（邪が侵入できない）」という病気の抵抗作用を果たすことができます。このとき、全身の体表は温かく感じ、微かに汗さえもかきます。これは正に肺の宣散した気が体表に達した現象となり、患者の自己治癒力が良い状態に達した兆候です。このように、気功練習者は病への抵抗力、特に外部からの感染への抵抗力を高められます。

主粛降《しゅしゅくこう》、水道を通調する

粛降とは粛清と下降、内側に向かって収斂する特徴を含みます。肺は五臓の中でいちばん上に位置します。肺気の粛降は、気、血と津液の輸布を促進し、また下降させて肺気を清潔に保ちます。通調とは、疎通、調節の意味です。水道とは、水液の運行と排泄の道です。人体の水液代謝の調節は、脾、肺、腎、膀胱と三焦などの臓腑により共同で完成されます。

肺が水道を通調するとは、肺気が水液代謝のバランスを維持・促進する作用を指します。

この作用は肺の宣散と粛降によって完成されます。『内経』では、「肺為水之上源（肺は水の上源である）」といいます。理由としては、「飲入於胃、游溢精気、上輸於脾、脾気散精、上帰於肺、通調水道、下輸膀胱（飲み物は胃に入り、中の精気が溢れ出る。その精気は、上に向かって脾へ輸送され、脾気の散精作用によって上の肺に散布され、水道を通って膀胱に下りる）」ということです。この代謝の過程では、肺気の粛清と下降により水液は腎に帰り、さらに腎の気化作用により下の膀胱に送られ、余分なものは尿液となり体外に排泄されます。

肺は大腸と表裏の関係

大腸は結腸と直腸（古代では広腸という）との二つの部分を含みます。結腸は上では闌門《らんもん》（大腸と小腸の境目）に、下では直腸に接します。直腸の下端は肛門です。大腸の経絡は肺に絡まり、肺と表裏の関係にあります。大腸は糟粕の伝導をします。大腸は小腸で消化・吸収されたあとの糟粕を受け入れ、水分を吸収し、糞便にして肛門から体外へ排泄します。大腸が糟粕を伝導する過程で一部の水分を吸収することから、「大腸主津（大腸は津を主る）」とされます。肺と大腸は、生理上でも病理上でも影響しあいます。肺気の粛清、下降機能があるからこそ、大腸はその伝導機能を十分発揮できるのです。また、大腸が円滑に伝導して初めて、肺気が順調に粛清、下降できるのです。腸の熱による便秘あるいは大腸の下痢などは、肺の熱が大腸に移ったことによって引き起こされる病変です。

肺と気功練習

気功練習は肺と極めて重要な関係があります。気功練習は「気を練る」過程として、人体の気化機能を高められます。気功練習の過程では、肺から吸い込まれた気は心身を強くし、疾病の予防と、治療する効果があります。

しかし、普段行っている呼吸による体内の新陳代謝の過程で産生されるエネルギーは、ほとんど日常的な活動によって消耗され、貯蔵されているのはほんの少しだけです。いったん過労、外傷あるいは疾病の感染が発生すると、エネルギーの消耗が激しくなり、エネルギーの量は収入が支出に追いつかない赤字の状態になります。体内エネルギーの均衡が破壊され、元気まで傷つけられ、陰陽が不均衡になるので、病気の発生あるいは病状の悪化を引き起こします。

この状況は気功練習を通じて変えることができます。主な理由として、気功練習のときの呼吸の効能は、普段より高いからです。エネルギー不足になる具体的な原因は二つあります。

一つめは、肺組織を構成する約七億五千個の肺胞は、普段十分に利用されていない、すなわち「稼働率」

が低い状態です。気功を練習するときは、細くゆっくりとした深長呼吸をします。特に深長呼吸は、肺胞の機能を最大限に働かせると「稼働率」が高くなり、身体需要を満たしたあとはエネルギーが余ります。金元四大家の一人で医学家の李杲《りこう》がいう「積気以成精（気が積もれば精となる）」の通り、元気を養うことができるのです。

二つめは、この呼吸は身体がリラックスした静かな意識の状態で行われるため、身体のエネルギー消耗が極めて少なく、エネルギーの備蓄がより促進されます。「五臓は精を貯蔵しては出さない」ため、「積気以成精、積精以全神（気が積もれば精を成す、精が積もれば神を満たす）」の効果が得られます。したがって、病邪または内傷による元気の過不足も次第に補われ、病気の治癒や強壮作用も得られます。

脾と胃

脾は中焦《ちゅうしょう》の腹腔に位置し、人体の消化器系の主な臓器です。脾の生理機能は運化《うんか》・生血《せいけつ》・統血《とうけつ》を主ります。脾は意を蔵し、思（思考、思慮のこと）を主り、胃と表裏の関係にあります。脾は肌肉と四肢を主り、口に開竅しその華は唇にあり、その液は涎《えん》（よだれ）です。

主運化と主統血

脾は水穀精微を運化する機能があり、栄養物質を消化・吸収・輸布します。歴代の医学家は皆脾の運化機能を重視し、「脾為後天之本（脾は後天の本である）」といいます。また、脾は水湿を運化する、つまり、水液の代謝を促進する作用があります。人体内の気、血、津、液の生成は、いずれも水穀精微の化生（変化、生成）に依存しています。この面においては、脾と胃は主導的な役割を果たしています。脾の統血は、脾が血液を生成するだけではなく、血液が血管外に漏れ出さないよう血液を統制する機能も指します。

主筋肉と主四肢

脾は後天の本で、気血を生化する源です。全身の肌肉（筋肉）は、皆脾に運化された水穀精微により滋養（滋潤、栄養）されます。脾が健全に運化でき、全身の栄養が充足していると、筋肉が豊満・壮健になります。したがって、「脾は身体の肌肉を主る」といいます。もし脾が健全な運化機能を失い、清陽《せいよう》が散布できず栄養が不足すると、必ず筋肉が衰弱して四肢がだるくなり、無力となります。

脾と胃は表裏の関係

胃は中焦の腹腔に位置し、上は食道に接して、下は小腸につながります。胃の入口は噴門で、出口は幽門です。噴門部を上脘《じょうかん》、幽門部を下脘《げかん》ともいいます。上脘と下脘の間の部分を中脘《ちゅうかん》といいます。三つの部分を合わせて胃脘といいます。

その主な生理機能は、飲食物の受納と水穀の腐熟です。初歩的な消化を経て、食物は清と濁に分けられます。

清はすなわち津液であり、脾により吸収・散布されます。したがって、脾は胃のためにその津液を運ぶといいます。濁は胃から下の小腸に送られ、さらに消化されます。脾と胃は両方とも食物を消化する重要な器官です。生理活動では、脾は運化を主り、胃は受納を主ります。脾気は上昇し、胃気は下降します。脾と胃は表裏の関係にありながら統一されている、一対の臓腑です。

脾胃と気功練習

脾と胃は、一陰と一陽、一臓と一腑、相互に表裏を成します。その機能は共に食物の消化・吸収と輸布をすることです。清代の名医葉天士《ようてんし》は、「納食主胃、運化主脾、脾宜昇則健、胃宜降則和（食物を受納するのは胃であり、運化するのは脾である。脾気は昇って健全で、胃気は降りて正常である）」といいました。昇るのは清、降りるのは濁です。昇と降は相互に協調しあい、飲食物の消化と吸収機能を維持します。脾は水穀の精微を運化するので、「気血生化の源」「後天の本」とされます。李杲は、脾胃は元気のもとであり、脾胃の病気から百もの病が発生するとの観点から、脾胃の健康に対する重要性を説きます。気功練習時の気の出入と昇降は、脾胃の昇降機能を大いに促進することとなります。

「脾昇胃降」という弁証法的な生理基礎から、内臓の下垂（胃、子宮、腎の下垂）、脱肛、大便失禁、崩《ほう》漏《ろう》（月経に関する不正出血。出血量の多いものが崩、出血量の少ないものが漏）などの症状は、多くは脾気が昇らず下陥（降）したことが原因となります。吐き気、嘔吐、おくび（げっぷ）、しゃっくりなどの症状は、多くは胃気が降りず上逆したことが原因です。

一般には、脾は虚症になりやすく、胃は実症が多くなっています。したがって、「実則陽明（胃）、虚則太陰（脾）（実証ならば胃、虚証なら脾）」といいます。このときの気功練習は、状況によって方法が変わってきます。脾気下陥の場合、病状の比較的軽い人は、逆呼吸法を用いることができます。毎回息を吐ききったあとに、少し間を置いてから次の吸気に入るのが良いでしょう。このようにすると、下垂した臓器は呼吸によって昇降したあと、短い時間に静息を得られ、自身の機能回復になります。病状の比較的重い人は、まず順呼吸法を用いて、病状が好転したあと、身体が回復に向かい始めてから逆呼吸をして鍛えます。胃気上逆の人は、順呼吸が最も適します。

脾が健全な運化機能を失えば栄養が欠乏し、身体が痩せて、四肢がだるくなり、無力となります。また、脾気が不足し、統血作用を失うと、血が血脈の道を離れて出血の症状が出ます。

最もはっきり現れる病気症状としては、長期にわたる血便、崩漏と紫斑などがあります。これらの症例の患者は、気功を練習する際は、息を吸う時間を少し長めにして中焦を満たしたあと、ゆっくりと息を吐くことに留意すべきです。同時に、呼吸を繰り返している間に舌を上あごに付けて津液の分泌を促進しましょう。「脾主津液（脾は津液を主る）」「涎為脾液（涎は脾の液）」であるため、歴代の気功師は皆「吞津法《どんしんほう》」を提唱します。

実践では、この方法は脾胃の運化機能を高め、脾虚による疾病と消化器系の疾病の治療に効果的であると証明されました。例えば胸腹の脹満《ちょうまん》、慢性胃炎、すい臓炎、慢性肝炎、および胃・十二指腸潰瘍などの病気症状には、どれもある程度治療効果が得られます。

肝と胆

肝は腹腔に位置し、横隔膜の下、右脇の下（やや左寄り）にあります。その主な生理機能は、疏泄を主り、血と魂を蔵し、怒を主ります。肝は胆と表裏をなします。体表組織との関係では、筋を主り（筋に関係する）、目に開竅します。その華は爪にあり、その液は涙で、その位置は脇です。

主疏泄《しゅそせつ》

疏泄とは疎通、昇発（上昇と発散）の意味です。「肝主疏泄」は、肝気の疎通、上昇、発散の生理機能を指します。この機能は肝気の条達（全身の機能を伸びやかに行わせること）を好む特性と切り離すことはできません。

肝の疏泄機能は二つの面に現れます。一つめは情緒の面。肝の疏泄機能が正常であれば、人は気持ちがのびのびして、気血が調和します。疏泄機能が失調すると、焦りやいらいら、怒りっぽく、不眠、夢を多く見る、頭痛、眩暈、難聴、耳鳴りなどの症状が出ます。中医学では肝陽上亢《かんようじょうこう》といい、このため、肝の感情は怒であるとされます。二つめは消化の面。肝の疏泄機能は気機（気の運動）を伸びやかに調節し、脾胃の昇降を助けると同時に、胆汁の分泌にも関係します。もし肝が疏泄を失うと、脾胃の消化機能、胆汁の分泌と排泄に影響し、消化機能の失調による多種の病気症状を引き起こします。例えば腹脹、腹痛、腸鳴《ちょうめい》、下痢、あるいは吐き気、嘔吐、おくびなどの症状です。

肝蔵血《かんぞうけつ》

肝の蔵血は、肝臓が血液を貯蔵し、また血量を調節する機能を指します。人が休んでいる、あるいは睡眠中は、身体代謝は低下し、血液需要も相応して減少します。このとき、肝臓の調節により血管内の血流量が減り、余分な血液は肝臓で貯蔵されるようになります。動いている、あるいは仕事をしているときには、身体の血液需要量が増加するため、肝臓は貯蔵している血を送り出し、血管内の血流量を増やして身体活動の需要を満たします。唐代の医学家王冰《おうひょう》は、「肝蔵血、心行之、人動則血運行於諸経、人静則血帰於肝臓（肝は血を蓄え、心は血を巡らせる。人が動けば血は諸経へ行き、人が静かにしていれば血は肝臓に帰る）」といいます。

肝臓の機能というと、肝気、肝血、肝陽、肝陰を見分ける必要があります。肝気は、生理上では肝の機能を指し、病理上では肝気の鬱滞を指します。肝血は、肝臓に貯蔵されている血液を指します。肝陽は、生理上では肝臓のいくつかの機能の変化状況を指し、病理上では肝陽上亢を指します。肝陰は、主に肝臓の陰血と陰精を指します。肝気と肝陽、肝血と肝陰は、正常な状態では相互に依存して、相互に制約します。肝は伸展を好み昇動しやすいので、剛臓といわれます。病理状態では、肝気と肝陽は余りやすく、肝血と肝陰は不足しがちです。病理状態で陰陽不足が多く現れる他の臓腑とは区別する必要があります。

目に開竅《かいきょう》する

『内経』では、「肝受血而能視（肝が血を受けていれば見ることができる）」「肝気通於目、肝和則目能弁五色矣（肝気は目に通じている。肝が調和していれば目が五色を弁別することができる）」といいます。目は肝血に滋養されているから見ることができます。目は肝の外竅ですが、五臓六腑の精気は皆目に注がれているため、目は五臓六腑とすべてに関係します。そのため、気功を練習する際は目を閉じて内視し、体内の気の道を「返視」することが必要であるため、この理論を理解し、活用します。

肝は胆と表裏の関係

肝は経絡を通じて胆と表裏の関係を構成します。胆は肝の下にくっ付いていて、その主な機能は肝汁を貯蔵することです。肝汁は小腸に注がれ、食物の消化を促進します。また「胆主決断（胆は決断を主る）」とされ、胆は精神・意志活動と関係します。

腎と膀胱

腎は腰部に位置し、脊柱の両側に一つずつあるので、「腰為腎之府（腰は腎の府である）」といわれます。中医学の腎の生理機能に関する論述は、現代医学の論述と完全に同じではありません。それは生殖器系、泌尿器系、内分泌系、神経系の部分的な機能を含み、また、栄養物質の代謝にも関係します。

腎は精を蔵し、水と骨と納気を主り、志を蔵し、恐を主ります。腎は膀胱と表裏をなし、体では骨に合し、その華は髪にあり、耳、前後二陰に開竅し、その液は唾液で、その位置は腰にあります。

腎蔵精

ここの精は、広義と狭義二つの意味があります。広義の精は精、血、津液を含みますが、狭義の精は生殖の精のみを指します。また、精は先天と後天に分けられます。先天の精（生殖の精）は、人体を構成する原始的な物質で、先天的に父母からもらった物質です。後天の精は、脾胃の運化により飲食物が消化されたあとの水穀の精微物質のことで、どちらも腎に貯蔵されます。先天の精は人の形を作り、出生前に後天の精に物質的な基礎を準備します。出生後、先天の精は後天の精によって絶えず補充されます。両者は相互に依存して、相互に作用します。腎精が化生して腎気となります。腎精の機能の発揮は腎気と関係します。また、腎精が腎気の物質的な基礎ですから、腎精が充足すれば腎気が旺盛になり、腎精が不足すれば腎気がそれにつれて衰退します。

腎精は陰に属し、腎気は陽に属します。したがって、腎の精気は腎陰と腎陽、この腎臓の生理機能の二つの要素を含みます。腎陰はまた「元陰」「真陰」とも呼ばれ、人体の陰液の根本で、各臓腑、組織を滋潤・栄養する作用を持ちます。腎陽はまた「元陽」「真陽」とも呼ばれ、人体の陽気の根本で、各臓腑、組織に対して温煦・化生の作用を持ちます。腎陰と腎陽は相互に制約し相互に依存し、人体生理の動的バランスを維持しています。もしこのバランスが壊されたら、腎陰虚あるいは腎陽虚の病理的な変化が引き起こされます。腎陰虚は腰や膝がだるく力がない、眩暈、健忘などの腎陰不足の症状が現れます。また、陰虚陽亢による潮熱《ちょうねつ》、寝汗、眩暈、耳鳴り、および男性の遺精、女性の夢交など虚火妄動の病変も見られます。腎陽虚は精神の疲労、腰や膝の冷えと痛み、身体と四肢の冷え、頻尿などの腎陽不足による症状が現れ、また、男性のインポテンツ、早漏、女性の子宮の冷え、不妊などの生殖能力の衰退の病変が見られます。

腎主水・主納気

「腎主水」とは、体内の水液のバランスの調節に、腎は極めて重要な作用を及ぼすということです。腎の水液に対する代謝は二つの働きを含みます。一つめは飲食物中の滋潤作用のある津液を全身に散布します。二つめは各組織と器官に利用されたあとの水分、尿液を体外へ排出します。

中医学では、「肺主呼気、腎主納気（肺は呼気を主機能とし、腎は納気を主機能とする）」とされます。肺は呼吸を主りますが、肺が吸入した気は必ず腎に下り、腎が取り込みます。腎気が充足していれば、肺の気道が滞りなく通じ、均等に呼吸できます。腎が虚せば、肺が吸入した気は腎が取り込めなくなります。いわゆる「腎不納気」といい、気が短くゼイゼイする、呼気が多くて吸気が少ない、少し動いただけで息切れするなどの症状が現れます。

腎は骨を主り、髄《ずい》を生じて脳に通じる。その華は髪にあり、耳に開竅する

『内経』の中では、「腎生骨髄（腎は骨髄を生じる）」といいます。腎は精を貯蔵し、その精が髄を生じるからです。髄は骨の中にあり、骨を滋養しています。腎精が充足すれば骨髄を化生する源があり、骨格は充分に骨髄の滋養を得られ、堅固で力強くなります。腎精が虚せば骨髄を化生する源が不足し、骨が軟弱で無力となり、ひどくなると発育不全になります。また、髄は骨髄と脊髄に分けられます。脊髄は上は脳に通じていて、脳は髄が集まってできていることから、「脳は髄の海」「元神が宿るところである」とされます。しかし、脳髄は腎精の化生に依存します。そのため、腎精が不足した人は、腰や膝がだるく力が入らないなどの病気症状の他、眩暈、健忘、不眠と思考力の低下などの症状も現れます。

気功の腎功法を練習し、精を練って脳を補うことは、前述の疾病を治療し、心身の健康を増進させることに、かなりの効果を上げています。この功法は、中医学の臨床実践における補腎益気の観点と一致

します。前者は「煉精化気《れんせいかき》」して腎を補いますが、後者は薬物で腎を固めて精を補います。ただし、医学の薬は一時的に疾病を治療して一時的に虚を補いますが、薬は長期的に服用してはいけません。

気功は腎を強くし精を蓄え、根本から充足し固めることができ、そして邪気を除いて正気を補い、しかも衰えることなく久しく練習できます。また、精と血は、互いに生じるので、精が充足すれば血も旺盛になります。

「髪為血之余（髪は血の余りである）」といわれるように、人体の毛髪は血によって滋養されますが、その生命力の根源は腎気にあります。髪は腎の外的徴候です。青年期と壮年期は腎精が充足しているので毛髪にはつやがありますが、老年になると腎気が衰えるので毛髪は白くなり、抜けてしまいます。したがって「腎之合骨也、其栄髪也（腎は骨に合し、その栄華は髪に現れる）」とされます。

腎は耳に開竅します。「腎気通於耳、腎和則耳能聞五音矣（腎気は耳に通じている。腎が調和していれば耳が五音を聞くことができる）」とされます。これは主に腎の精気が耳を養って初めて聴覚が鋭敏になるからです。歳を取り身体が衰え、腎気が不足してくると、耳鳴や聴力減退などの症状が現れます。

また、腎は二陰に開竅します。二陰とは、前陰の外生殖器と後陰の肛門を指します。前陰は排尿と生殖の機能があり、後陰は糞便の排泄機能のみがあります。これらの機能の発揮は、すべて腎の気化に依存します。頻尿、尿もれ、尿量減少、尿閉などの病気症状、あるいは陽虚火衰による便秘は、主に腎陽の不足により引き起こされます。

腎は膀胱と表裏の関係

膀胱は下腹部に位置し、尿の貯蔵と排尿の機能を持ち、また、腎気と密接な関係があります。尿の貯蔵は腎気の固摂作用に属し、排尿は腎気の気化作用に属します。これらを腎の「開閉」作用といいます。腎気の開と閉は、尿液を下に向かって膀胱へ注ぎ、また膀胱が尿液を一定の量まで貯めてから排泄するようコントロールしています。つまり、膀胱の気化作用はすなわち腎の気化作用です。腎と膀胱の間は、経絡の連結を通じて表裏の関係を構成します。

腎と命門

気功練習の話をするときに、命門という言葉はよく出てきます。例えば、命門を意守する、周天命門功、などです。では、命門はどこにあるのでしょうか。昔から各家の説があるものの、一致はしていません。それは鍼灸の命門穴とは異なるからです。

『内経』では、命門はすなわち小心であるといいます。『素問・刺禁論』では「七節之傍、中有小心（下から第七椎の傍らには、中に小心がある）」といいます。七節の傍らとは、すなわち二つの腎臓の部位です。『難経』では「腎両者、非皆腎也。其左者為腎、右者為命門（腎の二つは、両方とも腎ではない。左は腎、右は命門である）」「命門者、精神之所舎也。男子以蔵精、女子以系胞、其気与腎通（命門は、精神の宿るところである。そこに男子は精を蔵し、女子は子宮をつなぐ。その気は腎に通じている）」といいます。

唐代の医学家楊玄操《ようげんそう》、元代の医学家李杲《りこう》は、命門はすなわち丹田だといいます。

明代の医学家張景岳《ちょうけいがく》は、「命門為元気之根、為水火之宅、五臓之陰気非此不能滋、五臓之陽気非此不能発（命門は元気の根源で、水火の家である。五臓の陰気はそれによって滋養され、五臓の陽気はそれによって発生する）」と指摘します。彼は明らかに、命門の機能は腎陰と腎陽の二つの作用を含むと考えています。それは、「五臓為人体之本、腎為五臓之本、命門為腎之本、陰精為命門之本（五臓は人体の本、腎は五臓の本、命門は腎の本、陰精は命門の本である）」といわれるからです。

彼はまた、「命門之火、謂之元気。命門之水、謂之元精。五液充則形体頼以強壮、五気治則営衛頼以和調、此命門之水火、即十二臓之化源（命門の火は元気という。命門の水は元精という。五液が充足すればこれに頼り形体が強壮になり、五気が治まればこれに頼り営気と衛気が調和する。この命門の水と火は、すなわち十二臓器の化生の源である）」といいます。

歴代の多くの著名な医学家たちは、腎と命門の関係を論述するときに命門の健康に対する重要性を強調します。気功学家たちはなおいっそう重視し、命門は生命の根本だといいます。『内経』の中には丹田の説はありません。丹田は道家の用語で、後に中医学の著作に引用されましたが、命門は丹田に等しいということではありません。いずれにしても、『内経』の中のいい方では、命門は両腎の間にあります。

一般に、練習するときに命門を意守することは、丹田を意守することと同じだと思われます。しかし、前者の方がより良いかもしれません。命門の火は腎陽の機能として全身の陽気の根源であるだけではなく、さらに重要なのは清代の名医徐霊胎《じょれいたい》の『元気存亡論』にある「元気寄於命門（元気が命門に宿る）」です。気功練習者は全身の元気を練り、五臓の精気を満たし、気血の巡りを促進することで虚を補って邪を取り除き、健康になることを目的とします。また、命門の意守は周天の気を通じさせるのにも役立ちます。

三焦《さんしょう》

三焦も六腑の一つで、人体の臓腑の中で最も大きい器官です。また、表裏を成す臓がないことから、「孤府」といわれます。三焦は主に人体の部位の区分に用います。現代では、横隔膜より上の部位を上焦とし、内臓の心と肺を含みます。横隔膜より下から臍までの部位を中焦とし、内臓の脾と胃を含みます。臍より下を下焦とし、内臓の肝、腎、大腸、小腸と膀胱などを含みます。

三焦は諸気を主り、全身の気化を管理し、また元気を通行させ水穀を運行する通路でもあります。三焦の機能は臓腑の機能と関連し、例えば上焦は宣発、輸布を主り、中焦は水穀の腐熟を主り、下焦は水液代謝と糟粕の排泄を主ります。しかし、三焦の存在形式の問題に関しては、『難経《なんぎょう》』では「有名而無形（名はあるが形はない）」との説が出されました。これに関しては、かねてから非常に多くの論争がされてきましたが、定まった結論はありません。

気、血、津液

気、血、津液は人体が生命活動をするための物質的な基礎であり、臓腑の機能活動により作り出されています。また、臓腑の生理活動の産物でもある気、血、津液は人体の新陳代謝を正常に行うように働き、臓腑の正常な機能活動を支えています。それらは互いに依存しあって転化しあいます。

気

中医学でいう気の概念は、比較的複雑です。真気は元気ともいわれ、生理学の概念です。営気、衛気、宗気などは、皆これに属しています。「風、寒、暑、湿、燥、火」などの六気となると病理学の概念であり、両者は大きく隔たっています。中医生理学でいう気の意味は、気功練習の気に近いですが、病理学でいう気は、気功練習の気とははるかにかけ離れます。中医生理学でいう気は、先天に受け継がれた元気、呼吸の気（清気）と、後天に用いられる栄養の穀気を含みます。

中医学でいう真気は、生きている人の体内に存在しています。それは全身の五臓六腑と四肢《しし》百骸《ひゃくがい》（全身）に充満していて、常に存在しています。気功練習を行わないときも存在しています。気功の気と真気の区別としては、気功の気は練習を通じて得た「真気」だということです。気功練習の中で、修練者の意志とその得た真気を融合した産物が、すなわち内気です。現代科学研究では、内気は物質、エネルギー、情報の三者の複雑な融合だとされています。

中医生理学でいう気は、主に人体内部の生命活動により化生される気です。この気は種類が非常に多く、統計によると、『内経』の中に記載された気は数十種類もあるといいます。

総括してみると、気には二つの意味が含まれます。一つは人体を構成し、その生命活動を維持する精微物質を指します。例えば水穀の気、呼吸の気など。もう一つは臓腑、組織の生理機能を指します。例えば臓腑の気、経脈の気など。この二つはまた、相互に関連しています。前者は後者の物質的基礎であり、後者は前者の機能的現れです。ここでは、人体の気の分類、形成、機能と運行を分けて述べます。

気の分類と生成

人体の気は多種多様で、分布する部位、来源、働き、特徴などによりさまざまな名前がつけられています。それには次のようなものがあります。

元気《げんき》

元気は原気、真気ともいわれます。『霊枢《れいすう》・刺節真邪篇《しせつしんじゃへん》』では「真気者、所受於天、与穀気並而充身者也（真気は、先天的に両親から受け継いだ気と水穀の気を併せて身体を満たす）」といいます。元気は先天的に両親から受け継ぎ、出生後はまた水穀の精微により滋養、補充される必要があると説明しています。元気は三焦を通じて全身に散布され、臓腑から経絡まで、また、外では肌肉と皮膚に至るまで、到達しないところがないほどまんべんなく行き渡っている、生命の原動力です。

元気は人体の成長と発育、および臓腑機能の働きに対して、滋養と支援の作用を持っています。元気が充足すれば、身体が健やかで精力が溢れ、長寿になります。しかし元気が不足すると、身体と精神が衰弱、あるいは病気が多発し早く衰えます。気功練習は元気を養うため、身体を健康にする根本となります。

宗気《そうき》

『霊枢・邪客篇』では、次のようにいいます。「宗気積於胸中、出於喉嚨、以貫心脈、而行呼吸焉（宗気は胸中に積もり、咽喉に出て、心脈を貫いて呼吸の気を運行する）」。これは、宗気の分布場所と主な機能を説明しています。

宗気は肺に吸い込まれた清気と脾に化生された水穀の気が結合してできており、呼吸活動と心臓の拍動を促進したり、調節したりする働きがあります。そのため、後代の人はそれを動気ともいいます。例えば呼吸の行い、言語の発生、音声の変化、気血の運行と肢体活動などは、皆宗気と関係しています。

営気《えいき》

『素問・痺論』の中では、次のようにいいます。「営者、水穀之精気也、和調於五臟、洒陳於六腑、乃能入於脈也。故循脈上下、貫五臓、絡六腑也（営気は水穀の精気であり、五臓、六腑に散布し、脈に入る。故に脈を巡って上下し、五臓を貫いて六腑に絡まる）」。営気は主に脾胃の中の水穀の精微により化生されます。営気は全身の各組織を栄養する効用において、血液の効用とほぼ同じです。また、両者は血脈の中を同行していて、切っても離すことのできない、きわめて密接な関係にあります。そのため、臨床上では常に「営血」と併せていわれます。また、営気は血液を化生する作用があります。

衛気《えき》

『霊枢・本蔵篇』では、「衛気は肌肉を温め、皮膚を潤し、皮膚のキメを整え、汗腺の開閉を調節する」といいます。衛気は脈外を流れる気であり、主に水穀の気から化生され、人体の陽気の一部分であるため、「衛陽《えよう》」ともいわれます。衛気は「剽悍滑利」といわれ、活動性が高く、動きが速いという特性があります。

そのため、衛気は脈管に拘束されず、脈外を巡り、外は皮膚と筋肉、内は胸腹の臓腑に至り、全身にくまなく分布しています。その主な機能は、肌の表面を守り、外邪の侵入を防ぎ、汗腺の開閉をコントロールし、体温を調節して臓腑を温め、皮毛を滋潤します。臨床上ではよく「営衛」といわれますが、この二つの気を後天の気といいます。

要するに、気は先天の元気（腎精）を源とし、また、後天の気、つまり脾胃により運化された水穀の気と、肺により吸入された清気からも滋養を受けています。元気は生命活動の根本であり、その他の諸気は元気の分枝です。気の生成量の多い少ないは、先天の精気が充足しているかどうか、飲食の栄養が適切かどうか、肺、脾、腎の臓器の機能が正常かどうかということと密接な関係にあります。

気の生理機能

気の分布の部位が異なるため、その機能はそれぞれ特徴があります。その生理現象により総括すると、気の生理機能は主に次のようになります。

推動作用

気の活動力はとても強く、人体の成長、発育と新陳代謝は、すべて気の推動作用によって維持されています。

温煦《おんく》作用

人の体温とエネルギーの転換は、すべて気の温煦作用によるものです。

防御作用

気は肌の表面を守り、外邪の侵入を防御する作用があります。外邪に対しては、気の防御作用は正気に属します。病気発生の過程では、正気は絶えず病気を予防する機能を発揮しています。その作用の現れとして、正は邪と戦い、病邪を取り除き、健康を回復させます。

固摂作用

主な表現として、「気能摂血（気は血を固摂できる）」、血液が脈管を巡って脈管の外に溢れ出ないようにします。また、汗、尿液とその他の体液の正常な分泌を調節し、分泌過多による津液の大量漏出を防いでいます。これらはどれも気の固摂作用に属します。

気化作用

精、血と津液の化生（変化・生成）、水穀の精微と津液が輸布されたあとの汗、尿液への転化（変化）は、どれも気の運動変化に属します。一般には、これらの現象を気化といいます。

気の栄養作用

人体が血の欠乏（貧血）、精の虧損《きそん》の際、気を補うと血を生じ、気を補い、精を守ることができます。古代の人は独参湯《どくじんとう》（野山人参）を用いて、大量出血や微脈症の応急手当をしていました。現代医学では気を補うことで細胞が入れる酸素量を高め、細胞の寿命を遅らせ、寿命を延ばして長生きの効果が得られると考えています。

気の運行

「昇、降、出、入」は気の運行の基本的な形式です。このような形式は広範に現れ、「無器不有（気が運行しない器官はない）」といえます。人体の各臓器はすべて「昇降出入」の活動を行っています。この活動をエネルギー運動といい、昇は清陽を昇らせ、降は濁陰を降ろします。出は古いものを吐き出し、入は新しいものを納めています。これらは身体が新陳代謝を行い、生命活動を維持する基本的な過程です。

気功の練習は、正に気の昇、降、出、入を促進することを通じて、各臓腑の機能を調和し発揮させます。例えば肺の吐古納新《とこのうしん》（濁った気を吐き出し新鮮な空気を吸い込むこと）、心火の下降、腎水の上昇、脾気が昇る、胃気が降りる。これらはすべて気が正常に運行していることを表しています。もし気の運行が阻害される、あるいは昇降が失調したり出入が不順になるなどして運行が乱れると、臓腑間の上下と表裏の協調・統一が影響され、病理変化が引き起こされます。例えば肺が宣発を失い、腎が気を取り込めない、肝気の鬱結《うっけつ》、胃気の上逆と脾気の下陥などの病状です。

血

『霊枢・決気篇』では、「中焦受気取汁、変化而赤是謂血（中焦で受けた水穀精微の気から、その汁を取って赤く変化させたものが血である）」といいます。血は脾胃に運化された水穀の精微を源とし、営気と肺の作用によって化生されます。

血は心が支配し、肝に貯蔵され、脾が統摂し、脈管中を巡っています。人体の各臓器、組織を滋潤・

栄養する作用を持ち、人体にとって不可欠な栄養物質です。

血液を化生（作る）する栄養物質は、主に脾胃の水穀精微を源とします。その化生過程について『霊枢・営衛生会篇』では、「中焦亦並胃中、出上焦之後、此所受気者、泌糟粕、蒸津液、化其精微、上注於肺脈、乃化而為血（中焦の気も、胃中から上焦の気の後ろに出る。中焦で受けた水穀の気は、糟粕の分離と津液の蒸発を経て、その精微の物質と変化したものが、上に向かって肺脈に注がれ、変化して血となる）」といいます。それと同時に、営気の参与も必要です。例えば、「営気者、泌其津液、注之於脈、化以為血（営気は津液を分泌し、それを脈中に注いで血に変化させる）」。これは、その変化の過程において、営気の作用によって肺脈に注がれ、心の気化を経て、初めて赤色の血液に変わると説明しています。

この他、精と血は互いに転化しあうこともできます。例えば、『張氏医通』に「気不耗、帰精於腎而為精。精不泄、帰精於肝而化清血（気は消耗されなければ腎に入って精となり、精は漏れ出なければ肝に入って血となる）」とあります。『景岳全書』では、「人之初生、必从精始、精之与血、若乎非類、……而血即精之属也（人の生の初め、必ず精から始まり、精と血とは違う種類なのか、（中略）すなわち血は精に属する）」といいます。要するに、血の生成は水穀の精微、営気と精髄を物質的な基礎とし、脾、胃、肺、心（脈）、腎などの臓器の機能活動を通じて完成されるのです。

血の主な機能は全身を栄養することです。皮毛、筋骨、経絡、臓腑などすべての組織、器官は、皆血液により栄養を供給されてから、初めて各種の生理活動が行えます。例えば、『素問・五臓生成論』では次のようにいいます。「肝受血而能視、足受血而能歩、掌受血而能握、指受血而能攝（肝が血を受けると見ることができ、足が血を受けると歩くことができ、手のひらが血を受けると握ることができ、指が血を受けるとつまむことができる)」

血液の正常な循環は、各内臓の共同作用の結果です。例えば「心主血脈」、すなわち心気の推動は血液を巡らす原動力です。「肺朝百脈」、これは全身を循環する血脈はすべて肺に集まってくると説明しています。肺気の作用を通じて、初めて血液は全身に散布されます。

血液が脈管内を正常に巡って外に溢れ出ないのは、脾気に血液を統摂する作用があるからです。「肝主蔵血」は、血液の貯蔵と調節はすべて肝によって行われていることを指します。これは肝の機能の一つでもあります。血液循環は、心、肺、脾、肝などの内臓が互いに協力しあって行っているため、その中で一つでも臓器の機能が失調すれば、血液循環に異常が起こります。

津液《しんえき》

津液は人体内すべての正常な水液の総称です。津液は胃液、腸液、唾液、涙液、涕液《ていえき》(鼻水)、汗、尿液などの分泌液と排泄液を含み、保護、栄養、潤滑と排泄などの作用を持ちます。

津液の生成、輸布(輸送・散布)と排泄

津液の生成、輸布と排泄は、肺、脾、胃、小腸、大腸、膀胱などの臓腑の生理活動と密接に関連します。例えば、『内経』に「胃に入った飲み物から溢れた精気は脾に送られ、脾気の散精作用によって上の肺に注がれ、水道を通って膀胱に下りる。このように水の精は全身に散布され、五臓の経脈を流れる」とあり、津液の生成と輸布の過程を簡潔に説明しています。津液は胃が飲み物の水液を受け入れ、その精気を溢

れさせてできたのです。脾の運化により、胃中の津液は上の肺に輸送され、また他の臓器まで散布されます。したがって、『内経』の中には、脾は「為胃行其津液（胃の津液を運ぶ）」とのいい方があります。肺は宣発と粛降によって水道を通調し、腎は全身の水液を蒸発気化し、清を昇らせて、濁を降ろし、余分な水液と廃物を尿液に変化させて下の膀胱に注ぎ、体外へと排泄します。飲食物が小腸、大腸を通っているときに小腸は清濁を分別し、大腸は糟粕を伝送します。この過程において、津液に対する再吸収が行われます。したがって、『内経』の中では、「小腸は液を主る」「大腸は津を主る」といい、津液は小腸、大腸とも関係することを説明しています。これら各関連臓腑の作用を通じ、津液は外には皮毛まで達し、内には臓腑まで注がれ、全身の各組織、器官を滋養しています。

津液の機能

唾液は主に滋潤、栄養の作用があります。体表に散布する津液は皮毛や肌を潤し、体内に注がれる津液は臓腑を滋養し、体孔に散布する津液は、例えば涙、涕、唾液など、目、鼻、口などの孔竅《こうきょう》を滋潤します。関節に流れ込む津液は関節を潤滑し、骨髄に入り込む津液は精と髄を補い、骨髄と脳髄を湿潤・滋養します。

したがって、気功練習のとき、一部の功法では、舌を上あごに付ける、あるいは「赤龍攪海（口腔内で舌を上下左右に回すこと）」をして津液の分泌を促進します。また、分泌の津液を「瓊漿玉液（甘い玉露）」といい、さらに飲み込むようにします。実践では、この「呑津法」は病気の予防と治療、特に消化系の疾病には、きわめて重要な役割を果たせることが証明されました。

唾液の区分

津液は、場合によって「津」あるいは「液」に分けられます。これはそれらの性質、部位と機能から区分されます。清く稀薄なのを「津」、濁っていて粘稠なのを「液」といいます。

津は、表面の肌と粘膜に多く分布し、皮膚、皮毛と目、耳、口、鼻などの孔竅を滋潤します。汗と尿液は皆津により化生されます。

液は、内部の臓腑に多く浸透し、内臓、骨髄、脳髄を滋潤・栄養し、関節を潤滑すると同時に、皮膚を滋潤する機能があります。津と液は元来一体であり、どちらも内臓の正常な水液です。全身を流れている過程では､互いに影響して転化しあいます。そのため、一般には､「津液」と併せて呼ばれます。ただ、急性の重病が発生したとき、また、「傷津」と「腔液」の病理変化が発生したときには、医師は弁証による治療を施すために区別する必要があります。

気、血、津液は、臓腑活動の物質的な基礎です。それらの生成と転化は、臓腑機能が共同で活動した結果であり、また臓腑機能の具体的な表現でもあります。臓腑の機能が正常であって初めて気、血、津液が充足します。気、血、津液が充足すれば、さらに臓腑の機能活動の消耗を満すことができます。両者は助け合って人体の正常な生理機能と需要を維持しています。

経絡《けいらく》学説

経絡学説は人体経絡の循行規則、生理機能、病理的変化、および臓腑との相互関係を研究する学説です。中医学理論の体系の重要な構成部分であり、気功学理論の基礎でもあります。二千年も前の医学著作『黄帝内経』では、すでに経絡の循行と効能を系統的に論述しています。現代科学研究でも証明されていますが、経絡系は人体のきわめて敏感かつ活発な多機能の生命情報通路であり、多種類の物質的な情報が伝導され、生命活動の調節に重要な働きを持っています。

気功は経絡と密接な関係があり、人類の経絡を発見する手段の一つです。気功の練習と気功を用いる病気治療は、経絡学説に基づいて行います。行気導引術は、最も古くて最も素朴な気功治療法です。人は思考が安寧し意識を身体のある部位にとどめていると、一筋の気が体内で一定の道に沿って循行しているのを感じることができます。長く続けていくと、経絡の存在を体験で察知することができます。そのため、経絡学説を勉強し、気功練習の実践を通じて経絡の存在を洞察することは、どの気功愛好者も備えるべき基本的な能力です。

経絡学説の形成と発展

経絡学説の形成は、古代医師が千百年もの臨床実践を行った結果であり、古代の気功師が気功の状態に入ったときに、自身の「内景」を数えきれないほどの回数で「返視」した結果の総括でもあります。古代の医師の臨床から得た経絡の知識を鍼、砭《いしばり》（石針）、灸の実践と結びつけて、私たちの祖先は「穴位」の特異な性能と経絡伝導現象の存在を知り、またマスターすることができました。古代の気功師は身体内の「返視」の洞察を通じて、初めて経絡の「線」構造の分布規則を把握することができました。前者は「点」、後者は「線」です。「点」「線」構造の発見は、経絡学説の形成と発展をさらに促進しました。

古代の医師の経絡に対する長期臨床実践の総括

経絡学説は体表面の反応点と刺鍼《ししん》の感応路線などの現象をまとめたものです。鍼灸の基礎は穴位（ツボ）です。体表の反応点（自発性の疼痛、圧痛、過敏、皮下の結節あるいは外皮の色つやの変化などを含む）は、穴位を選ぶ重要な根拠です。『霊枢・背腧《はいゆ》』の中には、「欲得而験之、按其処、応在中而痛解（按圧《あんあつ》すると内部の痛みが軽減するところが取穴するところである）」と記載されます。つまり、内臓に疾病がある場合は、体表にある反映点を按圧したあと、痛みはすぐに緩和するといっています。このことから、内臓に疾患がある場合は、四肢の部位で反応点を探し出すことができることがわかります。このような体表の反応点と内臓の器官との病理上での相互関連は、経絡の内外連絡理論の重要な根拠の一つです。

長期の医療実践を通して、体表の穴位は内臓の器官と密接な関係があるだけではなく、一定の規則性もあることがわかりました。ところが、このような関連の媒介は「識気」です。鍼灸の治療の効果の鍵は「得気」にあります。「得気」とは、鍼を刺したときに病人は酸（だるい）、麻（痺れ）、張り、重たいなどの感覚が発生して一定の路線に沿って伝導していく現象です。このような経脈の気を伝導する「通路」は、経絡の最初の概念です。古代の医師は刺鍼の「得気」現象に対する長期観察を通じ、刺鍼の感応路線の規則を帰納し、さらに手足の十二経脈、奇経八脈などの脈の循行、分布と絡属の臓腑との関係、および臓腑経絡の症候群を総括して経絡学説を立てました。

現代の鍼灸臨床実践の研究では、明らかに穴位に刺鍼したときに起こる感覚あるいは経絡の感覚伝導現象は、古代の経絡の走行分布と基本的に一致しています。さらに鍼感《しんかん》の伝導と放射の規則を、古代の経絡学説を立てる重要な基礎の一つと推論しています。

経絡学説は穴位の主治性能のまとめである

古代の人は、穴位の効能に対する研究を、長い過程を経て徐々に認識していきました。その認識の過程においては、おそらく不特定部位の「砭灸処《へんきゅうしょ》」から穴位特定点までを経て、治療の体表「点」の概念が形成されたのです。続いて、「点」の認識からさらに「線」まで発展しました。これはすなわち穴位主治の分類連絡です。「線」に基づいて穴位の主治性能によりさらに分類し系統化して、経絡学説理論が立てられました。

当初、人体に穴位があることは知られていませんでした。偶然に触ったり、叩いたり、火にあたったり、撫でたりすると疾病が軽減できたことから、体表のある部位の特殊な性能と効用を認識し始めたのです。

取穴の方法は、一般に「痛いところを腧穴《ゆけつ》（広義の腧穴は穴位を意味する）とする」。ここでいう「痛」は、自発の痛みと圧痛を含みます。規定の部位もなければ、もちろん穴位の名称もなく、大まかにその刺激の部位を「砭灸処」といいます。

医療実践の中で一定の経験を蓄積した人たちは、体表のある特定の部位はある疾病に対して反応し、また確かな治療効果があることを認識しました。そこで主治効能と体表の特徴により名づけて部位を定めました。例えば、「迎香穴《げいこうけつ》」は鼻の疾病の治療に、「合谷穴《ごうこくけつ》」は両中手骨の間にあるなどです。

穴位の刺鍼感覚の伝導現象を観察するにつれ、穴位の内部の連絡通路に対してもいっそう認識できるようになりました。この連絡の通路は線状を呈して分布します。また、線状の連絡通路を「脈気」が運行していいます。そのため、『素問』の中では、穴位を「脈気所発（脈気を発するところ）」と「気穴」といいます。のちにはまた、「腧穴（血と気の輸送の入れ替わる部分）」と「孔穴《こうけつ》」などの名称がありました。同一の「線」上にある穴位は主治効能に共通点があるため、「線」を基礎に穴位をシステム的に分類し、穴位に対する認識を深めました。各処の穴位は孤立していない、局部の、単一的なものではなく、相互に関連し、整体的で多様性があります。また、各処の穴位はその機能と効用も異なります。

このように、経絡学説は、穴位の相互関連の全体観念とシステム的な分類を含みます。

古代気功師の長期にわたる練功体験の蓄積

『奇経八脈考』の中では、「身体内の気の道というものは、ただこれを内的に見ることができる者だけが観察できるものだ」といいます。つまり、経絡運行の規則は、気功の達人が超人的な感覚能力を借りて認識したものだということです。奇経八脈の発見は、正に気功師の大きな貢献の一つです。経絡の発見は気功師の実践体験に由来することについては、主に次のような根拠があります。

1. 気功の達人は真気を集中させることを通じて、感覚系を鋭敏にして自身の経絡の走向を確認できる。

2. 体内の経絡を分析すると、経絡は走向が違うものの、始発と終始部位は皆、「中心」の頭、胸、腹の部位にある。つまり、気功の文献に記される三つの丹田の部位である。

この放射状の経脈の走向は、正に気功練習者が気功状態で見た情景です。気功練習者は気功の修練が一定のレベルに達したあと、真気が経脈に満ちていて、「聚則成形、散則成風（気が集まれば形を成し、気が散れば風を成す）」の状況を形成しますが、これはある程度意念にコントロールされる「気」です。気功の実践の角度から見て、真気の「聚（集まり）」と「散」は、瞬時あるいは吸いと吐きの一息で完成することができます。「聚（集まり）」とはすなわち真気が四肢の末梢から少しずつ流れ込み、「散」とは真気が四肢の末梢へゆっくりと去っていくことです。

気功の達人にとっては、真気は呼吸とともに体内で発生します。このとき、人体全身の真気は潮汐のように湧き上がります。つまり、「息を吸うと天と地の気は我に帰る（求心型走向）、息を吐くと我の気は天と地に帰す（離心型向き）」ということです。そのため、気功師たちが最も関心を持つのは経絡の通路であり、経気の経絡を運行する方向ではありません。

3. 気功の達人が最も関心を持つのは真気の聚（集まり）、散、往、返であり、経気の「環のように端がない」運行ではない。経気の運行規則の発見において、古代鍼灸家の功績は大きい。

4．重視するべきは『陰陽脈灸経』と気功の『導引図』、および別の気功の文献である『却穀食気《きゃくこくしょくき》』である。これらの医学気功の書物は、絹織物に書かれたことから、古代の人は経絡の研究を気功の実践と同時に行ったことが推定できる。

経絡学説の中の「線」構造の発見は、大部分は古代の気功師が成し遂げたものですが、「点」構造の発見は鍼灸専門家の貢献です。実践を積み重ねるにつれ、人々は人体器官系の点、線の構造に対する認識が次第に深まり、最終的にこの方面の業績を、広くて深い中国の経絡学説まで昇華しました。

経絡の意義と作用

中国古典的人体生命科学理論の中では、経絡は極めて重要な位置を占めています。その作用は「内属臓腑、外絡肢節（体腔内では臓腑に属し、体腔外では四肢と連絡する）」です。体内環境の各系統（五臓六腑）の間、内環境と体表各部位（肢節皮膚）の間、および内環境と外環境の間を連絡する情報の通路です。また、人体の気血を運行し、身体の各系統の間の代謝を正常に維持する通路です。

そのため、中国伝統医学理論（『霊枢・経脈』）では、「経脈者、所以能決生死、処百病、調虚実、不可不通（経絡は生死を決定し、万病を治療し、虚実を調え、通じなければならない）」とされます。

経絡が人体の生命に対する意義と作用は、大きく分けて三つあります。

気血を巡らせ、陰陽を調える

『霊枢・本蔵』の中では、「経脈者所以行血気而営陰陽、濡筋骨、利関節者、也（経脈は血気を巡らせて陰陽を営み、筋骨を滋養して関節を潤滑する）」といいます。気血は実際に気と血を指します。人体生命活動における、密接で分けられない物質の二つの側面です。

血は生命物質の精華で、基礎です。気は生命力の発端で、情報（メッセージ）です。

気と血の関係は、暗号を乗せて広大な地域を駆け回る電磁波のようなものです。電磁波の媒介物がなければ暗号は届きません。暗号がないと、電磁波の放射だけでは情報を得ることはできません。

『素問・調経論』では、「五臓之道、皆出於経隧、以行血気（五臓の連絡の道は経脈であり、経脈を通じて気血を巡らせる）」といいます。このことから、経絡は気血を運行する通路であることがわかります。

病状を表す前線、病邪を防衛する通路

医学理論では、「有諸内必形諸外（体内に疾病があるものは必ず形となって外に現れる）」といいます。人体の内部にある疾患は、顔色、匂い、舌象、脈象などに現れる他、経絡の伝送を通じて体表に達します。前述したように、経絡は「五臓を連絡する道」「気血を運行する道」です。臓腑が病むと、経絡と穴位の点と線の構造を通じて、自然に情報が体表に伝わります。

一般に、経絡の気血が滞り通じなくなると、関係する部位が腫れたり痛くなったりします。経絡の気血が不足すると、関係する部位が痺れたり、無感覚になったり、機能が低下したりします。ところが、経絡に現れた症状はまた、関連する臓腑の疾病を映し出します。例えば手の太陰経と肺、足の陽明経と

胃などです。そのため、私たちは経絡の前線、つまり穴位の変化を通じて、疾病の原因と進行度を判断できるのです。

経絡が臓腑の病状を表す通路であれば、穴位、経絡に対して刺激を与えれば必ず「気至病処（気が病処に至る）」ことで、治療の目的を達することができます。一般に、経絡は「衛気」を通じて防御作用を発揮します。「衛気和、則分肉解利、皮膚調柔、腠理緻密矣（衛気が調和すれば、肌肉の間の気がスムーズに流れ、皮膚が柔らかく腠理が緻密になる）」。邪気が盛んで経絡まで侵入し、さらに大絡に溢れると、大きな病気が発生します。

内環境と外環境を連絡し、大宇宙と小宇宙をつなぐ

人体の生命は「神」「形」「気」が一つになる整体として、きわめて複雑な「小宇宙」です。経絡は人体の内外の各器官、各層をつなぐ通路です。

経絡は四肢と身体の内外に分布することにより、陰陽に分けられます。「内は陰」「外は陽」の観念により、すべて人体の内側に分布するのが陰で、外側に分布するのが陽です。臓腑でいうと、臓は陰経に属し、腑は陽経に属します。五臓六腑と体表は、経絡を通じて密接に関係します。

経絡は、体内の臓腑の間を連絡するだけではなく、内外の環境をつなぐ通路でもあります。人は天と地の間で生活をし、自然界と呼吸するたびに密接につながっています。人体という小宇宙の中の気血の活動は、自然現象と同じように一定の法則性があり、しかも自然界である大宇宙と関連します。

『素問・八正神明論《はっせいしんめいろん》』では次のように述べられています。「天温日明、則人血淖液、而衛気浮、故血易瀉、

気易行。天寒日陰、則人血凝泣、而衛気沈。……是以因天時而調血気也（天候が暖かくて晴朗ならば、血が滞らず衛気が体表に浮く。故に気血が巡りやすい。天候が寒くて曇っていれば、血が滞りやすく、衛気が体内に沈む。（中略）天の時に基づいて気血を調えるのである）」。

経絡学説では、人体の気血の運行と自然界との関係を説明するときに、さらに経絡の数を季節に合わせて解釈します。例えば、『霊枢・五乱』では、「経脈十二者、以応十二月。十二月者、分為四時。四時者、春、秋、冬、夏、其気各異（十二本の経脈は十二ヶ月に対応している。十二ヶ月は四季に分けられる。四季とは春、秋、冬、夏で、それぞれ気が異なる）」といいます。したがって、異なる日時により経脈の気血の流れ注ぐ状況も自然と異なります。

「子午流注《しごるちゅう》」と「霊亀八法《れいきはちほう》」はすなわちこの理論に基づき、異なる日時に適切な穴位を選び、適切な手法を合わせて鍼灸の治療を行うことで、治療の効果を高めます。多くの気功練習法の書籍も、季節と日時の選択に留意すべきと指摘しています。漢の時代の墓である西安馬王堆《せいあんまおうたい》の中から出土された帛書《はくしょ》の中には、春夏秋冬異なる季節の中の採気に適する気候と忌み嫌う気候が記載されていました。

子午功は、通常時より子の刻と午の刻で気功練習効果が高いことを強調します。要するに、経絡は気血を巡らせて陰陽を調える通路であり、さらに内環境と外環境をつないでいます。このことを理解しない限り、鍼灸家にとっては、倍の労力をかけて半分の成果しか得られないことになります。気功修練者にとっては、高みに達しにくくなります。

経絡系統の分布と主な内容

経絡は気血を運行する通路であり、十二経脈を主とします。十二経脈は「内は臓腑に属し、外は肢節に絡まる」というように、人体の内と外をつないで一つの有機的な生体を構成します。十二経別は十二経脈の胸、腹、頭部における重要な支脈であり、臓と腑をつなぎ、表と裏の経脈の連絡を強化しています。十五絡脈は四肢、そして体幹の前、後、側面における十二経脈の重要な支脈であり、表と裏をつなぎ、気血を注ぐ働きがあります。奇経八脈は特別な作用を持ち、十二経脈を統率し、連絡し、調節する働きがあります。その他、筋肉と体表も経絡に支配されて、十二経筋と十二皮部に分かれています。

十二経脈の分布概況

十二経脈は経絡系の主要な部分で、主導的な役割を果たしています。十二経脈は外行部分と内行部分に分けられます。内には臓腑に属し、外には肢節に絡まります。また経脈は「行気」の通路であるため、その循行に方向性があります。すなわち「脈行之逆順（脈の循行の順逆）」であり、のちに「流注」と呼ばれました。各経脈の間は分枝を通じて相互に連絡しています。すなわち「内外之応、皆有表裏（内外が連絡し、すべてに表裏がある）」です。

次に、経脈の外行、内行、流注、表裏について紹介します。

外行部分《がいこう》

十二経脈は、「外では肢節《しせつ》に絡まる」といいますが、肢は四肢、節は骨節や穴位を指します。『霊枢・師伝』の中では、「身形肢節者、蔵府之蓋也（形体、四肢と骨節は臓腑を覆うものであり、臓腑と関係する）」といいます。これは経絡の体表における部位は、臓腑の機能活動を反映できるとの意味です。『霊枢・九鍼十二原《きゅうしんじゅうにげん》』では、「節之交、三百六十五会（節の交わりは、三百六十五のツボである）」「所言節者、神気之所游行出入也、非皮肉筋骨也（節とは、真気が運行して出入りするところであり、皮膚、肌肉と筋骨ではない）」といいます。『霊枢・小鍼解《しょうしんかい》』では、「節之交、三百六十五会者、経脈之滲灌諸節者也（三百六十五個のツボは経脈が全身に気血を注いで交わるところである）」といいます。つまり、細小の絡脈がそれぞれの穴位に分布しており、そこは一般の皮肉、筋骨とは異なり、特殊な作用があるという意味です。気血を注ぎ、病気の痛みを映し出し、鍼灸などで刺激すれば虚を補い、実を瀉することができるということです。

このように、「外の肢節に絡まる」経絡は体表と連絡する穴位を持つ通路であり、これを「有穴通路」といいます。図1は、経絡の主要な路線です。

四肢の部位

人体の四肢の内側を陰、外側を陽とし、内側に三陰経、外側に三陽経が分布しています。上肢の内側前縁から親指の橈側端《とうそくたん》までを手の太陰、内側中央から中指の橈側端までを手の厥陰《けついん》、内側後縁から小指

- 経
  - 十二経脈
    - 手
      - 三陰
        - 手の太陰肺経――列缺《れっけつ》
        - 手の厥陰心包経――内関
        - 手の少陰心経――通里
      - 三陽
        - 手の陽明大腸経――偏歴
        - 手の少陽三焦経――外関
        - 手の太陽小腸経――支正
    - 足
      - 三陰
        - 足の太陰脾経――大包、公孫
        - 足の厥陰肝経――蠡溝《れいこう》
        - 足の少陰腎経――大鐘
      - 三陽
        - 足の陽明胃経――豊隆
        - 足の少陽胆経――光明
        - 足の太陽膀胱経――飛揚
    - （以上の絡穴：十五絡）
  - 奇経八脈
    - 任脈――鳩尾
    - 督脈――長強
    - 衝脈
    - 帯脈
    - 陰蹻脈
    - 陽蹻脈
    - 陰維脈
    - 陽維脈
  - 十二経別（十二経脈と同じように手足の三陰と手足の三陽に分けられる）
  - 十二経筋
  - 十二皮部（経脈から枝分かれしていて、数えきれないほど全身に分布している）―孫絡
- 絡（十五絡、孫絡）

図1　経絡系統図

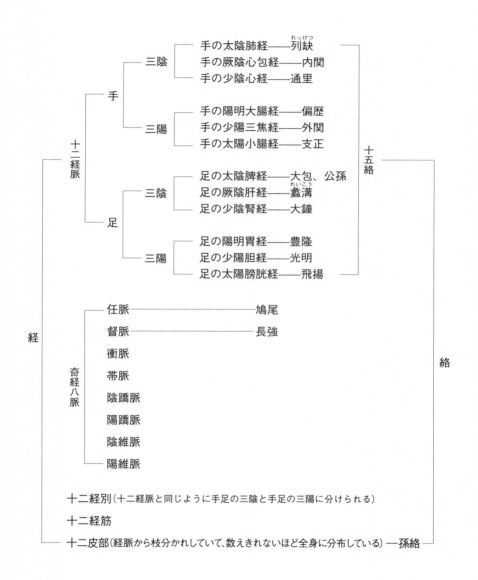

の橈側端までを手の少陰とし、併せて手の三陰といいます。

人差し指の橈側端から上肢の外側前縁までを手の陽明、薬指の尺側端《しゃくそくたん》から上肢の外側中央までを手の少陽、小指の尺側端から上肢の外側後縁までを手の太陽とし、併せて手の三陽といいます。

第一趾の内側端から下肢の内側中央を通って前縁に至るのを足の太陰、第一趾の外側端から下肢の内側前縁を通って中央に至るのを足の厥陰、第五趾から足心を通って下肢の内側後縁に至るのを足の少陰とし、併せて足の三陰といいます。

下肢の外側前縁から第二趾の外側端までを足の陽明、外側中央から第四趾の外側端までを足の少陽、外側後縁から第五趾の外側端までを足の太陽とし、併せて足の三陽といいます。

十二経脈の分布としては、太陰が前、厥陰が中央、少陰が後ろであり、陽明が前、少陽が中央、太陽が後ろとなります。足の厥陰と足の太陰は下肢の内側、内果の上8寸で交わり、すなわち8寸以下は厥陰が前、太陰が中央となるのは特例です。

頭と体幹部

頭と体幹部における十二経絡の分布にも一定の法則があります。

手の三陰経は胸につながります。手の太陰経は胸外側の第三側線上（前正中線の外6寸）に、手の厥陰経は乳房の横に、手の少陰経は腋の下に分布します。足の三陰経は胸と腹につながります。足の太陰経は胸腹の第三側線上に、足の厥陰経は陰部と脇に、足の少陰経は胸腹の第一側線上（前正中線の外2寸）に分布します。

表3　十二経脈と臓腑の属絡関係

陰経		属絡		陽経		属絡	
手三陰	太陰	肺	大腸	手三陽	陽明	大腸	肺
	厥陰	心包	三焦		少陽	三焦	心包
	少陰	心	小腸		太陽	小腸	心
足三陰	太陰	脾	胃	足三陽	陽明	胃	脾
	厥陰	肝	胆		少陽	胆	肝
	少陰	腎	膀胱		太陽	膀胱	腎

手の三陽経はすべて肩と背中につながります。手の陽明経は肩の前に、手の少陽経は肩の上に、手の太陽経は肩甲骨のところに分布します。手の三陽経は頚部で交わって頚部、頭と顔面に分布しています。

足の三陽経はそれぞれ体幹の前面、側面、後面につながります。足の陽明経は胸腹の第二側線上（前正中線の外4寸）に分布します。身体の陰陽では後ろの背中側が陽、前の腹側が陰となりますが、足の陽明経が胸腹部に分布しているのは特例です。

足の少陽経は脇と腰に分布しているので身体の側面となり、足の太陽経は背中と腰に分布しているので身体の後面となります。この足の三陽経は頚部の前、側面と後ろにも分布しています。

この他、手足の三陽経はすべて頭部と顔面につながります。手足の陽明経は頭部の前面と額に、手足の少陽経は頭部の側面に、手の太陽経は頬に、足の太陽経は後頭部、頭頂部、前額に分布しています。

十二経脈の分布としては、足の三陽経はそれぞれ体幹の前、側面、後ろにつながります。また、手足の三陽経はすべて頭部にもつながるので「頭は諸陽が会う場所」といい、中でも陽経が

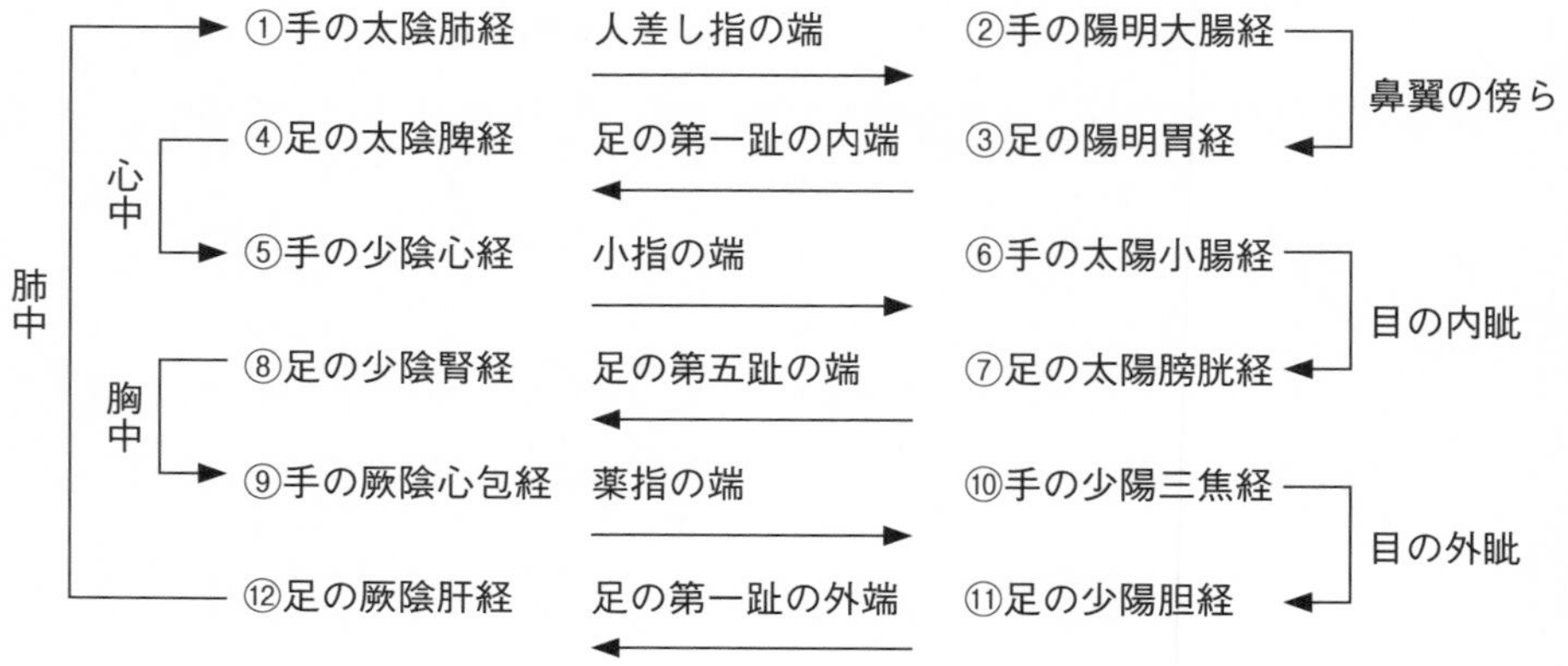

図2　十二経脈の流注・交接

最も広く分布しています。

内行《ないこう》部分

十二経脈が「内の臓腑に属する」部分は、内行部分を指しています。経脈は体内に深く入ると、それぞれ臓と腑と属絡の関係になります。手の三陰経は体内では肺、心包、心に属し、足の三陰経は体内では脾、肝、腎に属しているため、「陰脈は臓を栄養する」といいます。足の三陽経は体内では胃、胆、膀胱に属し、手の三陽経は体内では大腸、三焦、小腸に属しているため、「陽脈は腑を栄養する」といいます。また、互いに連絡し、臓に属するものは腑に絡まり、腑に属するものは臓に絡まるとの関係になっています。

経脈と臓腑の関係については、ここで述べた「属」「絡」関係以外の連絡の道もあります。そのため、循行および経別、絡脈などの記載と併せて理解する必要があります。

表4　経脈と臓腑の五行との配合表

陰経（裏）	手の太陰	足の少陰	足の厥陰	手の少陰	足の太陰	手の厥陰
臓腑	肺	腎	肝	心	脾	心包
五行	金	水	木	火	土	火
陽経（表）	手の陽明	足の太陽	足の少陽	手の太陽	足の陽明	手の少陽
臓腑	大腸	膀胱	胆	小腸	胃	三焦

流《る》注《ちゅう》と交接（引き継ぎ）

十二経脈は交接を通じて、「輪のように端がない」という気血の流注関係を構成します。経脈を気血は運行していますが、営気は脈の中を巡り、衛気は脈外に散布しています。経脈の間の交接と流注は、十二経絡の順序に従って流れていく特徴があります。具体的な内容は、図2の通りです。

流注の関係は経脈の走向、また経脈間の分枝が二つの経絡を連絡していることが説明できます。つまり、陰経と陽経は四肢、陽経と陽経は頭部顔面、陰経と陰経は胸腹でつながっているということです。

表裏関係

十二経脈の間、および臓腑との間は、「内は臓腑に属し、外は四肢に絡まる」といわれるように、内外が呼応しあって連結していますが、経別と絡別を通じても連絡しています。

陰経が臓に、陽経が腑に属することから、経絡は臓腑のように表裏となっており、完全に離すことができず一致する面もあります。こうした関係を「表裏相合」といいます。経絡は絡脈を通じて表裏の二本の経絡をつなぎ、その連絡をさらに強めています。古代の人はまた、五行学説と併せてこの相合の関係を説明しました。経脈、臓腑と五行の配合は表4の通りです。

奇経八脈の分布概況

奇経八脈は、十二経脈とは違う「別道奇行（別の道を行く）」経脈であり、それぞれ任、督、衝、帯、陰蹻、陽蹻、陰維、陽維の8本の脈があります。

『難経』二十七難の中では、「凡此八脈者、皆不拘於経、故曰奇経八脈（この八脈は十二経脈の範囲内に属さず、故に奇経八脈という）」といいます。奇経八脈と十二経脈の主な違いは、奇経八脈は臓腑に直接属せず、十二経脈は臓腑に属することにあります。奇経八脈の中で、任、督の二脈だけは自身の経絡に属する穴位を持っています。「奇」は「異」、また「不偶」の意味があり、奇経八脈に陰陽表裏の偶数関係がないことを表していますが、十二経脈は陰陽、表裏の配合があります。

奇経八脈は十二経脈と縦横に交わるように分布しています。その中、督脈は人体の後正中線を走りますが、任脈は人体の前正中線を走ります。また、それぞれ本経に所属する穴位を持ちます。衝脈は腹部を走り、足の少陰経と交わります。帯脈は帯のように腰部を横に行き、足の少陽経と交わります。陽蹻脈は下肢の外側と肩、頭部を走り、足の太陽経と交わります。陰蹻脈は下肢の内側と眼を走り、足の少陰経と交わります。陽維脈は下肢の外側、肩と頭頸部を走り、足の太陽経などと交わります。陰維脈は下肢の内側、腹部と頸部を走り、足の少陰経などと交わります。

その他、例えば十五絡脈、十二経別、十二経筋は、皆それぞれ循行部位と作用がありますが、気功練習者にとって大きな意味はないので、ここでの説明は省略します。

気功練習によく使われる経絡とツボ

1. 手の太陰肺経《たいいんはいけい》

(1) 循行《じゅんこう》部位

中焦から起こり、下に行って大腸に絡まり、戻って胃口を巡り、横隔膜を通過して肺に属します。次に咽喉に上がり、横に向かって胸の外上方（中府穴）を経て、腋下に出て、上肢の内側前縁を下行し、肘窩《ちゅうか》、寸口《すんこう》、魚際《ぎょさい》を通って、親指の橈側端《とうそくたん》（少商穴）に至ります。

支脈：手首の後方（列缺穴）から分かれて出て、手背（手の甲）を通って人差し指の橈側端（商陽穴）に至り、手の陽明大腸経とつながります。

点線（- - - -）は体内の循行路線を表す
実線（———）は体表の有穴通路、すなわち外行線（実際は体内深部にあり見えない）

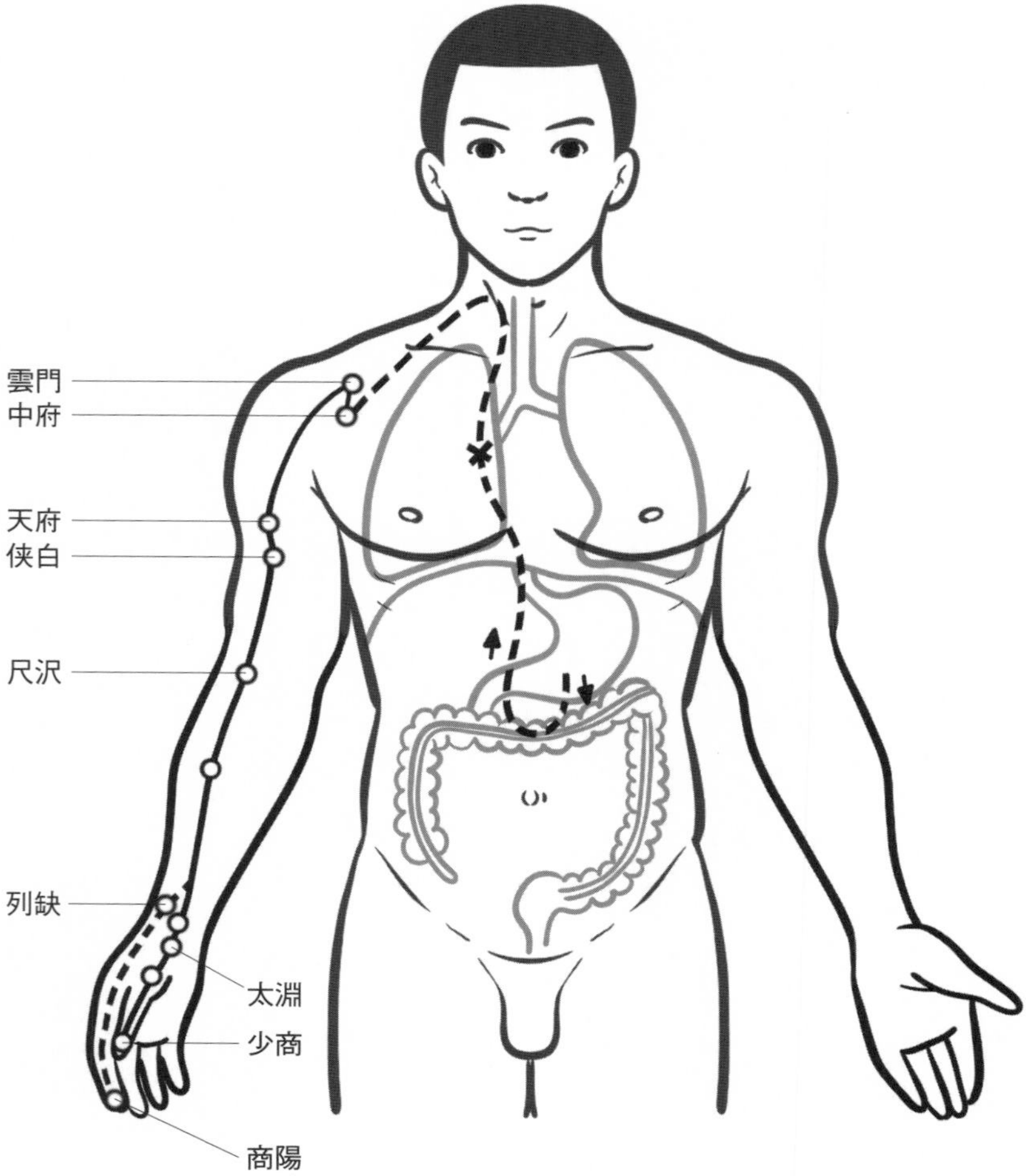

経絡図1　手の太陰肺経

(2) 常用ツボ

①中府《ちゅうふ》
[部位]第1肋間と同じ高さ、前正中線より外側6寸
[主治]咳嗽《がいそう》、ぜんそく、胸痛、肩と背中の痛み

②尺沢《しゃくたく》
[部位]肘窩横紋《ちゅうかおうもん》上、上腕二頭筋腱橈側の陥凹《かんおう》部
[主治]咳嗽、咳ぜんそく、扁桃体炎、肩関節部の腫脹

③列缺《れっけつ》
[部位]両手の親指と人差し指の又を交差させ、人差し指の先端が橈骨《とうこつ》茎状突起にあたるところの陥凹部
[主治]感冒、頭痛、口眼歪斜《こうがんわいしゃ》、咽喉痛

④太淵《たいえん》
[部位]手関節掌側横紋の橈側端、橈骨動脈の橈側陥凹部
[主治]咽喉痛、咳嗽、咳ぜんそく

⑤少商《しょうしょう》
[部位]親指橈側、爪甲角《そうこうかく》の傍ら0・1寸
[主治]咽喉痛、咳嗽、脳卒中、抽風《ちゅうふう》(驚風《きょうふう》、けいれん、意識消失)

2. 手の陽明大腸経《ようめいだいちょうけい》

(1) 循行部位

人差し指の橈側端(商陽穴)から起こり、手背、上肢の外側前縁を上行し、肩関節の前縁に達します。後ろに行って第七頚椎棘突起《きょくとっき》下(大椎穴)に至り、そのあと前に行き鎖骨上窩《じょうか》(缺盆穴)に入り、胸腔に進入して肺に絡まり、横隔膜を通過して大腸に属します。

支脈:鎖骨上窩から上に向かって、頚部に沿って顔面頬部に達し、下歯中に入り、戻って口唇を挟み、人中で左右が交わって、反対側の鼻翼の傍ら(迎香穴)に達し、足の陽明胃経とつながります。

(2) 常用ツボ

①**商陽**《しょうよう》

[部位] 人差し指橈側、爪甲角の傍ら0・1寸

[主治] 熱病、脳卒中、歯痛など

②**合谷**《ごうこく》

[部位] 親指と人差し指の間の付け根の筋肉の、最も高いところ(親指と人差し指を合わせて緊張させた状態)

[主治] 歯痛、顔面神経麻痺、不眠、耳痛、頭痛・前額部痛、鼻づまり、咽頭痛、腹痛、感冒、咳嗽、

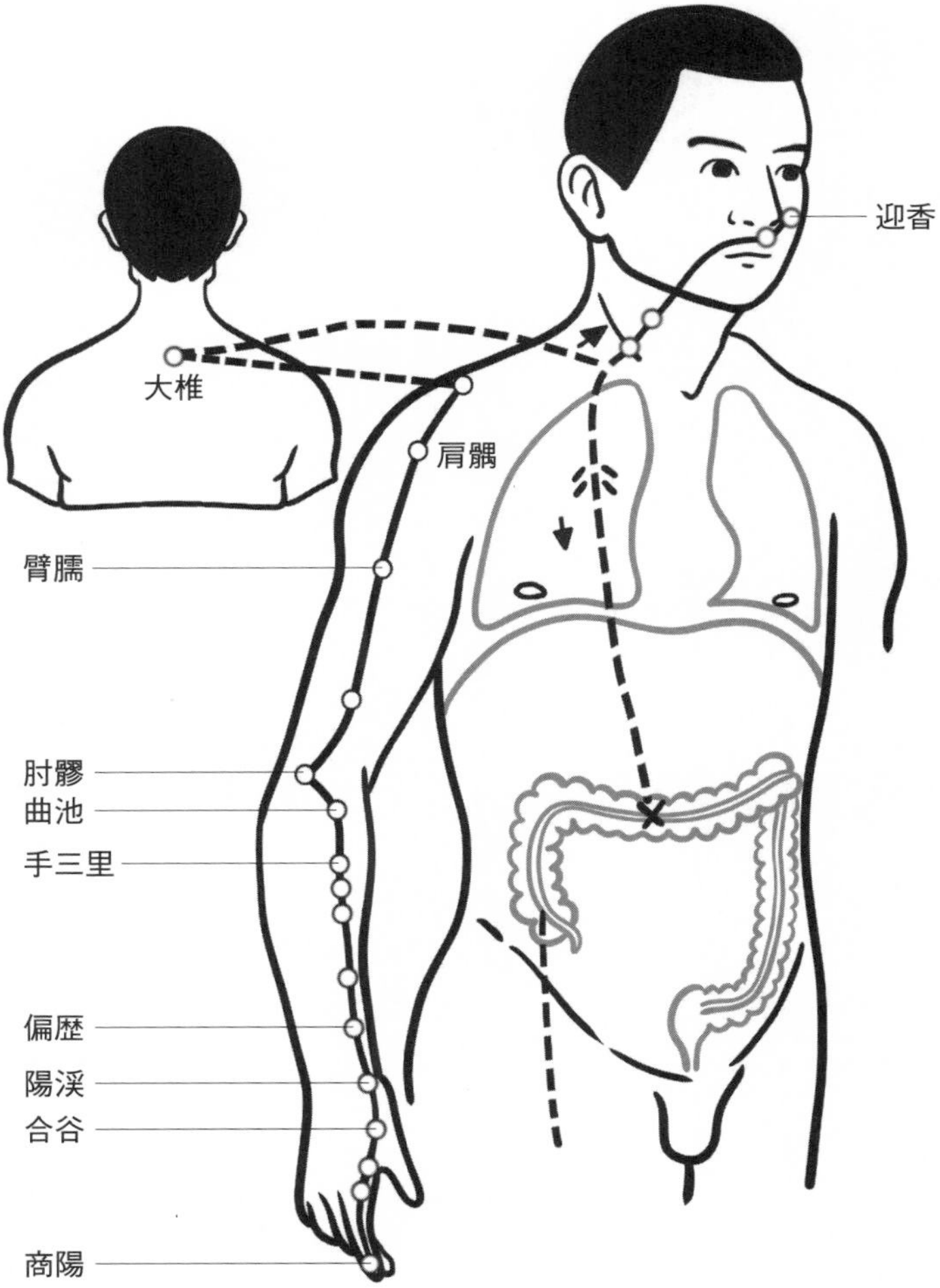

経絡図2　手の陽明大腸経

閉経、ヒステリー等

③陽渓《ようけい》

[部位]手関節背側横紋の橈側端の陥凹部

[主治]手指の屈伸障害、熱病

④手三里《てさんり》

[部位]曲池と陽渓を結ぶ線上、曲池穴より下2寸のところ

[主治]肩と背中の疼痛、高血圧、脳卒中、片麻痺

⑤曲池《きょくち》

[部位]肘を直角に曲げてできた肘窩横紋の橈側端、やや外側の陥凹部

[主治]肘関節炎、片麻痺、高血圧、皮膚掻痒症

⑥肩髃《けんぐう》

[部位]鎖骨肩峰端（鎖骨の外側端）の直下約2寸の骨の隙間、あるいは上腕を水平に上げた際、肩の前に現れる凹み

[主治]脳卒中、痛風、風熱隠疹（皮膚に発生する隆起物）、片麻痺

⑦迎香《げいこう》

[部位]鼻翼外縁の中点の傍ら0・5寸、鼻唇溝中

[主治]鼻づまり、鼻水、鼻痔、鼻瘡、顔面のかゆみ、顔面神経麻痺

3. 足の陽明《ようめい》胃《い》経《けい》

(1) 循行部位

鼻翼《びよく》の傍ら（迎香穴）から起こり、鼻を挟んで鼻根部に上がり、傍らの目内眦《もくないし》（目頭）に入って足の太陽経と交わります。鼻柱の外側を下行して歯中に入り、歯から出て口を挟み、口唇を回り、オトガイ唇溝の承漿穴《しょうしょうけつ》のところで左右が交わります。退いて下顎骨の後下縁に沿って大迎穴に至り、下顎角に沿って耳前に上がり、上関穴を過ぎ、髪の生え際に沿って額に達します。

支脈：大迎穴の前から下に向かって、人迎穴に達し、咽喉を通り、後ろへ行き大椎に達し、前に向かって缺盆《けつぼん》に入り、横隔膜を通過し、胃に属して脾に絡まります。

直行する脈：缺盆から体表に出て、乳中線を下行し、臍の両側（2寸）に沿って下行し、鼠径部《そけいぶ》の気街（気衝穴）に至ります。

支脈：胃の下口（幽門）から腹腔内を通って気街穴に至り、直行する脈と合流します。さらに下肢の外側前縁、足背（足の甲）を下行し、第二趾外側端に入ります。

支脈：膝の下3寸（足三里穴）から分かれ出て、下に向かって第三趾の外側端に入ります。

支脈：足背の衝陽穴から分かれ出て、第一趾の内側端に至り、足の太陰脾経とつながります。

(2) 常用ツボ

①頬車《きょうしゃ》

[部位]下顎角から指1本分前上にある、噛むと筋肉が盛り上がるところ

[主治]顔面神経麻痺、歯痛、三叉神経痛

②下関《げかん》

[部位]頬骨弓と下顎切痕の間の陥凹部。口を閉じると凹み、口を開けると凹みがなくなるところ

[主治]下顎関節炎、口眼歪斜、難聴、耳鳴り、三叉神経痛

③地倉《ちそう》

[部位]瞳孔を通る垂線上にある、口角の傍ら約0・4寸のところ

[主治]胃痛、顔面神経麻痺、歯痛

④天枢《てんすう》

[部位]臍(神闕穴《しんけつけつ》)の外側2寸のところ

[主治]腸鳴、腹痛、下痢、便秘、月経不順、帯下《たいげ》(病的なおりもの)、淋濁《りんだく》(排尿異常)

⑤帰来《きらい》

[部位]臍の下4寸、正中線から外側2寸のところ

[主治]閉経、帯下、泌尿生殖系の疾患

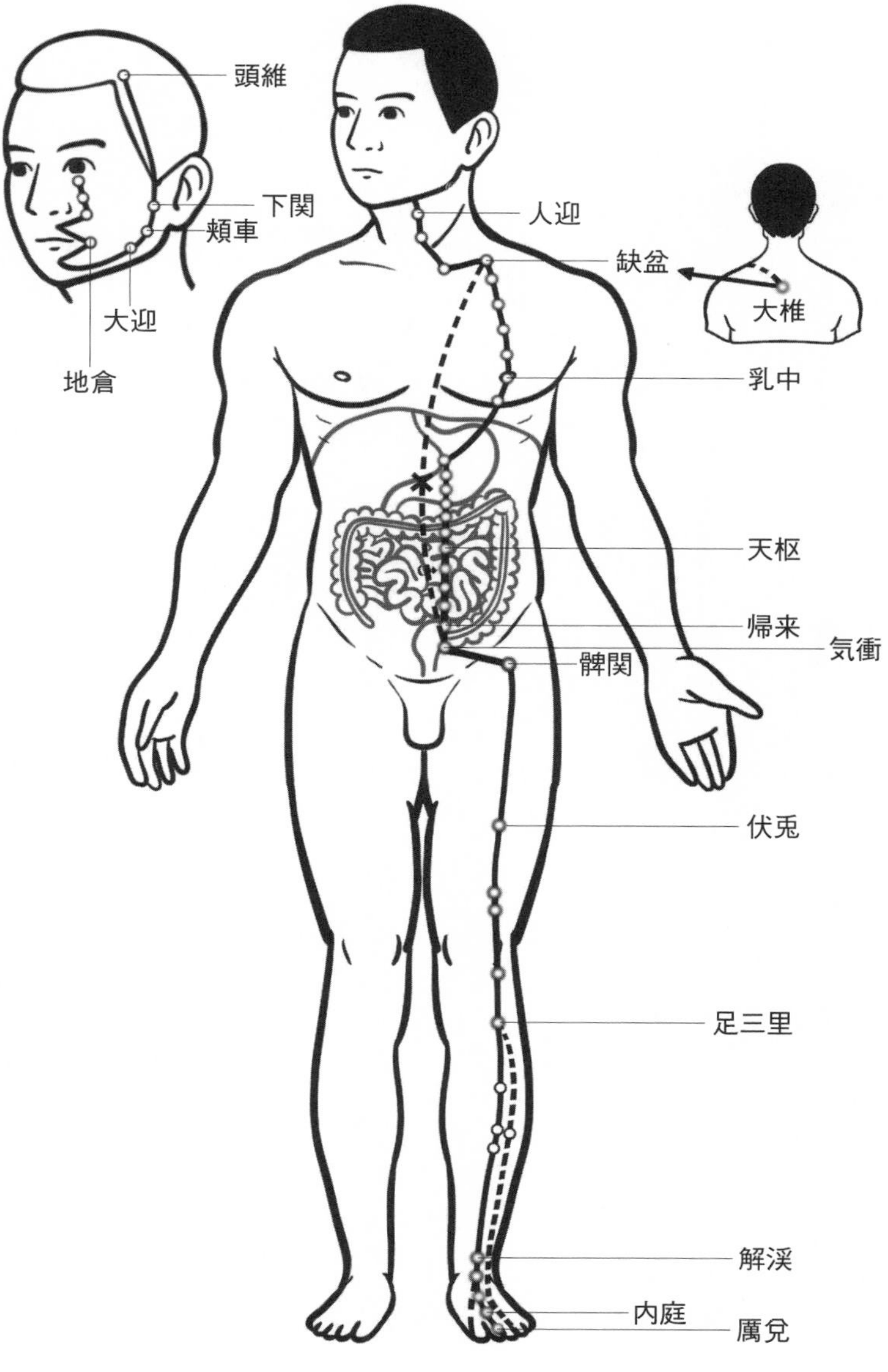

経絡図3　足の陽明胃経絡

⑥足三里《あしさんり》
[部位]外膝眼穴《がいしつがんけつ》（膝蓋骨《しつがいこつ》の下にできる外側のくぼみ）の下3寸、脛骨前縁より指1本分外側
[主治]胃痛、腹脹、吐瀉（嘔吐と下痢）、便秘、片麻痺、不眠、高血圧
⑦内庭《ないてい》
[部位]足背にあり、足の第二趾《し》と第三趾の間、みずかきの後ろ0・5寸のところ
[主治]胃痛、歯痛、扁桃体炎、頭痛

4. 足の太陰脾経《たいいんひけい》

（1）循行部位

足の第一趾内側端（隠白穴）から起こり、足内側の赤白肉の際に沿って内果の前縁を過ぎ、下腿内側の正中線を上行し、内果の上8寸のあたりで足の厥陰肝経と交わるところの前に出て、大腿の内側前縁を上行して腹部に入り、脾に属して胃に絡まります。上に向かって横隔膜を通過し、食道の両側に沿って舌根に連なり舌下に散ります。

支脈：胃から分かれて出て上に向かい、横隔膜を通過し心中に注ぎ、手の少陰心経とつながります。

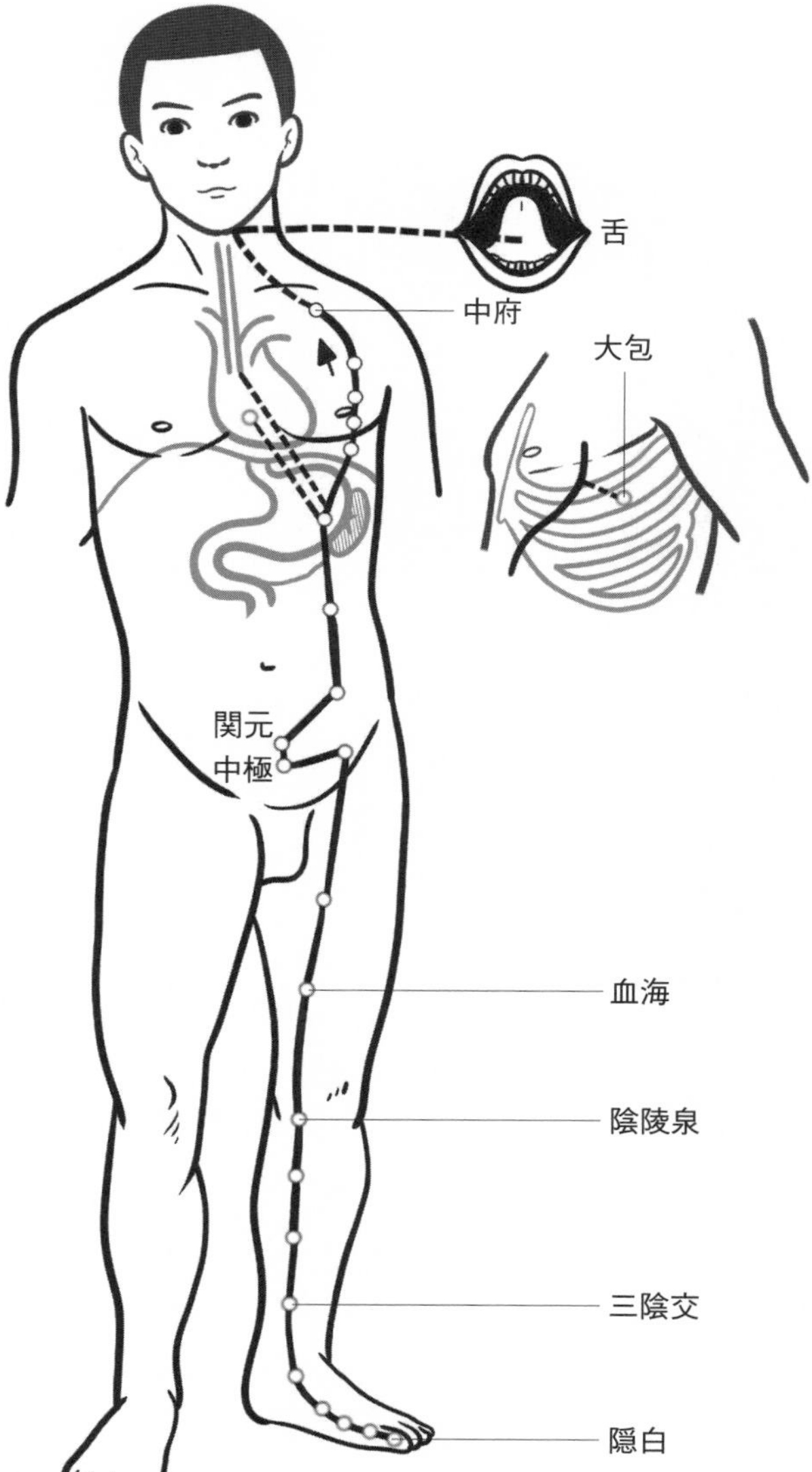

経絡図4　足の太陰脾経

（2）常用ツボ

①隠白《いんぱく》

［部位］足の第一趾内側、爪甲角の傍ら約０・１寸

［主治］月経不順、崩漏（不正性器出血）、夢を多く見る、腹痛

②三陰交《さんいんこう》

［部位］内果尖から上３寸、脛骨後縁

［主治］不眠、消化不良、遺精《いせい》、生理痛、子宮下垂、脳卒中、多尿など

③陰陵泉《いんりょうせん》

［部位］脛骨内側顆下縁の陥凹部

［主治］膝痛、小便不利（尿の出が悪い）、月経不順、腹脹、赤痢、尿漏れ

④血海《けっかい》

［部位］膝蓋骨内上角の上２寸

［主治］月経不順、蕁麻疹《じんましん》、皮膚瘙痒症《そうようしょう》、膝関節痛、貧血

5. 手の少陰心経《しょういんしんけい》

(1) 循行部位

心中から起こり、心系に属し、下に向かい横隔膜を通過し、小腸に絡まります。
支脈：心系から出て、食道を挟んで上に行き、目系（眼球後方の神経・血管などの組織）に連なります。
支脈：心系から肺に上がり、斜め下に向かって腋窩に出て、上肢の内側後縁を下行し、手関節尺側の豆状骨の突起を経て手掌《しゅしょう》に入り、小指の橈側に沿って橈側端（少衝穴）に至り、手の太陽小腸経とつながります。

(2) 常用ツボ

①**少海《しょうかい》**
[部位] 肘窩横紋の尺側端と上腕骨内側上顆との間の陥凹部
[主治] 肘関節、および周囲の軟部組織の疾患
②**神門《しんもん》**
[部位] 豆状骨の上際で尺側手根屈筋腱の橈側の陥凹部
[主治] 動悸、心中煩悶《しんちゅうはんもん》（焦燥感）、不眠、夢を多く見る、ヒステリー

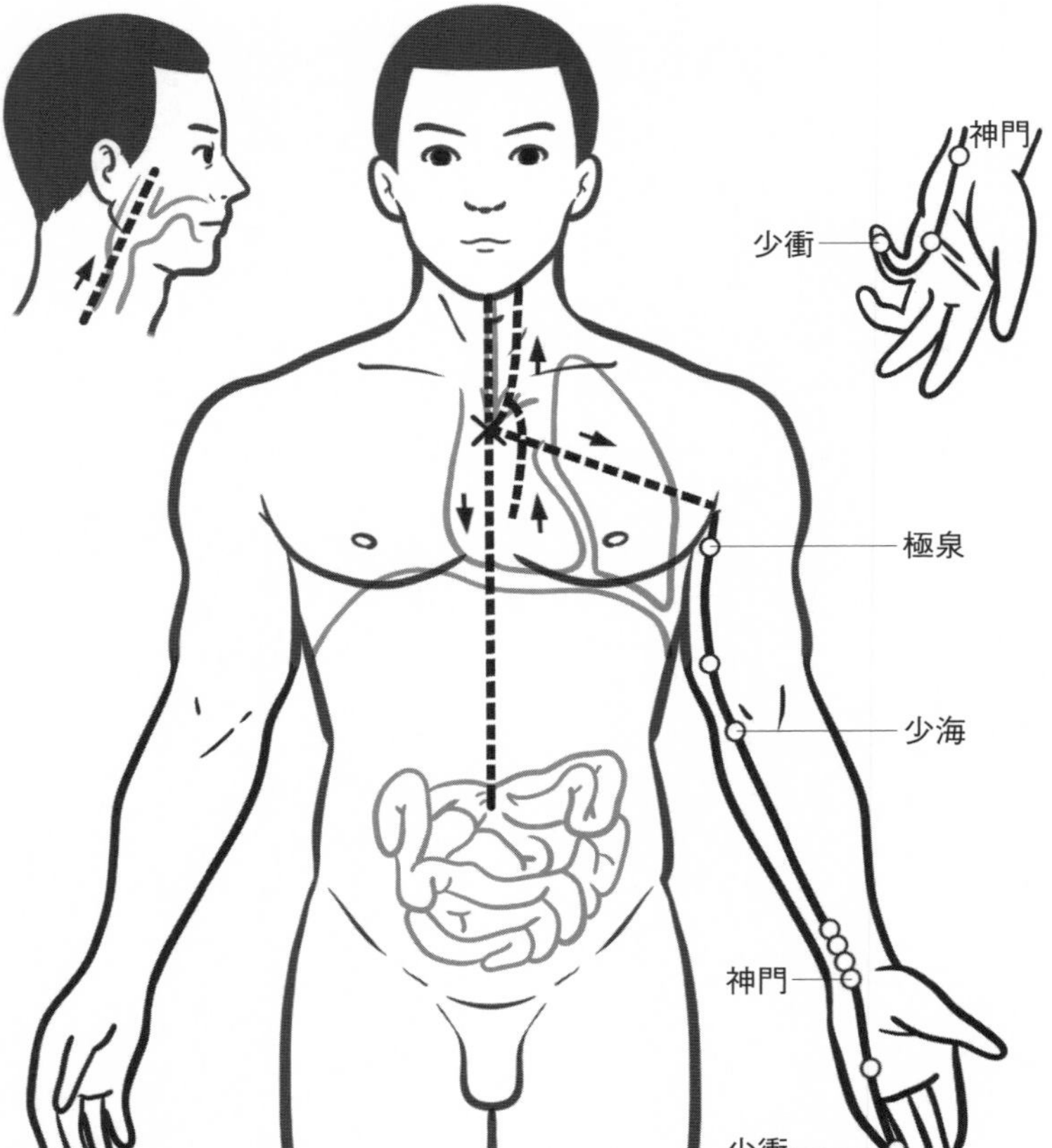

経絡図5　手の少陰心経

③少衝《しょうしょう》
［部位］小指橈側、爪甲角の傍ら約0・1寸
［主治］熱病、脳卒中、動悸

6. 手の太陽小腸経《たいようしょうちょうけい》

(1) 循行部位

小指外側端（少沢穴）から起こり、手背、上肢の外側後縁を上行し、肘を通って肩関節の後面に至ります。肩甲部を巡って大椎穴で交わり、前に向かって缺盆に入り、心に連絡します。食道に沿って横隔膜を通過して胃に至り、下に行って小腸に属します。

支脈：缺盆から出て、頚部、顔面頬部を通り、目外眦に達し、退いて耳中（聴宮穴）に入ります。

支脈：顔面頬部から分かれ出て、目の下を通って目内眦（睛明穴）に上がり、足の太陽膀胱経とつながります。

(2) 常用ツボ

①後渓《こうけい》
［部位］第5中手骨の骨頭部後方の陥凹部、拳を握ったときにできる手掌横紋の端

[主治] 寝違え、頭痛、頚部痛《けいぶつう》、癲癇《てんかん》、腰痛、手指の麻痺

②陽谷《ようこく》

[部位] 手関節の尺側、手関節背側横紋の端の陥凹部

[主治] 頭痛、耳鳴り、歯痛、舌強（舌のこわばり）、ED、腕や手首の痛み

③小海《しょうかい》

[部位] 肘部内側、肘頭と上腕骨内側上顆の間の陥凹部

[主治] 手・腕の麻痺、肘関節炎、下垂手《かすいしゅ》

④聴宮《ちょうきゅう》

[部位] 耳珠《じじゅ》中央の前縁と下顎骨関節突起の間の陥凹部（口を開けて取穴）

[主治] 難聴、耳鳴り、中耳炎

⑤天宗《てんそう》

[部位] 肩甲棘《けんこうきょく》の中点と肩甲骨下角を結んだ線上、肩甲棘から1／3にある陥凹部

[主治] 寝違え、肩甲部がだるく痛む、頚部硬直

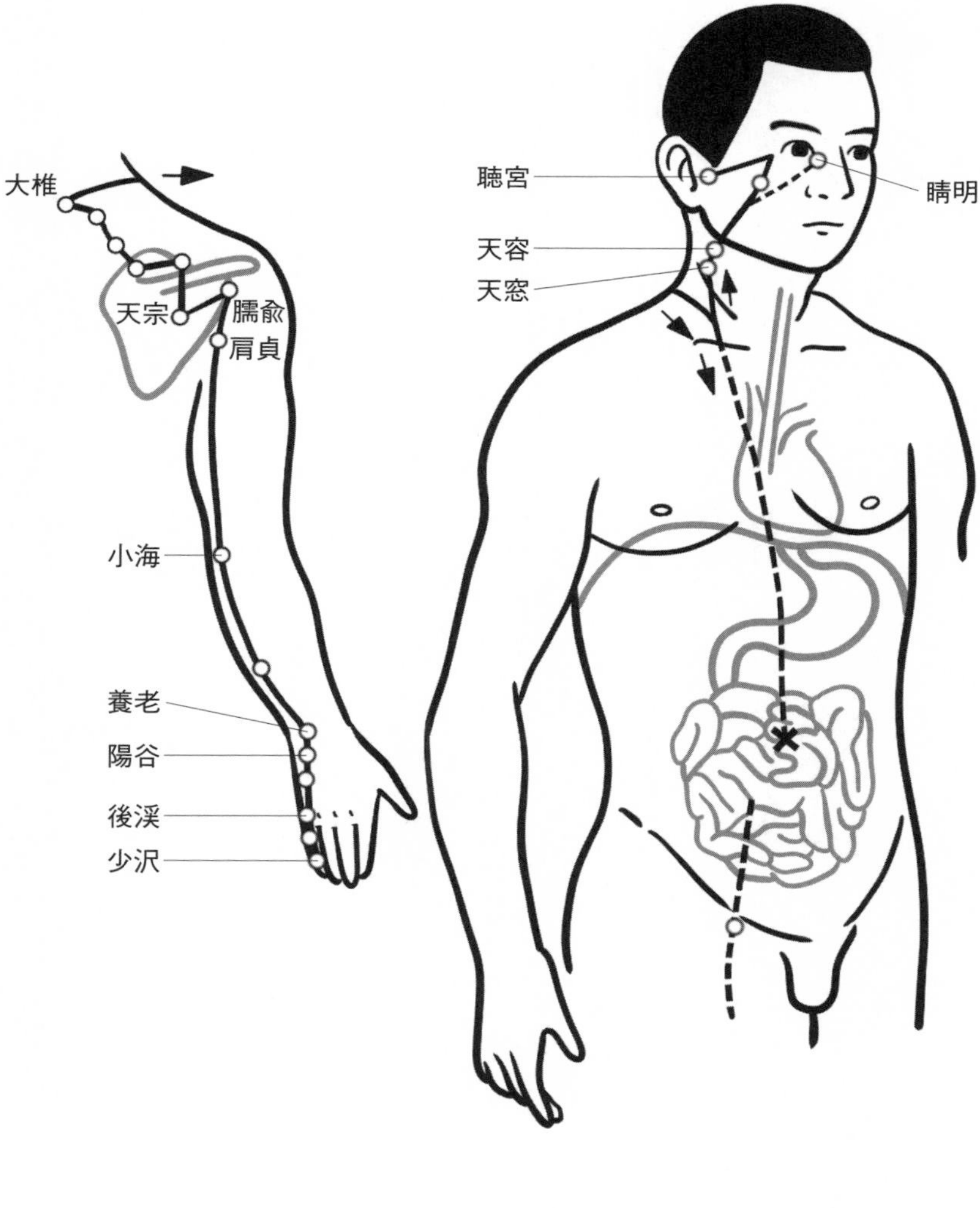

経絡図6　手の太陽小腸経

7. 足の太陽膀胱経《たいようぼうこうけい》

(1) 循行部位

目内眦（睛明穴）から起こり、上に向かって額を通って、頭頂部（百会穴）に上がり、督脈と交わります。

支脈：頭頂部から分かれ出て、耳の上角に達します。また、頭頂部から後頭骨に行き、頭蓋腔に入って脳に絡まります。頭蓋腔から分かれ出て後頭部（天柱穴）に至り、下に行って大椎穴で交わります。左右に分かれて肩甲骨の内側、脊柱両側（1・5寸）を下行し、腰部（腎兪穴）に至り、脊柱両側の筋肉に進入し、体腔に入り、腎に絡まって膀胱に属します。

支脈：腰部から分かれ出て、脊柱両側に沿って下行し、臀部を通過し、大腿外側の後面に沿って膝窩（委中穴）に達します。

支脈：後頚部から分かれ出て、下に向かって肩甲骨の内側を通り、附分穴から脊柱（3寸）を挟んで髀枢《ひすう》（大転子《だいてんし》）に行き、大腿後側を下行して膝窩に至り、前述した支脈と合流します。続いて、腓腹筋を通過し、外果の後ろに行き、足背の外側縁に沿って第五趾外側端（至陰穴）に達し、足の少陰腎経とつながります。

(2) 常用ツボ

① 睛明《せいめい》

[部位] 内眼角の傍ら０・１寸
[主治] 子供の近視、夜盲症、視神経炎、視神経萎縮などの眼科疾病

②攅竹《さんちく》
[部位] 眉頭、眉毛に０・１寸入ったところの陥凹部
[主治] 頭痛、目の疾病、顔面神経麻痺

③肺兪《はいゆ》
[部位] 第３胸椎棘突起下縁、後正中線の外側１・５寸
[主治] 咳ぜんそく、吐血、肺癰《はいよう》（肺化膿症）、胸・背中の強直と痛み、皮膚瘙痒症《ひふそうようしょう》

④腎兪《じんゆ》
[部位] 第２胸椎棘突起下縁、後正中線の外側１・５寸
[主治] 夢精、ＥＤ、早漏、血尿、腰痛、耳鳴り、難聴、月経不順

⑤委中《いちゅう》
[部位] 膝窩横紋の中央
[主治] 腰痛、背部痛、下肢の痛み、頭痛、吐瀉、マラリア

⑥承山《しょうざん》
[部位] 腓腹筋の両筋腹間の陥凹部の上端
[主治] 痔、脱肛、腰痛、背部痛、下肢痛、脚気、筋肉の痙攣（こむら返り）

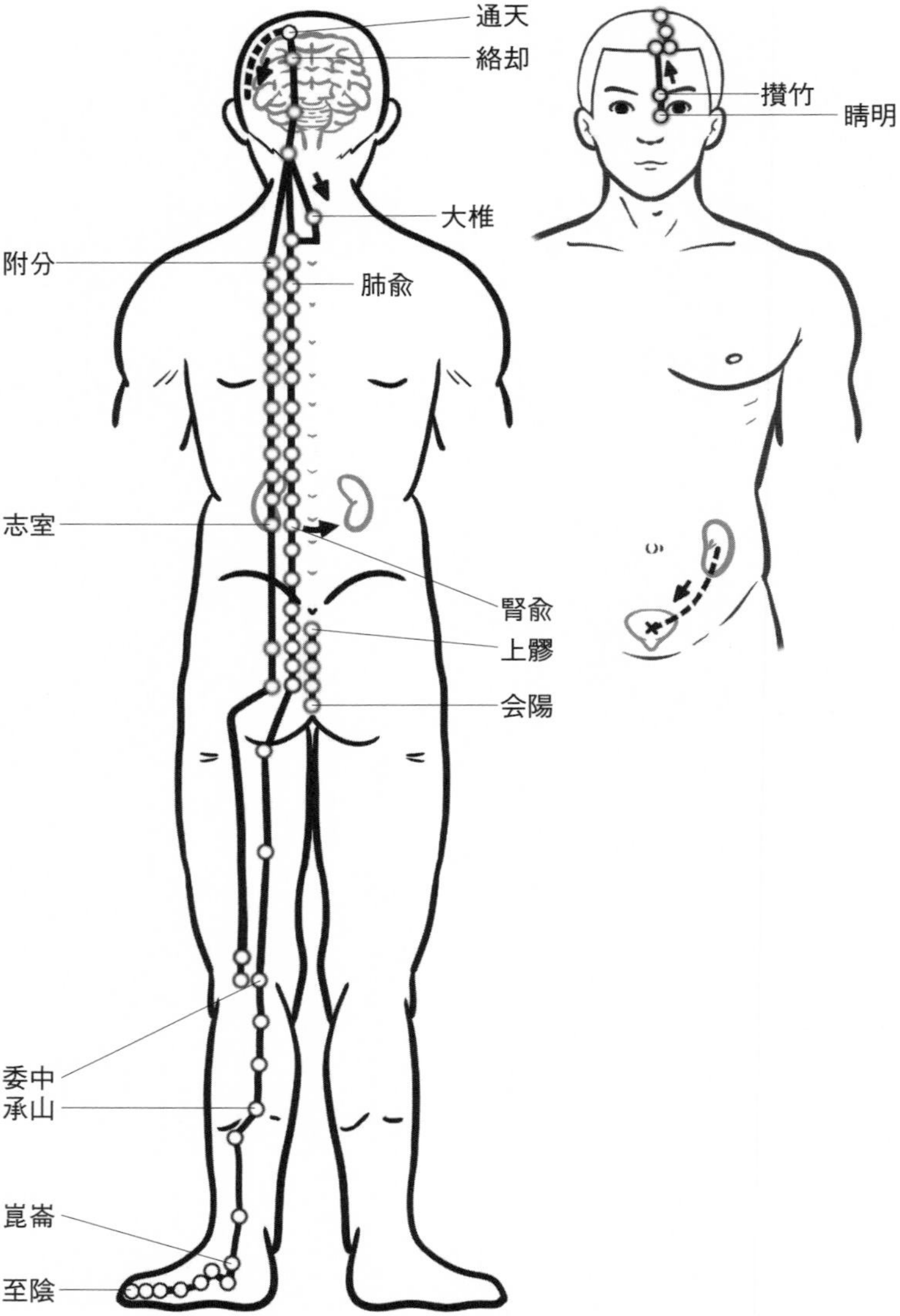

経絡図7　足の太陽膀胱経

⑦崑崙《こんろん》
［部位］外果とアキレス腱の間の陥凹部
［主治］頭頂部痛、坐骨神経痛

8．足の少陰腎経《しょういんじんけい》

（1）循行部位

足の第五趾の下から起こり、斜めに向かって足底中央（湧泉穴）を通り、舟状骨粗面の下に至り、内果後縁に沿って分かれてかかとに入ります。さらに下腿内側の後縁、膝窩内側、大腿内側の後縁を上行し、脊柱内（長強穴）に入り、脊柱を通過して腎に属し、膀胱に絡まります。

支脈：腎から上に向かい、肝、横隔膜を通過し、肺に入り、のどに沿って舌根の両側に至ります。

支脈：肺から分かれ出て心に連絡し、胸中に入り、手の厥陰心包経とつながります。

（2）常用ツボ

①湧泉《ゆうせん》
［部位］足底（足指を除く）中線上で、上から1／3のところにある陥凹部。足指を屈曲させると最も凹むところ

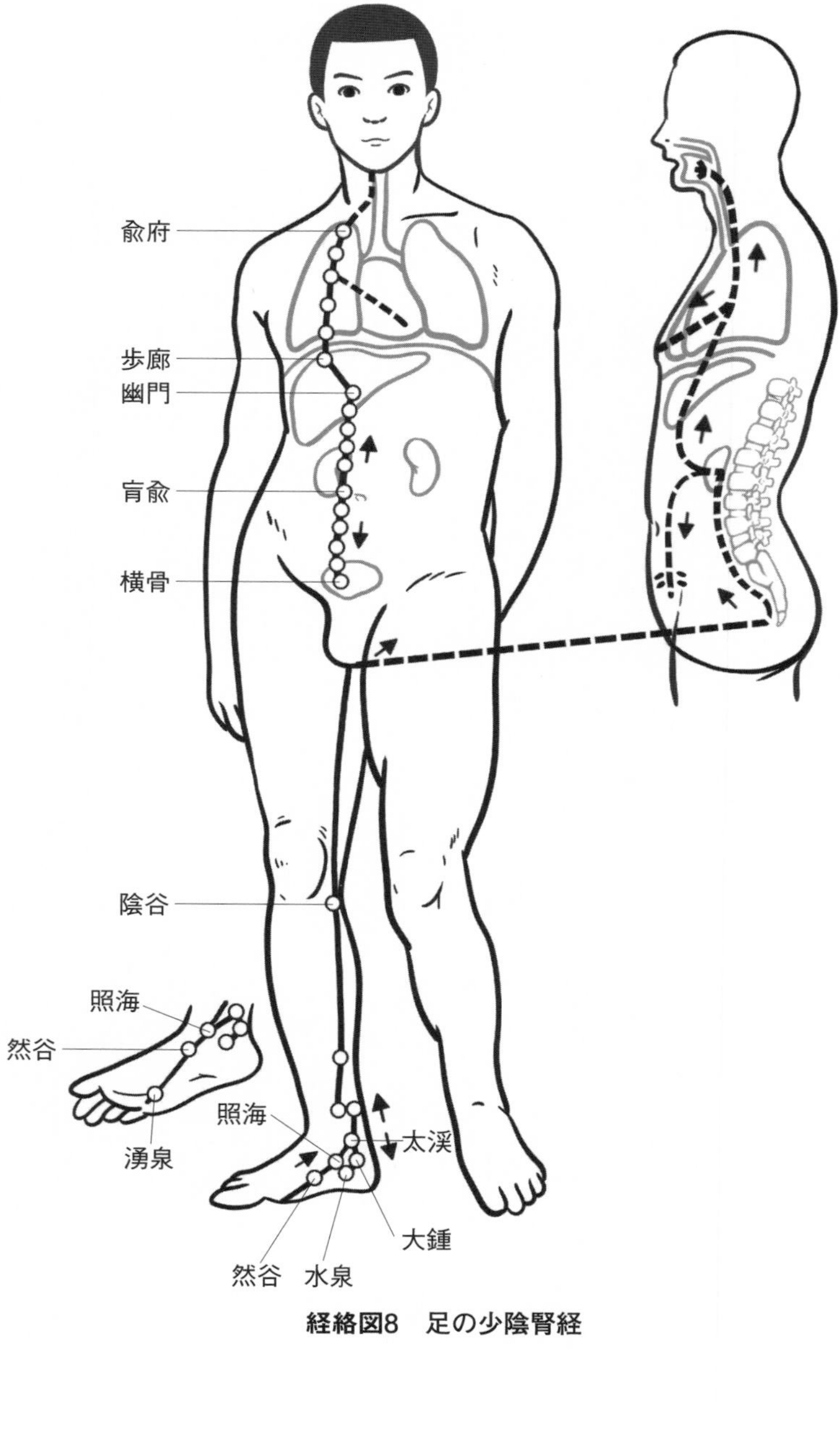
兪府
歩廊
幽門
肓兪
横骨
陰谷
照海
然谷
湧泉
照海
太渓
大鍾
然谷
水泉

経絡図8　足の少陰腎経

［主治］失神、熱中症、ヒステリー、癲癇、小児驚風（けいれん、意識不明）、高血圧

②**太渓**《たいけい》

［部位］内果尖《ないかせん》とアキレス腱後縁を結ぶ線上の中点

［主治］腎炎、膀胱炎、月経不順、歯痛、腹痛

③**照海**《しょうかい》

［部位］内果尖の直下1寸の陥凹部

［主治］咽喉の腫れと痛み、ヒステリー、月経不順、便秘、子宮下垂、子宮脱

④**陰谷**《いんこく》

［部位］内膝眼穴（膝蓋骨の下にできる内側のくぼみ）の内側約2寸、膝関節の隙間

［主治］膝関節の疾病、腹満、腰痛、排尿困難、ED

9．手の厥陰心包経《けついんしんぽうけい》

（1）循行部位

胸中から起こり、そこを出て心包絡に属します。下に向かって横隔膜を通過し、上焦、中焦、下焦と順に連絡します。

支脈：胸中から分かれ出て、脇部に行き、脇下3寸（天池穴）から腋窩に上がり、上肢内側の中線を

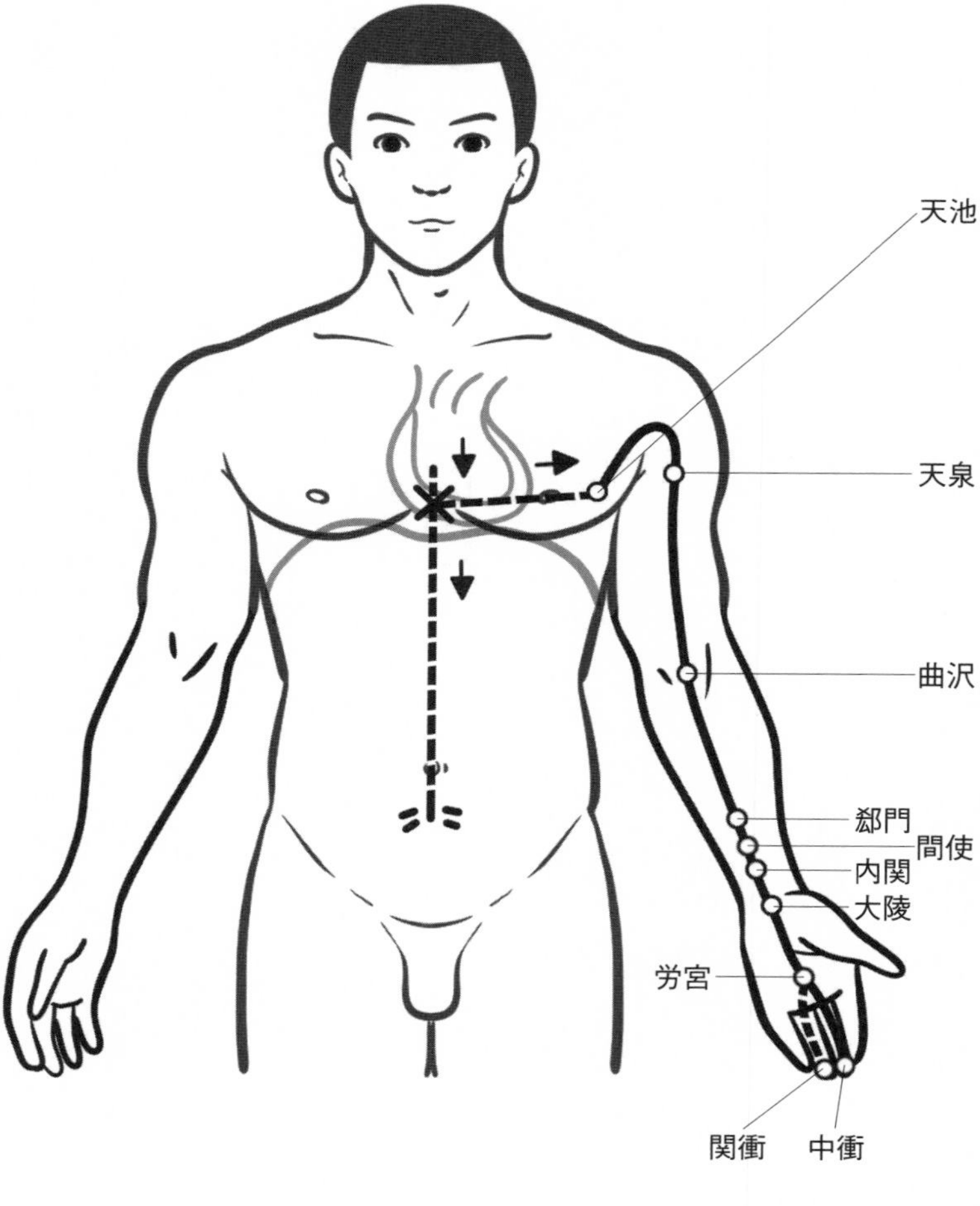

経絡図9　手の厥陰心包経

下行し、手首を過ぎて手掌中央（労宮穴）に入り、中指橈側に沿って、中指末端（中衝穴）に出ます。

支脈：手掌中央から分かれ出て、薬指の尺側に沿って薬指末端（関衝穴）に行き、手の少陽三焦経とつながります。

(2) 常用ツボ

①**郄門**《げきもん》
[部位] 前腕の中央内側、手関節掌側横紋より上5寸、長掌筋腱と橈側手根屈筋腱の間
[主治] 動悸、狭心症、癲狂《てんきょう》（精神異常）、ヒステリー、熱病、肘屈曲拘縮《くっきょくこうしゅく》

②**間使**《かんし》
[部位] 手関節掌側横紋より上3寸、長掌筋腱と橈側手根屈筋腱の間
[主治] 動悸、狭心症、癲癇

③**内関**《ないかん》
[部位] 手関節掌側横紋より上2寸、長掌筋腱と橈側手根屈筋腱の間
[主治] 吐き気、嘔吐、不眠、動悸、ヒステリー、しゃっくり、高血圧

④**大陵**《だいりょう》
[部位] 手関節掌側横紋の中点、長掌筋腱と橈側手根屈筋腱の間
[主治] 動悸、不眠、胸肋部の疼痛、癲狂、癲癇、精神病

⑤中衝《ちゅうしょう》

[部位] 中指先端の中央、爪の先より約0・1寸のところ

[主治] 脳卒中、頭痛、心痛、高熱、小児吐瀉、夜泣き

10. 手の少陽三焦経《しょうようさんしょうけい》

(1) 循行部位

薬指の尺側端(関衝穴)から起こり、薬指の尺側に沿って手背を通り、尺骨と橈骨の間を上行し、肘頭、上腕外側を通って肩に上がり、前に向かって缺盆に入り、膻中に分布して心包に絡まり、横隔膜を通過し、順に上焦、中焦、下焦に属します。

支脈:膻中から分かれ出て、上に向かって缺盆に入り、肩部に達して左右が大椎で交差し、頚部、耳の後ろ(翳風穴《えいふうけつ》)を通って耳の上角に上がります。そこから曲がって下に行き、顔面頬部を経て眼窩の下に至ります。

支脈:耳の後ろから分かれ出て、耳中に入ります。耳の前に出て、上関穴の前を過ぎ、顔面頬部で前述の支脈と交わり、目外眦(瞳子髎穴《どうしりょうけつ》)に達して足の少陽胆経とつながります。

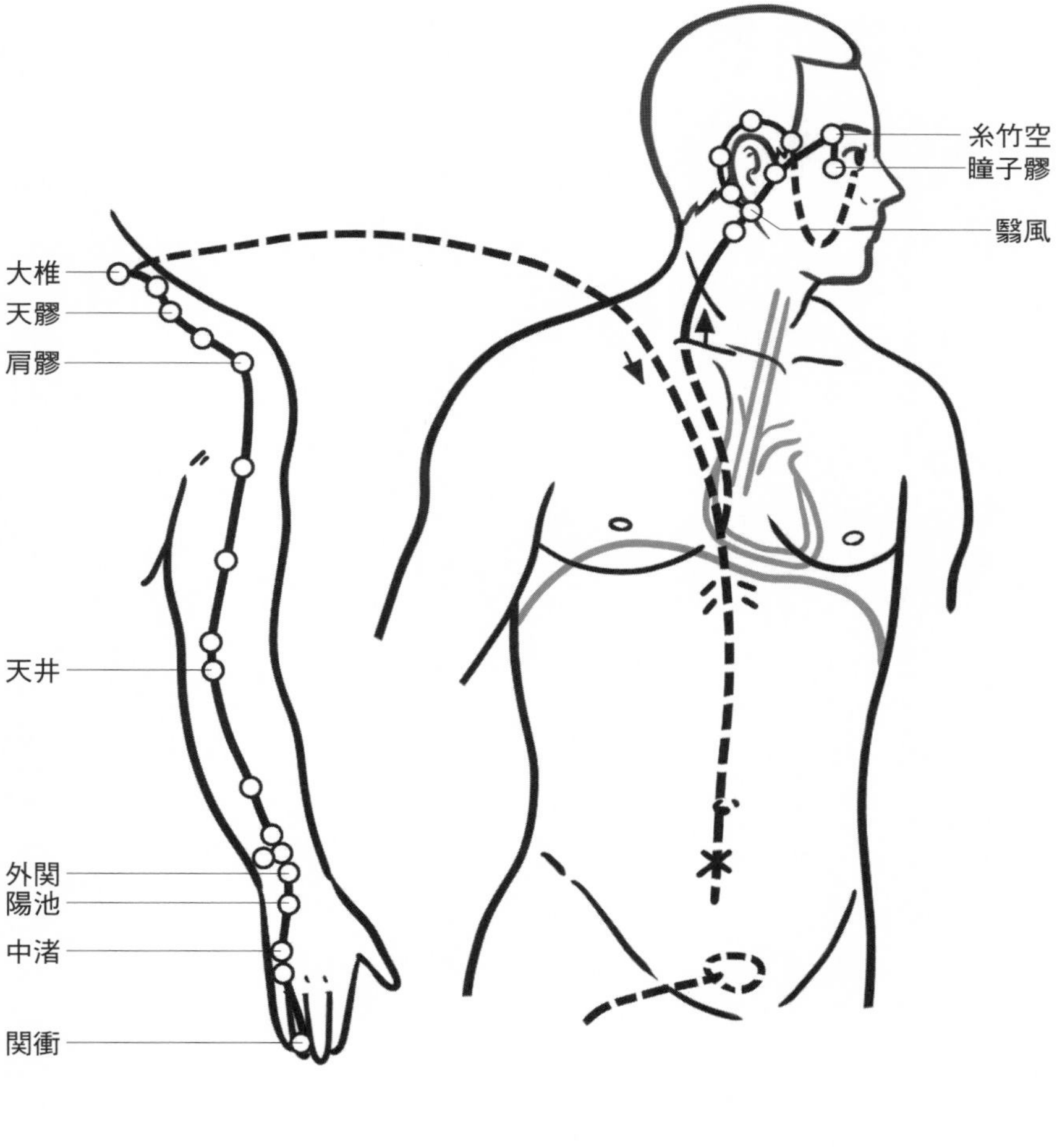

経絡図10　手の少陽三焦経

(2) 常用ツボ

①関衝《かんしょう》

[部位] 薬指の尺側端、爪甲角の傍ら0・1寸

[主治] 頭痛、熱病、暑病

②中渚《ちゅうしょ》

[部位] 第4・5中手骨間、第4中手指節関節に近い陥凹部

[主治] 頭痛、耳鳴り、難聴、咽頭の腫れ、手・腕の疼痛と麻痺、マラリア

③陽池《ようち》

[部位] 手の甲側、手の付け根の中央部よりやや小指側の陥凹部

[主治] 手関節の疾病、感冒、咽喉の腫脹と痛み、妊婦悪阻(つわり)

④外関《がいかん》

[部位] 手の甲側、手の付け根の上2寸、橈骨と尺骨の間の陥凹部

[主治] 頭痛、片麻痺、上肢関節痛、耳痛、感冒、難聴

⑤翳風《えいふう》

[部位] 乳様突起と下顎枝の間の陥凹部、耳垂と同じ高さ(口を開けて取穴)

[主治] 下顎関節痛、歯痛、難聴、耳鳴り、顔面神経麻痺

⑥糸竹空《しちくくう》

［部位］眉毛外端の陥凹部。眉が長すぎ、短すぎの場合は、外眼角の外０・５寸から真上に引いた線と眉の外端、あるいは眉の延長線と交わるところ

［主治］偏頭痛、目赤腫痛（目の充血・腫れ・痛み）、まぶたの痙攣、癲癇

11．足の少陽胆経《しょうようたんけい》

(1) 循行部位

目の外眦（瞳子髎穴）から起こり、上に折れて額角（頷厭穴《がんえんけつ》）に至り、下行して耳の後ろ（完骨穴）に達します。再びカーブして上行し、額を通って眉の上（陽白穴）に達します。そのあと後ろに折れて曲がって風池穴に至り、頚部を通って肩の上に至り、大椎穴で交わり、前へ行って缺盆に入ります。

支脈：耳の後ろから耳中に入り、耳の前に出て、目外眦の後ろに至ります。

支脈：目外眦から分かれて出て、下に向かって大迎穴に至り、手の少陽経で顔面頬部に分布する支脈と合流します。さらに眼窩下に行き、下に向かって下顎角を経て頚部に達し、前述の支脈と缺盆で合流し、胸中に入り、横隔膜を通過し、肝に絡まって胆に属します。脇の裏に沿って気街に浅く出て、陰毛の周囲を巡り、横に向かって環跳穴に至ります。

支脈：缺盆から腋に行き、側胸部に沿って季肋部《きろくぶ》を通り、下に向かって環跳穴に至り、前述した脈と

合流します。また大腿の外側、膝関節外側、腓骨の前面を下行し、外果の前を通り、足背に沿って足の第四趾の外側端（足竅陰穴《きょういんけつ》）に入ります。

支脈：足背（臨泣穴《りんきゅうけつ》）から分かれ出て、前に行って第一趾の外側端に行き、引き返して爪を通過し、第一趾爪甲後ろ側の叢毛《そうもう》のところに分布し、足の厥陰肝経とつながります。

(2) 常用ツボ

①瞳子髎《どうしりょう》

[部位] 外眼角の傍ら0・5寸

[主治] 頭痛、近眼、目の疾患

②聴会《ちょうえ》

[部位] 聴宮穴の下、珠間切痕の前の陥凹部（口を開けて取穴）

[主治] 難聴、耳鳴り、歯痛、顎関節脱臼、口の歪み

③風池《ふうち》

[部位] 胸鎖乳突筋と僧帽筋の間、髪の生え際を1寸入ったところの陥凹部

[主治] 感冒、頭痛、眩暈、高血圧

④肩井《けんせい》

[部位] 第7頸椎棘突起と肩峰《けんぽう》を結ぶ線の中点、乳頭線上

[主治] 肩甲部の痛み、脳卒中失語症

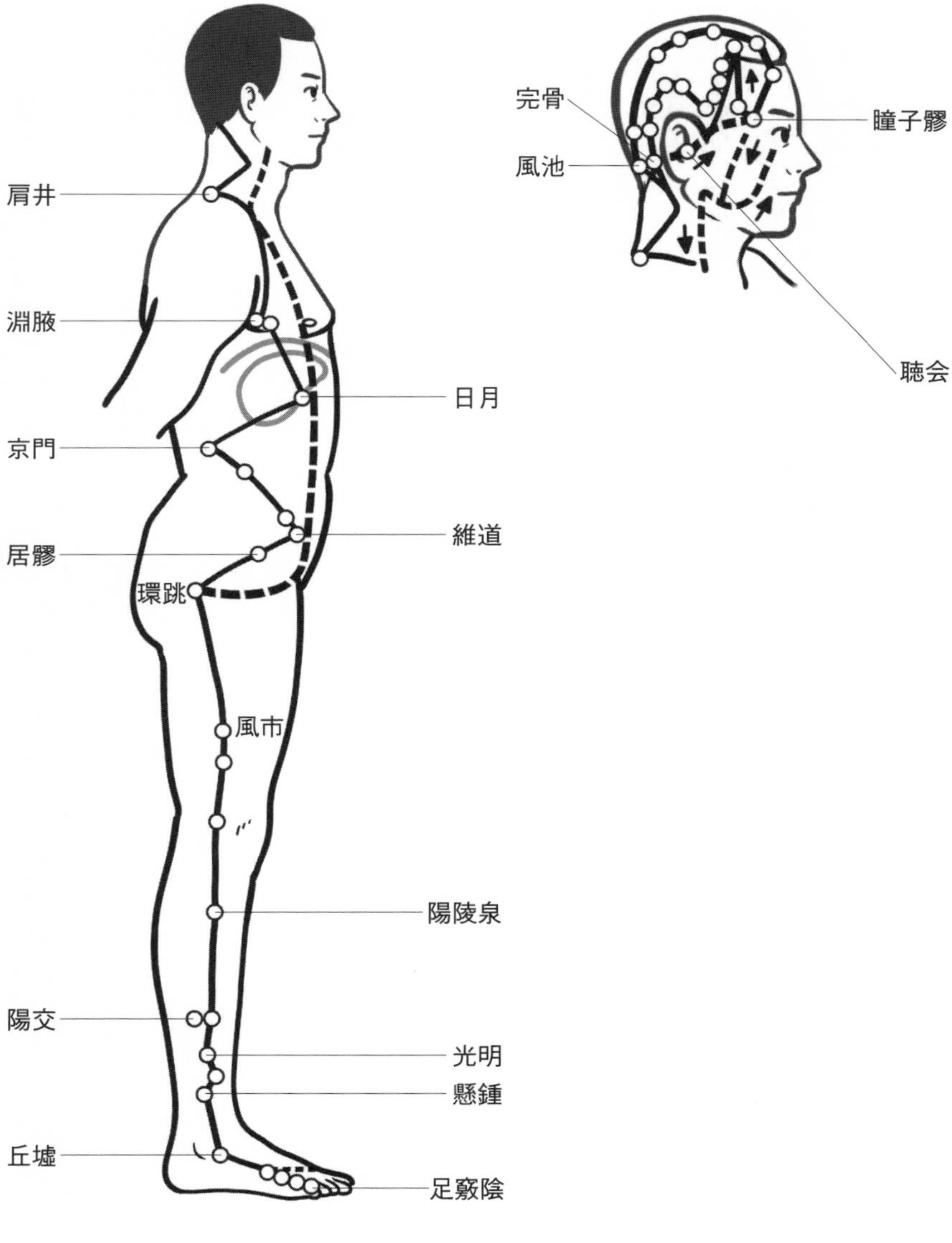

経絡図11　足の少陽胆経

⑤環跳《かんちょう》

[部位] 大転子の頂点と仙骨裂孔を結ぶ線上、外側から1／3のところ

[主治] 片麻痺、腰痛、股関節痛、坐骨神経痛、下肢麻痺

⑥風市《ふうし》

[部位] 直立して腕を下垂し、手掌を大腿外側に付けたとき、中指の先端があたるところ

[主治] 脳卒中麻痺、下肢の腫脹痛、皮膚掻痒症、坐骨神経痛、小児麻痺後遺症

⑦陽陵泉《ようりょうせん》

[部位] 腓骨頭の前下方の陥凹部

[主治] 脳卒中麻痺、片麻痺、腰下肢痛、胆道系疾患

⑧光明《こうめい》

[部位] 外果尖の直上5寸、腓骨前縁

[主治] 目の疾患、頭痛、膝痛、下腿がだるく痛む、下肢麻痺、驚癇（驚いてけいれんを起こす）

⑨懸鍾《けんしょう》

[部位] 外果尖の直上3寸、腓骨前縁付近

[主治] 胃腹部の膨満感を伴う疼痛、麻疹、皮膚掻痒症、頚・腰・膝の疼痛

⑩丘墟《きゅうきょ》

[部位] 外果の前下方の陥凹部

[主治] 頚部の腫脹、股関節の疼痛、腰下肢痛、足首関節の腫脹痛

12．足の厥陰肝経《けついんかんけい》

(1) 循行部位

足の第一趾爪甲後ろ側の叢毛の所から起こり、足背に沿って上に行き、内果の前1寸のところ（中封穴）に達します。さらに脛骨の内縁を上行し、内果の上8寸のところで足の太陰脾経と交差してその後ろに行き、膝内側を過ぎ、大腿内側の中央線に沿って陰毛中に入り、性器を巡って下腹に達し、胃の両側を挟んで、肝に属して胆に連絡します。上に行って横隔膜を通過し、脇肋部《きょうりょくぶ》に分布します。咽喉の後ろに沿って鼻咽頭に入り、上に向かって目系に連なり、額に上がり、頭頂部で督脈に交わります。

支脈：目系から分かれ出て、頬の裏に行き、口唇内を回ります。

支脈：肝から分かれ出て、横隔膜を通過し、肺に入り、手の太陰肺経とつながります。

(2) 常用ツボ

①**大敦《だいとん》**

［部位］足の第一趾外側、爪甲角の傍ら0・1寸

［主治］心痛、腹脹、血崩《けっぽう》（大量不正性器出血）、帯下、破傷風、足の腫れ

②**太衝《たいしょう》**

［部位］足背にある、第1・第2中足骨底間の陥凹部

[主治]頭痛、眩暈、不眠、小便不通、月経不順、高血圧、肝炎

③中封《ちゅうほう》
[部位]足背にあり、内果下縁の前1寸、前脛骨筋腱内側の陥凹部
[主治]足関節痛、遺精、淋症（頻尿、排尿困難、尿痛などの症状）、陰縮（前陰の内部が収縮する病）、排便困難

④蠡溝《れいこう》
[部位]内果尖の直上5寸、脛骨内縁付近
[主治]腰部疼痛、疝気《せんき》（ヘルニア）、排尿困難、月経不順、帯下

⑤章門《しょうもん》
[部位]第11肋骨先端よりやや下のところ
[主治]腹痛、嘔吐

⑥期門《きもん》
[部位]乳頭の直下、第6肋骨と第7肋骨の間
[主治]胸肋部痛、母乳不足、難産、胃痛、咳嗽、しゃっくり、肝炎

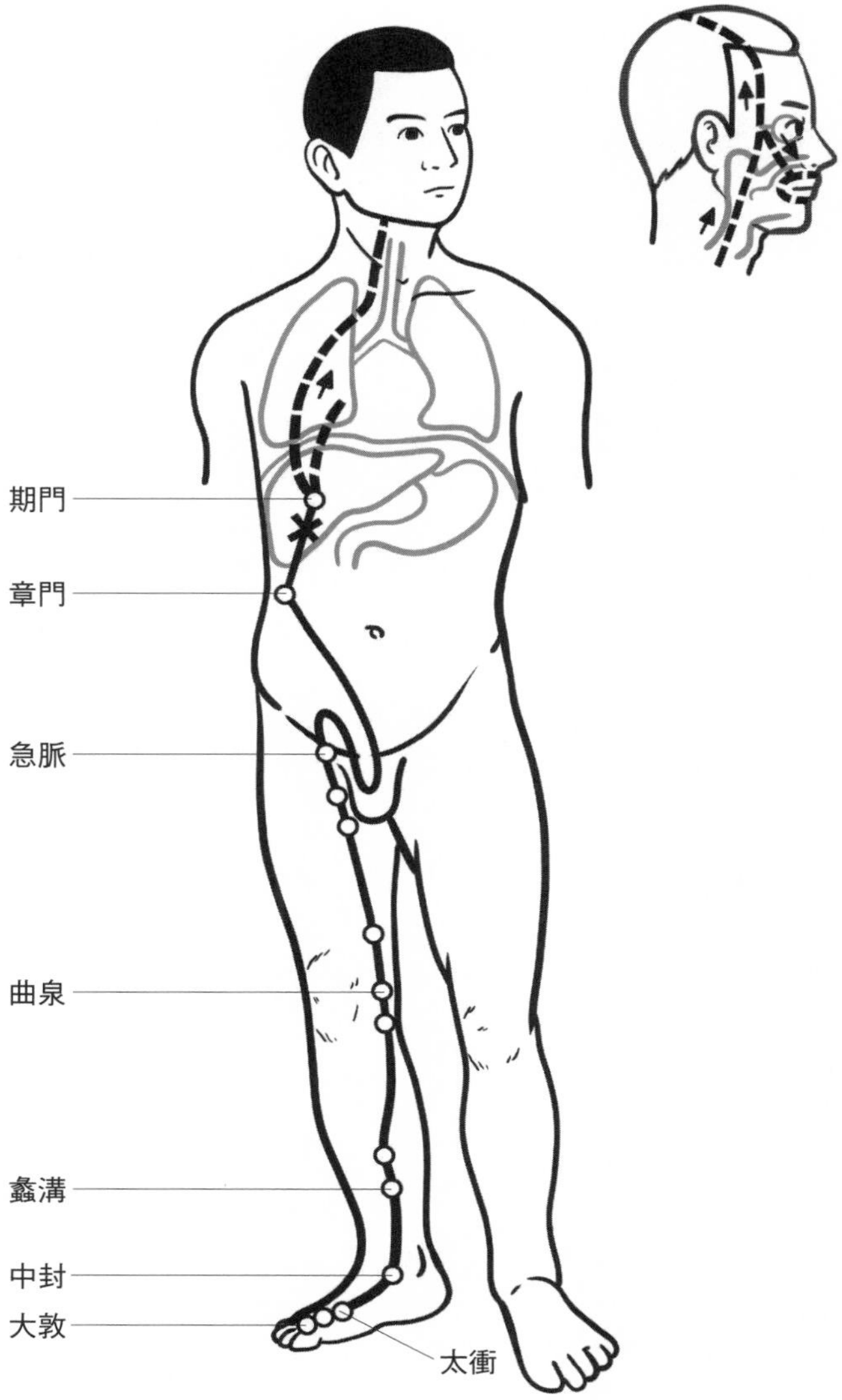

経絡図12　足の厥陰肝経

13. 任脈《にんみゃく》

(1) 循行部位

胞中から起こり、下に向かって会陰に出て、前陰部を経て、腹部と胸部の正中線を上行し、咽喉部に至ります。下顎部に上がって口唇を回り、顔面頬部に沿って分かれて行き、眼窩の下に至ります。

(2) 常用ツボ

①会陰《えいん》
[部位] 男性は陰嚢と肛門の間、女性は後陰唇交連と肛門の間
[主治] 出産後の意識喪失、ＥＤ、早漏、遺精、陰部の腫脹痛

②中極《ちゅうきょく》
[部位] 前正中線上、臍の下４寸
[主治] 遺精、月経不順、子宮脱、小児遺尿症、水腫

③関元《かんげん》
[部位] 前正中線上、臍の下３寸
[主治] ＥＤ、早漏、夢精、月経不順、子宮脱、胎盤残留症

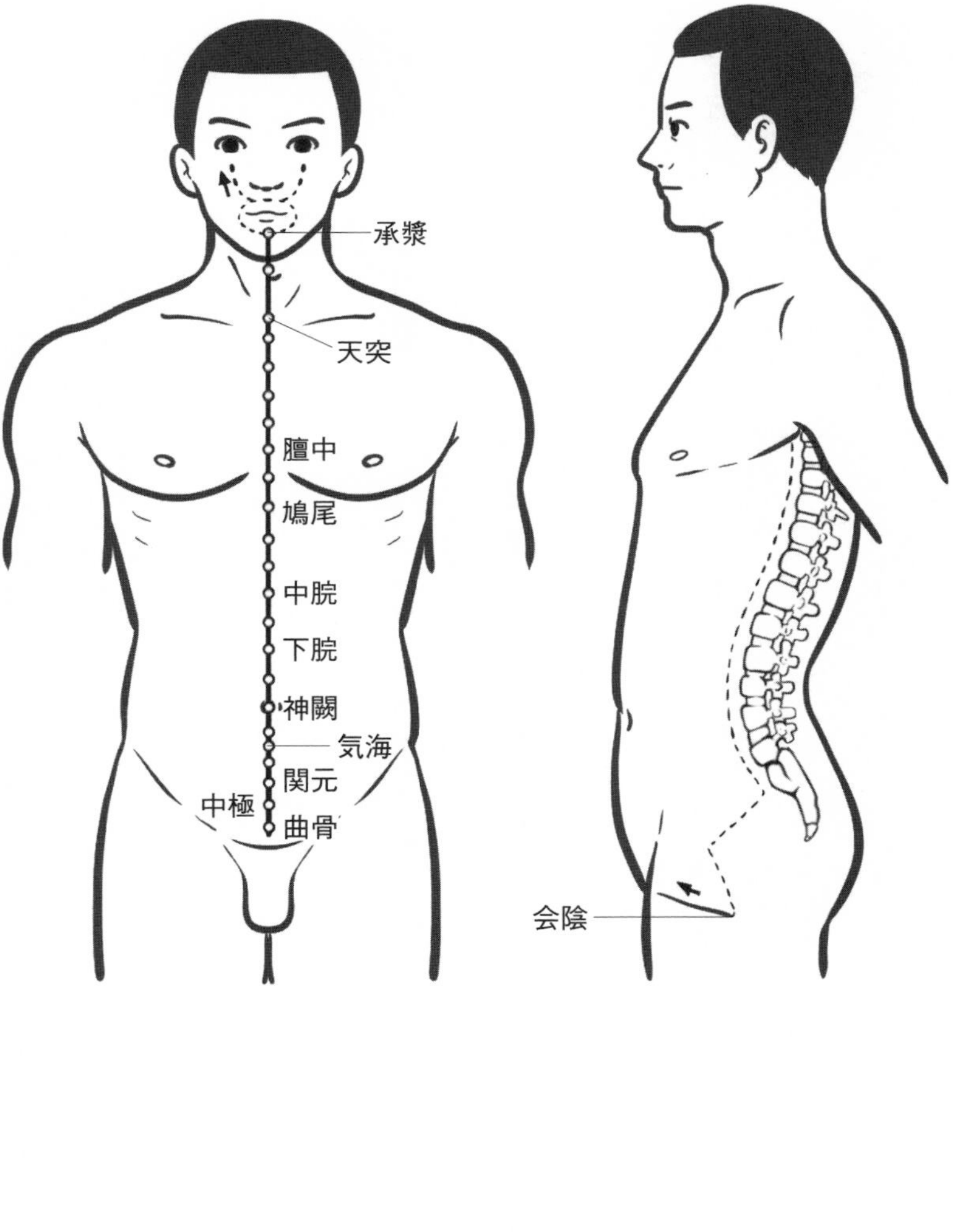
承漿
天突
膻中
鳩尾
中脘
下脘
神闕
気海
関元
中極
曲骨
会陰

経絡図13　任脈

④気海《きかい》

[部位] 前正中線上、臍の下1・5寸

[主治] 月経不順、便秘、腹痛、夢を多く見る、赤痢

⑤中脘《ちゅうかん》

[部位] 前正中線上、臍の上4寸

[主治] 胃痛、嘔吐、しゃっくり、腹痛、下痢、便秘、水腫、不眠

⑥膻中《だんちゅう》

[部位] 両乳頭を結ぶ線が前正中線と交わるところ

[主治] ぜんそく、咳嗽、痛み止め、胸肋部の疼痛、乳痛

14. 督脈《とくみゃく》

(1) 循行部位

胞中から起こり、下に向かって会陰に出て、脊柱内を上行し、後頸部の風府穴に至り、頭蓋内に入って脳に絡まります。さらに後頚部から頭部正中線に沿って、頭頂、額、鼻、上唇を通り、上唇小帯に達します。

支脈：脊柱内から分かれ出て腎に属します。

支脈：下腹内部から上に直行し、臍と心を貫き、咽喉部に至ります。さらに下顎部に上がって口唇を回り、上行して眼窩の下に至ります。

(2) 常用ツボ

①長強《ちょうきょう》

[部位]後正中線上、尾骨端の下0・5寸

[主治]脱肛、痔漏、脊柱強直、ＥＤ、遺精、吐血、精神病

②命門《めいもん》

[部位]第2腰椎棘突起の下の陥凹部

[主治]頭痛、難聴、耳鳴り、ＥＤ、遺精、五更泄瀉《ごこうせっしゃ》（慢性的な朝方の下痢）

③大椎《だいつい》

[部位]第7頸椎棘突起の下

[主治]感冒、傷寒（外感熱病）、頭痛、咳嗽、頸部強直、小児驚風（けいれん・意識不明）

④瘂門《あもん》

[部位]後正中線上、髪の生え際の上0・5寸の陥凹部

[主治]感冒、頭痛、眩暈、頭頸部の強直と痛み

⑤風府《ふうふ》

[部位]後正中線上、髪の生え際の上1寸、外後頭隆起の下の陥凹部

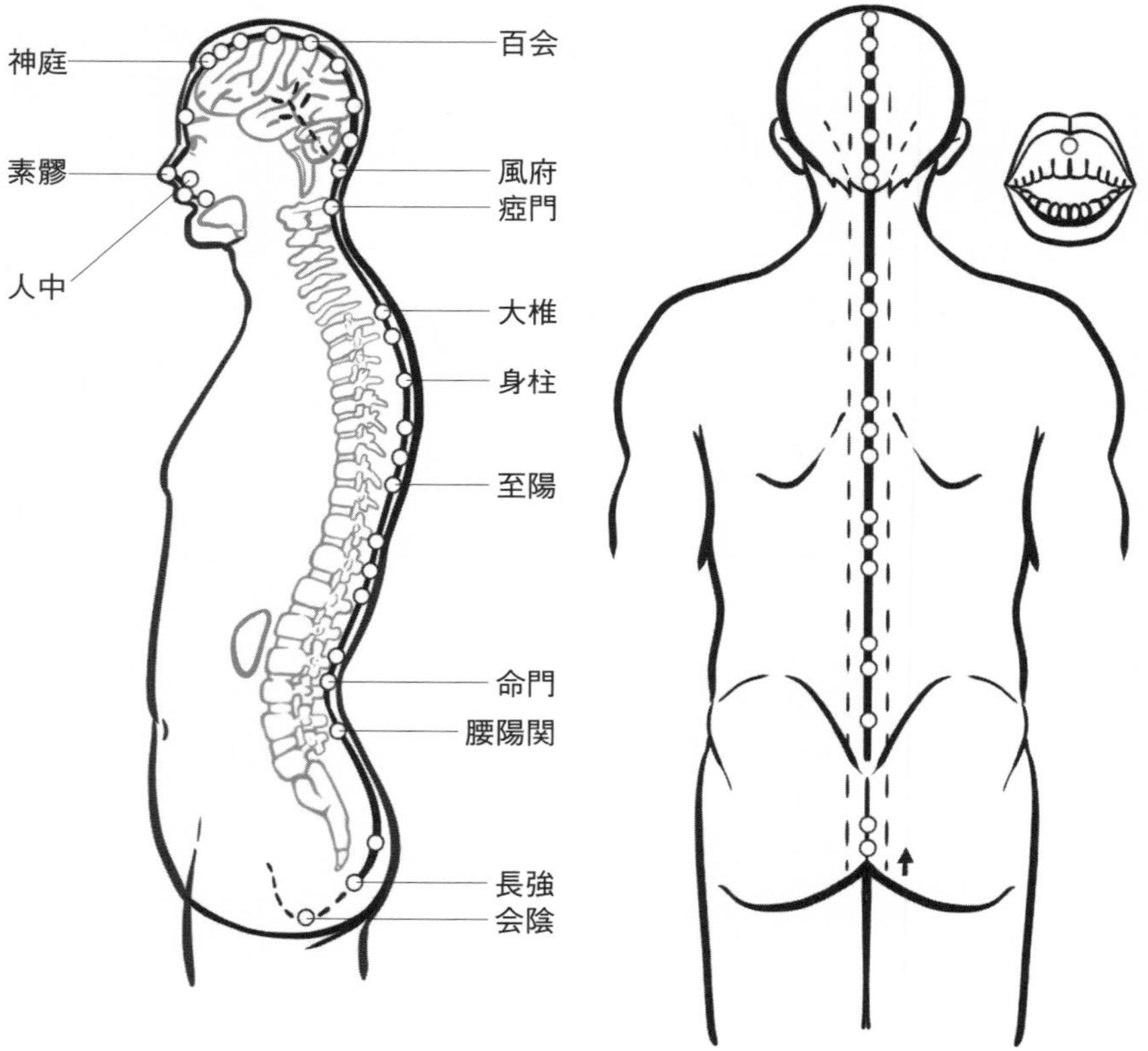

神庭
素髎
人中
百会
風府
瘂門
大椎
身柱
至陽
命門
腰陽関
長強
会陰

経絡図14　督脈

［主治］感冒、熱中症、脳卒中、頭痛、咽喉の腫脹痛

⑥百会《ひゃくえ》

［部位］左右の耳尖《じせん》を結ぶ線が頭上の正中線と交わるところ

［主治］頭痛、眩暈、難聴、耳鳴り、動悸、脳卒中、小児急性驚風、脱肛

⑦人中《じんちゅう》

［部位］人中溝（鼻唇溝）中、上から1／3のところ

［主治］失神、熱中症、腹痛、顔面の腫脹痛、癲癇

15．衝脈《しょうみゃく》

循行部位

胞中から起こり、下に向かって会陰に出て、気街から足の少陰腎経と一緒になり、臍を挟んで上に行き、胸中に散ります。続いて咽喉部に上がり、口唇を回って眼窩の下に至ります。

支脈：胞中から会陰に出て、脊柱内を上行する。

支脈：足の少陰腎経の大絡と一緒に腎から起こり、気街から体表に浅く出て、大腿内側、膝窩、脛骨内縁を下行し、足底に至ります。また、内果の後ろから分かれ出た支脈は、斜め前に足背に進み、第一趾に入ります。

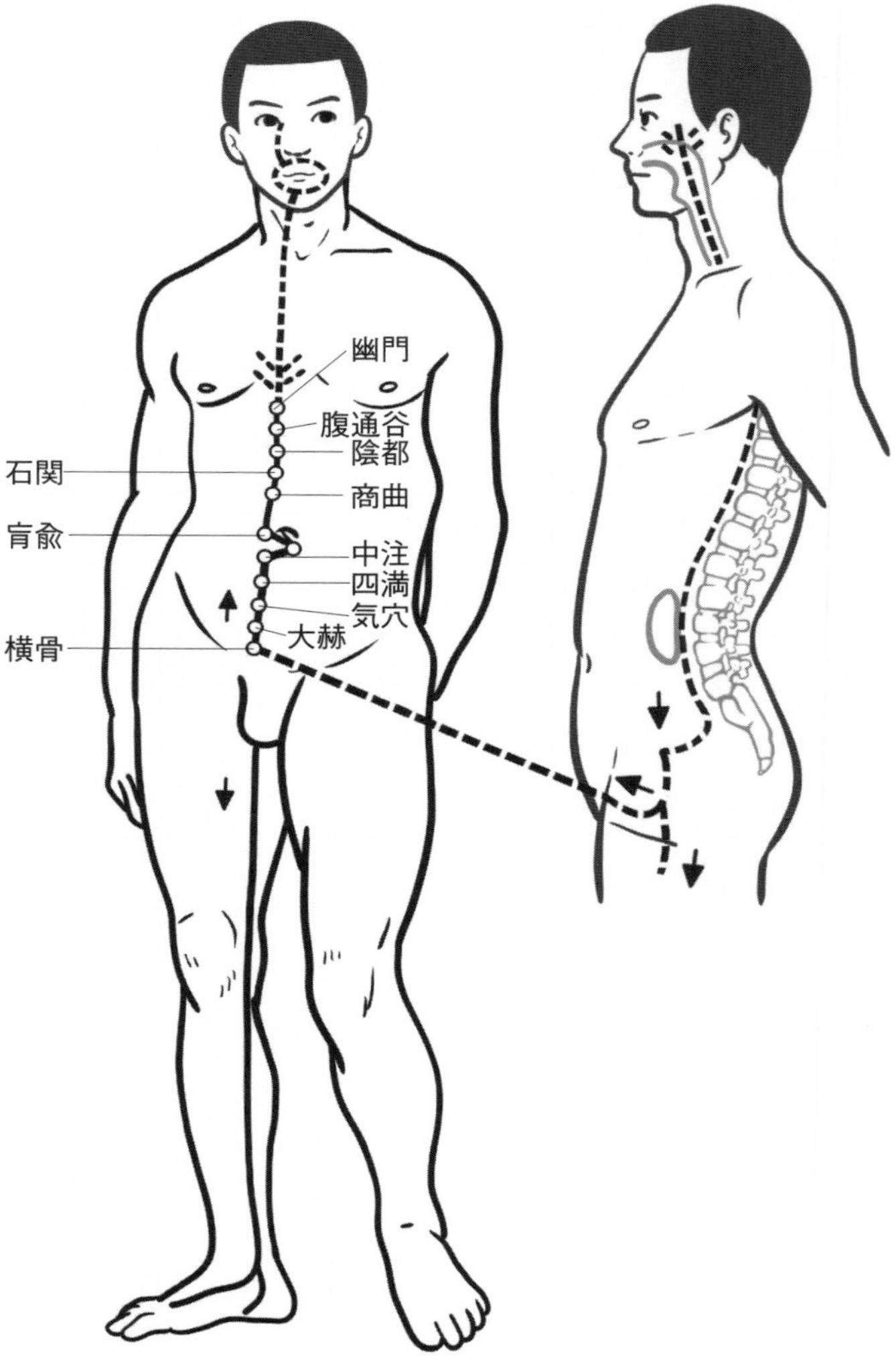

幽門
腹通谷
陰都
石関
商曲
肓兪
中注
四満
気穴
大赫
横骨

経絡図15　衝脈

16. 帯脈《たいみゃく》

循行部位

季肋部から起こり、斜め下に行って帯脈穴に至り、身体を一周します。帯脈穴から斜め下に行き、下腹部に達します。

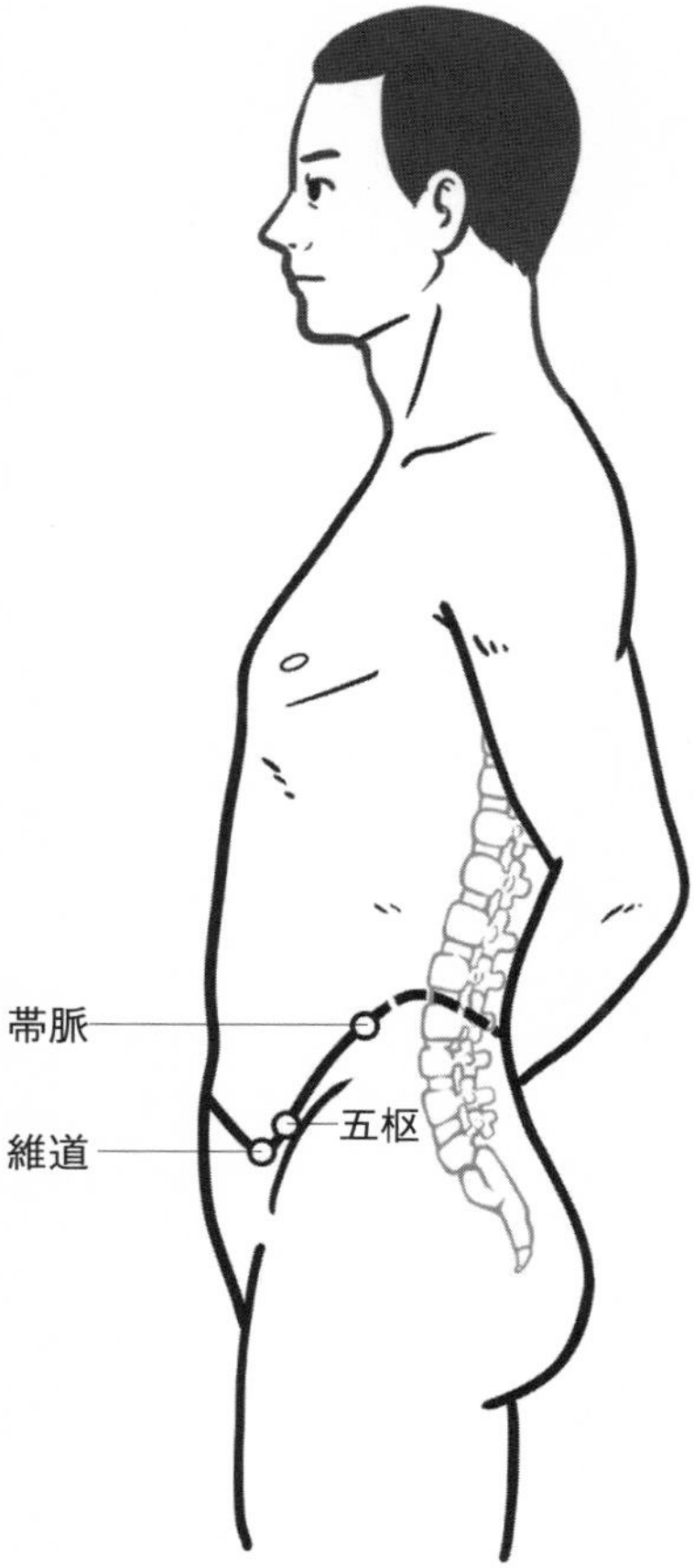

経絡図16　帯脈

17. 経外奇穴《けいがいきけつ》

①四神聡《ししんそう》

[部位]百会穴の前後左右それぞれ1寸のところ

[主治]脳卒中麻痺、発狂（精神異常）、精神病、眩暈

②印堂《いんどう》

[部位]眉間中央の陥凹部

[主治]小児急性・慢性驚風、高血圧、驚癇《きょうかん》

③金津《きんしん》、玉液《ぎょくえき》

[部位]舌小帯の両側にある静脈上の、左側が金津、右側が玉液

[主治]舌の腫脹と疼痛、口内炎、消渇《しょうかつ》（多飲、多食、多尿、身体が痩せる症状）、喉痺《こひ》（咽喉の腫れと疼痛）

④太陽《たいよう》

[部位]眉毛の外端と外眼角の間から後ろ1寸の陥凹部

[主治]頭痛、三叉神経痛

⑤丹田《たんでん》

[部位]臍の下1・3寸

[主治]気血両虚、各種の虚損労傷

⑥足《そく》拇《ぼ》趾《し》横紋《おうもん》

［部位］第一趾爪甲後ろ側の叢毛のところ、第一趾趾節間関節横紋の中央

［主治］卒中昏迷、性器の腫れ

⑦八風《はっぷう》

［部位］足背、各中足指節関節の間、左右で計8穴

［主治］頭痛、歯痛、足背の発赤腫脹《ほっせきしゅちょう》

第3章

医学気功の形成と発展の基礎

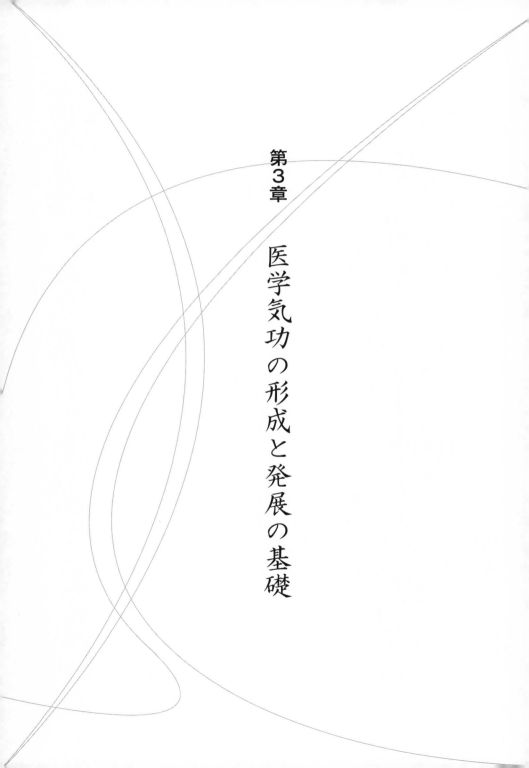

健康の源は静・動のバランスにある

「長寿」は、生活が豊かになった現代人が常に口にする重要な話題です。人生を楽しく過ごし、長生きするにはどうしたらいいのでしょうか。その答えは、長寿は運動にあり、静かな心にあり、そして静・動のバランスにあります。

長寿は運動にあり

生物学界では、人体は「用則進、廃則退（使えば進化するが、使わなければ衰える）」といわれます。気功・武術のカンフー界では、「人身血液似長江、一処不到一処傷（人体の血液は長江のようで、一ヶ所に流れが届かなければ一ヶ所が傷つく）」、伝統医学では「流水不腐、戸枢不蠹（流れる水は腐らない、枢は虫に食われない）」といわれるように、皆同じく、運動の効果と重要性を表しています。

医学気功の練習に際しては、腰は常に伸ばし、胸は常に開き、お腹は常に引っ込め、肢体は常に動かすようにするという、気功の動功を生活に取り入れることを推奨します。また、歩行、ランニング、競歩、水泳、登山、自転車や乗馬など、いくつかのスポーツや有酸素運動を行うべきです。体操、太極拳、太極剣、太極扇などは心血管、肺と胃腸の機能に対して大変有益です。医学気功の動功は経絡を通じさせ、気血を調和する効果があります。

長寿は静かな心から

生命は運動にあり、生命は静かな心にあります。静と動は、相対がありながら統一されています。静は「静止」の意味ではなく、静かな心のことであり、次のようにする必要があります。

1．口の静か。話を少なくすれば気を消耗しない。

2．身体の静か。心身が清潔で、生活に節度があり、衛生的であること。

このことに関しては、医学養生書籍の中で非常に多く論述され、次のような至言があります。「労則耗気（過労は気を消耗する）」「久臥傷気、久視傷肝血、久立傷筋骨（ずっと横になって寝ていると気を傷つけ、ずっと目で見ていると肝血を傷つけ、ずっと立ちっぱなしでいると筋骨を傷つける）」「憂思傷脾気、怒則傷肝気（心配したり考えすぎたりすると脾気を傷つけ、怒ると肝気を傷つける）」。このようなことから、日常生活では労働と休息をバランスよく取り、心の平静を保つようにする必要があります。医学家は、「謹察陰陽所在而調之、以平為期（陰陽の状態を細かく観察し、それを調え、陰陽バランスの取れた状態にする）」とします。

長寿の源は静かな心にあると聞くと、このように問う人がいるのではないでしょうか。「スポーツ界の有名な選手は運動量が多いですが、彼らの寿命は長いでしょうか。それとも短いでしょうか」

この問いには「過猶不及《かゆうふきゅう》（運動の過ぎたるは及ばざるがごとし）」という、弁証法的思考が働いているのではないでしょうか。中医学には次のような言葉があります。「恬淡虚無、真気従之、精神内守、病安従来（虚無に恬淡とし、真気がそれに従い、精神で内を守るならば、病はどこから来るのか）」

ここ数年、医学家は「静黙療法」を提唱し続けています。この方法を主張する理由は、静かにして黙っていることが病気を追い払い、長生きにつながるからです。新医学気功の実践では、人が静黙をしたあと、心拍と呼吸が減速、酸素消費量が減少し、筋肉が緊張から緩み、血中脂肪もそれにつれて下がってくると証明されました。

静功の練習（通常は静かに座る）は脳を健やかにし、寿命を延ばします。人は静かに座っているとき、胸を開き、腰を伸ばし、頚部をリラックスして上半身をまっすぐにするため、二本の頚動脈もまっすぐに伸ばされ、全身の血液が滞りなく通じるよう促進します。こうすることで脳が健やかになり、長生きするのです。

多くの医学家が日常的な静功の中から深く体得していることとして、「隠逸世外心静者、鬧市即深山、参悟玄機、意専則疑難化平易（隠遁生活をしているような心の静かな人は、賑やかな街でも深山のように感じ、玄妙な道理を悟る。他に心を動かされず集中できれば難題も易しくなる）」があります。これも静が知恵を生み、静が寿命を延ばし、静が動を制することができることを説明しています。

実は、生命は静黙にあるというのは、単に人類だけにいっているのでなく、他の動植物も含みます。以前、礎石の下に埋もれていた亀が発見されたことがありましたが、その命は二百年を経てもなお、無事だったのです。栄養を与えられた亀は息を吹き返し、はって進み始めたといいます。また、日本のある凍土地帯で、一本の古蓮が掘り出されたことがありました。その古蓮は既に一千年余りの生育歴があり、その後、入念な人工栽培を経て再び瑞々しい花を咲かせ、しなやかで美しい姿を見せました。

要するに、人類を含めた宇宙間に存在する万物は、すべて成長、成熟から老化に至り、滅亡します。これは阻むことのできない運行法則ですが、もしそれを救済・補助しようとするなら、唯一実行できる方法は、ただそのスピードとエネルギーの消耗を遅らせることです。そのための最も良い方法は、すなわち静かに修めることと、静かに練習することです。医学家の見識によると、これは現代物理学の熱学と力学の原理と一致するとされます。ここからわかるように、新医学気功の中の静功練習は、最も理想的な練習方法であり、練功者の心身の健康と長寿に最も役立つ活動です。

長寿はバランスにあり

中国で出版された多くの医学書の中には、「陰が平和で陽が収まっていれば、精神は正常である」「陰陽が分離決裂すれば、人の精気は絶えてしまう」とあります。これは、人体が陰陽バランスの状態に達して初めて、疾病のない長寿ができると説明しています。陰陽の説は、人体の生理と病理において「八綱弁証（表・裏・寒・熱・虚・実・陰・陽の八つに概括する弁証法）」によって区別し、陰陽を総則としますが、陰と陽はそれぞれ指すものがあります。陰は主に血、臓、内、下、精など、陽は主に気、腑、外、上、神などを指します。古代の医学家は疾病診断に際して、「善診者、察色按脈、先別陰陽（診断のうまい人は顔色を観察し、脈を取り、まず病気の陰陽を区別する）」とします。治療の際には、「詳細に陰陽の状態を観察し、それを調えて、陰陽バランスのとれた状態にする」とします。「疾」と「病」とは何か？

原因を究めると、すべて人体陰陽の気血のアンバランスにあります。故に、気血の滞りは万病発生の始まりとなるのです。

万病はすべて気の不足にあります。気の不足は主に内部環境の乱れ、および内外環境のアンバランスであり、それが疾病の発生を招きます。要するに、病気の発生はバランスが崩れたことが原因です。病気の治癒とは、人体が再びバランスを取り戻したということです。

6種類のバランスの概要

長寿はバランスにあるとの学説と理論は、自己コントロールのバランスを指していますが、そのバランスは、宇宙の自然バランスと切り離すことはできません。言い換えると、長寿は運動にあり、健康はバランスにあり、長寿は静かな心にあるということです。その深い哲理には、宇宙の運行法則に対する認識、人体のメカニズムに対する認識、天、地、人の三者を科学的に研究した結果などすべて含まれています。私は人類生命の長寿バランス理論、および具体的な内容を次のようにまとめました。

環境バランス

人間は自然界に生存していますから、自然に順応すべきで、逆らってはなりません。すべての生命の健康・長寿は、周囲の環境と必ずバランスを保たなければなりません。もし人が自然界とのバランスを失うと、病気にかかり、甚だしいときは生存できなくなります。

栄養バランス

人は五気を受け、五味を納め、五穀百気を食べています。栄養のバランスを保って初めて安らかに長生きし、天寿を全うして百歳まで過ごせます。

陰陽バランス

陰陽は万物の綱紀（根本）です。中国医学でいうように、陰陽は相対し、また統一される名詞であり、万物は陰を負いて陽を抱き、一陰一陽これを道といいます。「道」とは、すなわちその運行法則です。「陰が平和で陽が収まっていれば、精神は正常である」「陽は外にあって陰の使いである。陰は内にあり、陽の守りである」

人体気血の陰陽が永遠にバランスの良い状態であれば、人は健康で長寿になります。これに反して、もし気血の陰陽のバランスを失えば、人は病気になり、最悪の場合は早く衰え、死を迎えます。したがって、「聖人春夏養陽、秋冬養陰、智者従之、愚者佩之（聖人は春と夏には陽を養い、秋と冬には陰を養う。知者はそれに従い、愚者はそれに背くのである）」というわけです。新医学気功は、練習者がその理論を深く習熟することを提唱しています。練習者がその理論を理解し、陰陽を知っていれば、誤った練功をすることはありません。

動静バランス

人は身体の健康を維持するために、労働と休息をうまく結びつけ、動と静の割合を適度にし、緩みがありながら張りもあるようにする必要があります。気功練習をするには静と動が相まって、内は動いていて外は静か、外は動いていて内は静かとすることで、陰陽のバランスを取ります。そうすると、気血がスムーズに調和され、経絡が滞りなく、健康と美しさを保つことができます。

心理バランス

是や非、問題や葛藤などを公平に扱い、解決できてから初めて、人の心理はバランスを取れるようになります。心理バランスは、まず良い情緒（気持ち）を持つ必要があります。情緒は人の生命のバランスを取る指揮者です。もし情緒が悪ければ精神障害を起こし、さらに身体を崩します。怒りと憂鬱は、人体における災いの根源です。心理バランスを良い状態にするには、多くの知識を得、心身をよく修練し、「三静（浄）」をするように努める必要があります。すなわち、心が静かで、脳が空の状態で雑念がなく、身体が清潔で言葉がきれいなこと。諺にもあるように、「優しい人には敵なし」。心の静かな人は、優しく、難題もたやすく解決できます。

心身バランス

思考と行動のバランスは調和させるべきです。口に出したことを実行できる人は国宝といわれます。

考えたことをやらないのは悔いを残す人生となり、これもまた心身のアンバランスを招きます。人の生理と心理がアンバランスになると、陰陽の失調を引き起こし、各種の疾病を誘発することになるでしょう。

人の生命長寿バランス理論と学説に関しては、ここに挙げた6種類のバランス以外に生態バランス、運動バランス、生理バランスなどもあります。

気と功の解釈

気功の「気」の字の意義解釈

気という字には、気候の気、人体の気など、複数の意味があります。

気候の気は、天気、地気、四気、六気、運気などがあります。天には天気、地には地気があり、雲は地気からなります。古詩に「万丈浮雲渊底来、九州積気峰前合（淵の底の気が上昇して万丈の浮雲となり、全土の気が集まって山の峰の前に合する）」とあります。雨は天気からなり、天と地の気が交わり、万物が生成されます。この素朴な唯物論の観点が医学の領域に導入され、中医学では次第に気の概念が形成されました。

中国古代の哲学者は、気は世界を構成する最も基本的な物質だといいます。宇宙間のすべての事物は、気の運動変化により産生されています。また、気は人体を構成し、人体の生命を維持する最も基本的な物質です。『素問』には、次のように書かれています。「人以天地之気生、四時之法成（人は天と地をもって生き、四時〈四季や一日24時間を四つに分けたもの〉の法則に従ってこそ成長する）」「天地合気、命之曰法人（天と地の気が合わさったものを人と呼ぶ）」「天飼人以五気、地飼人以五味（天は五気をもって人を養い、地は五味をもって人を養う）」。すなわち、すべての人は皆気を使い、気を服用しています。万物はすべて気から生まれ、陰陽五行の気は天地の万物と化しています。

このような学説と観点から、新医学気功は人体の気を次のように定義します。

「上焦の宣散により、五穀の精微の気味は散布され、皮膚を温め、身体に満ち、毛を潤し、霧露が万物を濡らすように全身を滋養する。これを気という」

また、「五気入鼻、蔵於心肺、上使五色修明、声音能彰。五味入口、蔵於腸胃、味有所生、以養五気。気和而生、津液相成、神乃自生（五気は鼻から入り、心と肺に貯蔵され、上に行き五臓の色を鮮やかにし、声を大きくてよく通るようにする。五味は口から入り、胃と腸に貯蔵され、栄養物質が五臓の五気を養う。五臓の気が調和すれば気血津液も生成され、精神の気も盛んになる）」。ここでは、人体の生成と生命の維持は、絶えず自然界の清らかな気、酸素と水穀の気（飲食物）を補充する必要があるといっています。

もし「気散則形亡（気が散れば形が亡くなる）」と「気聚則形成（気が集まれば形となる）」を理解して、医学気功の修練をがんばって続けられれば長生きすることができます。

私が創った、このような詩があります。「大千世界無真空、任何物質立場中。宇宙万物一気聚、人人有気内外通（広大無辺な世界には真空はなく、いかなる物質もすべて気場の中にある。宇宙の万物は気の集まりにより生成され、誰しも気を持ち、その気は内と外に通じている）」

人体の気は3種類に分けられます。一つめは先天の精気、二つめは後天の水穀の気、三つめは自然界の清気です。いわゆる衛気、営気、宗気と元気は、臓腑の気、経絡の気、脈中と脈外の気と三焦の気に属しています。

人体の気の生成は、肺、腎、脾、胃など臓器の働きで完成されます。人体の気の働きとしては、①推動作用、②温煦作用、③防御作用、④気化作用、⑤固摂作用、⑥栄養作用があります。

気は生命のホログラフィックエネルギー体であり、具体的な物質として現れていませんが、気は物質の本源です。すなわち、人体の生命活動を維持する原始的物質エネルギーです。エネルギーの気は水、電気、気、音、光、鉱物質と磁気を含み、あらゆるものを網羅していて、その威力が無限大です。

新医学気功の練習においては、このエネルギーの気を練ります。肉体の鍛練と意識のコントロールにより、このエネルギーの気を吸収し、生命エネルギーを補充することで、邪気を除いて正気を補います。正気を長く養うと百病が生じず、身体の回復と健康維持が得られます。

気は情報を持つエネルギーの物質です。練習者には、気を得たあとにさまざまな反応が現れます。例えば、麻（痺れ）、熱、涼、脹（はる）、重（おもい）、軽（かるい）、大、小、空、あるいは不思議な映像など。これらは、すべて気が体内で運化・気化されることにより起こされる正常な現象です。

同時に、新医学気功を修練できる患者あるいは未病（病気になる前の亜健康）の人は、いったんこのような充足な気感を得て、また絶えず気を集めて配列と組み合わせを行うことができれば、長い年月を経て、量的変化から質的変化に変わったあと、不思議な効能と効果が現れます。このように、体内の毒素と有害物質を体外に排出し、身体組織を守る効果が得られます。

新医学気功を修練したあと、潜在エネルギーを利用・貯蓄して不良の情報を追い払えるようになることで、体内ＤＮＡの遺伝子コードを守り、免疫システムの機能を高めます。このように、病気の予防と治療、またエネルギーの大量補充の効果が得られ、人は精力に満ち溢れ、頭の回転が速くなり、知能の開発にもつながります。同時に、人体細胞の酸素量を補い、フリーラジカルを取り除き、老化と衰退を遅らせて、長寿の目的に達します。

新医学気功の練習を続けていると、短期間で感覚を覚え、麻、熱、涼、脹、重を感じる人もいれば、奇妙な音を聞く人もいます。また、明るく感じ、光やカラーの映像を見る人もいます。このような現象を得気といいます。得気の者は、道（タオ）を得るのです。これは、この充足した気を得た修練者は、この得た気を通じて初めて真に天、地と万物の本質、および法則を悟ることができるということです。

気功の「功」の字の意義解釈

功とは何か？　功は運動の状態から発生したものです。気は宇宙が創られたときに産生され、功はそれにつれて成されましたが、功は功能、（練習者の）徳を意味します。

新医学気功の修練者としては、大いなる徳を積み、玄徳を積み、陽徳と陰徳（人に知られない善行）を積むことが大事です。美徳を積んで公徳を重んじ、儒教を学んでどう身を処するかを知り、道教を学んで人体の健康維持法を身につけます。これらはすべて人々の魂を昇華させ、愛の心、道徳と文明の水準を高めるのに役立ちます。

第4章

新医学気功の概要およびその働きと効用

新医学気功の概要

医学気功は中国独特の民族文化遺産であり、中医薬学の重要な構成部分です。中医薬学は、中華民族文化の貴重な宝です。医学気功は古代の人々の、長期にわたる疾病と老衰との戦いの中から創造・整理された医療保健であり、身体鍛錬と長生きの養生方法です。また、身体を強くして疾病を治療する伝統的な方法であり、民間治療の奥義でもあります。

新医学気功は、この医学気功を基に私が家伝の内丹功と中医薬学理論を継承したうえで、中医学と西洋医学、古今の文化を深く学び吸収して創り上げました。また、古今の人体解剖学を指針にしながら、ミクロの医学、環境医学、宇宙の自然科学といった分野の知識を取り入れ、性命双修（性は性格、天性、気性、特に徳性を指す。徳性を修めれば命が長くなること）の内容とし、動と静を兼ね合わせた形式を取り、現代人の生活に合うようにしました。動作が簡単で学びやすく、際立った効果があり、生活リズムの速い現代人に適しています。

私は長年の医療と気功治療経験を基に、中医学、西洋医学と気功の精髄な部分を活用し、病気を治療する新功法を編み出しました。新医学気功は、病気の予防、診断、治療法、身体の健康・健美法、潜在能力の開発法と抗老衰（アンチエイジング）法などを網羅したシステム的な功法となっています。

新医学気功は、臨床実践においては中医学、西洋医学、気功を融合した方法を用い、難病や病名のつかない病気、珍しい病気の診断と難病治療という難関を抜けてきました。それと同時に、医学界と気功界、中医学と西洋医学を結びつける懸け橋となり、より深い交流を実現します。

新医学気功は、自然資源を利用した自然療法を用い、特に東方の三気（清気、正気、和気）を取り入れることにより、中医学の「正治と反治」「標本同治」などの治病原則にとどまらず、「同病異治（同じ病気でも、証により治療法が異なること）」と「異病同治（違う病気に同じ治療法を用いること）」の方法を用いて、病気の予防、診断、治療方法を系統的にまとめました。

新医学気功は神経系、内分泌系、脳心血管系、運動系、消化系の五大系統の疾病に効果があり、未病（病気の前駆状態）と末病（末期的な病気）には特別な効果を発揮します。

新医学気功はミクロの医学、環境医学、宇宙の自然科学の知識と理論を取り入れることで、発病原因である36種類の無形（肉眼で見えない）感染源を突き止め、磁場（地の気）の良し悪しの識別、気象の前兆、夢の前兆、病の前兆からの予測に長けています。

新医学気功は内容が豊富で、功法理論が奥深いですが、功法が順序よく、動作が基準に合わせて作られています。また簡単に学べ、練習しやすいので、健康を求める方は、ある程度の時間を練習に当てることで、早く気を感じることができます。新医学気功は、レベルの高い科学的な養生方法です。体内に正気を貯める有酸素運動として練習することにより、病気の自己治療の効果を上げるだけでなく、最も速く特殊能力（微視覚、微嗅覚、微味覚、微感覚、微触覚、微聴覚の微六感）を開発する方法でもあります。

表5　新医学気功と五行の関係

新医学気功と五行		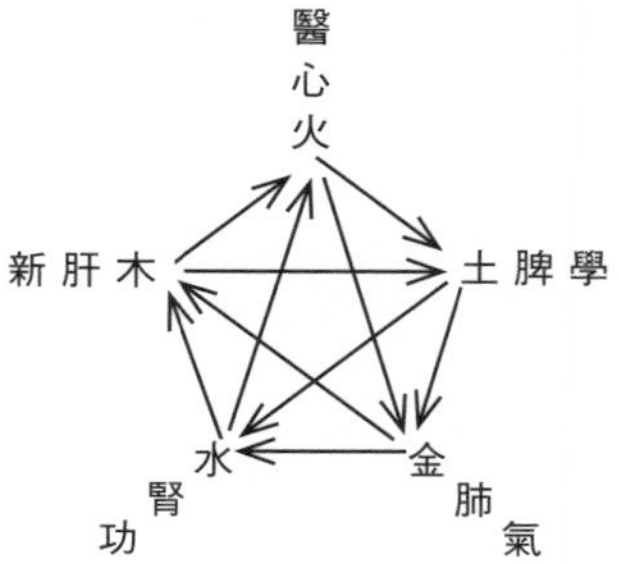				
五行		新	醫	學	氣	功
		木	火	土	金	水
自然界	五季	春	夏	長夏	秋	冬
	五方	東	南	中	西	北
	五気	風	暑	湿	燥	寒
	五化	生	長	化	収	蔵
	五音	角	徴	宮	商	羽
	五色	青	赤	黄	白	黒
	五味	酸	苦	甘	辛	鹹
人体	五臓	肝	心	脾	肺	腎
	五腑	胆	小腸	胃	大腸	膀胱
	五形体	筋	脈	肉	皮	骨
	五官	目	舌	口	鼻	耳
	五液	涙	汗	涎	涕	唾
	五華	爪	面	唇	毛	髪
	五情志	怒	喜	思	憂	恐
	五声	呼	笑	歌	哭	呻
	五常	仁	礼	信	義	智
	五徳	良	恭	譲	倹	温
	五毒	怒	恨	怨	悩	煩
	五輪	井	滎	輸	経	合
	五変動	握	憂	噦	咳	慄

表5は、人体と自然界との密接な関係を説明しています。

大自然は人類に酸素を与えています。つまり、人類は大自然を心から愛して感謝し、大自然に順応してこそ、常に穏やかでいられるのです。

酸素は人体を構成する物質的な基礎であり、生命活動を維持するための物質的な基礎であり、万物の生・長・壮・老・死の物質的な基礎でもあります。

新医学気功の新医学健身気功は、優れた有酸素運動として運動系（骨）、消化系（胃）、呼吸系（肺）の慢性的な病気、症状にも特殊な効果を現します。

気は百病の始まりであり、万病の原因は酸素不足にあります。最近は、酸素不足が引き起こす病気、症状が非常に多くなっています。例えば眩暈、無気力、耳鳴り、記憶力の低下、視力の低下、腰がだるく背中が重いといった症状は、すべて内臓の酸素不足によるものです。特に不眠、多夢、うつ病は、脳細胞の酸素不足によるものです。

新医学気功は有酸素運動を原則とし、自然、社会、家庭、人体の気血津液の調和、慢性疾患問題の解決を目的とします。また、新医学気功を通じて、人体の生理機能、解剖知識、中医薬学の基礎理論、大自然の法則を学ぶことができます。

また、新医学気功には六つの「美」と六つの「調和」があります。

六つの「美」

1．美しい微笑みは文明を伝え、和やかな磁場に調整します。また、「微笑みはお金のかからない薬」です。楽しく話をしているうちに、病の気が外に出て消えてしまいます。

2．美しい愛の心は希望を与えてくれます。希望は生命の魂、心の灯台、病魔に打ち勝つ武器、成功への道標、生活の指針であり、希望を失うと生命が枯れてしまいます。

3．美しい歌声は心の願いを伝え、自然を謳歌し、人生の励ましとなります。

4．美しい舞魂は、心の思いを形に表せる素晴らしい有酸素運動です。舞魂は健康で美しい体形を与えてくれます。

5．美しい真気は、肉体と魂の邪気を取り除きます。いわゆる正気を体内に増やして、邪気の侵入を防ぎます。

6．美しい医徳。良い医者として取るべき態度と精神を守り、患者を救い、仁心、仁徳、仁術を用い、不治の病を治療します。

六つの「調和」

1．古今の文化の調和

2．東西の文化の調和

3. 中医学と西洋医学の調和
4. 医学臨床の各科の調和
5. 気功界、武術界と医学界の調和
6. 宗教と医学の調和（道教・仏教の知識を中医学の知識に融合させる、など）

※新医学気功の主旨は、「徳」を基礎として「科学」的に行うことです。

五つの「新」

政治化、規範化、知識化、科学化、生活化

政治化とは、宇宙日月の精華を吸収し、正気のエネルギーを伝送することです。

規範化とは、具体的な基準を設けて実践し、質を重視して定時・定量的に、良い習慣を持って根気よく続けることです。

知識化とは、新医学気功の練習者は広く関連知識を学ぶべきであること。周知のように、知識は生命の火花と生活の源泉であり、幸せを得る基礎でもあります。また、知識は人々が運命を変え、生存環境をアップさせるための、最も重要な条件となります。

すなわち、己、人、社会、世界、宇宙を知ることです。知識のメスでまず自分を解剖し、己を知るほど明白になります。人を知るほど智慧が生まれ、人を見抜けるとチャンスがどこにでも生まれてきます。

社会を生きていくための必要な知識と心構えをマスターすると生存、発展、創造ができるようになります。世界を知ることで、現実世界に不平不満を言わなくなります。大自然の気象知識を知るには、天、地、人の体内時計の知識を知らなければなりません。

己、人、社会、世界、宇宙を知って気功練習の根本をとらえ、練習時の偏差と偽りの幻覚現象を防ぐために、伝統医学と現代科学の知識を勉強・把握する必要があります。例えば、中医学、生理学、病理生物学、易学、天文学と社会学、ないしは自然科学と社会学などの知識まで。それと同時に、中医学と西洋医学を広く学びます。中・西洋医の医療関係者は学びあい、補いあって交流し、その学びを実践に生かすことで博識になり、専門家となるのです。

科学化とは、科学を尊重して科学知識を根拠にすることです。具体的には、気の感覚を伴った気功練習、明確な診断、効果的な病気治療を重視します。科学的視点がないと、効果を得るのが難しいからです。言い換えれば、効果はこの新医学気功が科学的であることの証明になります。また、功法は基本的なルールがあり、安全性があります。

生活化とは、生活に気功を取り入れ、生活の中で練習を行うことです。普段の坐、臥、立、歩行の中に気功練習を取り入れます。例えば、身体を正しくすること。身体が正しくなければ偏差が起こりやすくなります。また、心を正しく持つ必要があります。邪の心から邪の功になるからです。

このように、日常的に道徳、心理、健康の質を上げていけば、家庭生活の質が上がり、心理のバランスが整うため、家庭の調和、生涯の幸せを実現させることになります。

特色ある診断

伝統医学の診断方法を用いて現代医学の診断不足を補います。伝統医学は望、聞、問、切の4種類の診断方法があり、それぞれを「神、聖、工、巧」といいます。目で見て知ることを「神」、声を聞いたりにおいを嗅ぐなどして知ることを「聖」、話を聞いて知ることを「工」、触診して知ることを「巧」といいます。

古代の医者は、「脈診のうまい人は、色を観察し脈をとり、まず病気の陰陽を判別する」「審清濁而知部分、視喘息、聴音声而知病所苦。観権衡規矩而知病所主（色沢の清濁を診て病気の部位を知り、呼吸の様子と声を診て苦しむところを知る。四時の脈の原則に照らし合わせて、病の臓腑を知る）」「按尺寸、察浮沈滑渋而知病所生、以治無過、以診則不失矣（寸部の脈状の浮、沈、滑、渋を診て病気の原因を知る。このように診察も正確であり、治療の過ちもない）」といいます。

また、古代の医家王叔和《おうしゅくか》には、「要知患者生死、須詳脈之有霊（脈に詳しければ患者の生と死を知ることができる）」との名言があります。

脈を診るには、まず三部九候を明確にし、脈率と脈律を把握する必要があります。つまり、脈の拍動数と運行規則をとらえる必要があり、その次に、これらの部位の28種類の病脈の反応を見ます。

新医学気功師としては特色診断の能力を持ち、中医学と西洋医学を学んで、しっかりした医学基礎理論の他、三つの能力を備える必要があります。

一つめは磁場を感応する診断能力。患者の頭形、体形、顔つき、顔色、精神状態を観察し、望診を通して、神（精神的活動）を得ているかどうかを判断します。磁場の感応を通して、極細微な情報を獲得します。このように、外部の観察から内部の状態を知ることができます。

二つめは遠隔診断能力。磁場を感応し、患者の病因と情報をキャッチします。

三つめは透視能力。透視と発功（気を発すること）を通じ、身体の異常部位を的確に診断、そして功法を実施して、理想の効果が得られるようにします。特色診断法を用いることで、特に病因が特定されにくい病気症状や、難病の診断の確率が高くなります。私は、臨床では特色診断法を実践し、多くの医者が頭を悩ませている病症をはっきり診断してきました。例えば、「格陽症」と「格陰症」。内熱だが外表は寒となり、内寒だが外表は熱となる症状で、現代医学でいう名もなき菌・ウイルスが引き起こした変異の病状と高熱の病変に属し、実際、ウイルスと細菌が変異したあとに起こった、一連の不規則な臨床症状です。

特色ある治療

病因が特定されにくい病気や難病に対する治療は、中医学、西洋医学と気功を融合した方法が最も効果的です。その治癒率は通常より遥かに高いものとなります。

具体的には次の三つの原則があります。

急則治其標（急性症状は対症療法を用いる）

例として、西洋医学の点滴、輸血、酸素吸入、化学療法、光線療法、磁気療法、および各種の手術などの治療方法。

緩則治其本（慢性症状は根本治療をする）

例として、中医学の各種の慢性病と衰退性の病変に対する治療。特に重症な疾病、高熱病、急病の回復後のケアと養生には、この方法を用います。特に精神疾病、うつ病、内臓環境の乱れ、気血の乱れ、また外傷の瘀血による経絡と血管の循行障害、およびそれが原因で引き起こされる不眠、鬱積（気がふさぐ）、便秘、神経性頭痛、血管性疼痛と血管の梗塞などは、新医学気功療法では特に効果的です。

冷薬を用いて原因不明の病気症状を治療する

冷薬とは、古来より使われている鉱石・金属類薬、各種虫類の有毒たんぱく質、さまざまな野花や毒草、および各類の有毒な木の根、葉、皮などのことです。

原因不明の病気症状とは、七情（七つの感情）の過度の変化による特異な症状に属するものもあれば、気、血、陰、陽の乱れにより引き起こされる内環境の臓と臓、腑と腑、および臓腑間の機能不調和の病変もあります。例えば、気滞血瘀による癥瘕《ちょうか》症（腹の中に塊のできる病気）、気血逆流による経絡の逆流、腎気不納による奔豚《ほんとん》症（発作時に耐え難い流動的な疼痛などが生じる）と喘息、火毒阻絡《かどくそらく》（火邪が経絡を阻滞すること）による馬刀侠瘻《ばとうきょうえい》（頚腋部リンパ節結核）、疔瘡走黄《ちょうそうそうこう》（重症の化膿性疾患）、達背陰疽《たつはいいんそ》（腫瘍）、原因不明の炎症や腫れなどがあります。

中医学と西洋医学と気功を融合した方法を用いて病気を診断・治療するのは新医学気功の特色であり、伝統を受け継ぎつつ、新しい治療法を創り出しています。方法は効果的で種類が多く、かつ特殊です。鍼灸、火療法、水療法、砭石《へんせき》（医療用の石針、石片）、刮痧《かっさ》などの療法。また、単方《たんほう》（民間に伝わる簡単な処方）、験方《げんぽう》（有効性が立証された処方）、奇方《きほう》などの民間療法があります。多くの気功師は内功点穴、内気外放、病気排出、組場《くみば》治療、帯功《たいこう》（三層功力以上の気功師がパワーを伝え、正気と真気で病の気を追い出す）講座と帯功講演などの気功療法を用いて患者を治療しますが、この治療効果が高いのです。

新医学気功は、前述した特色のある療法と中・西洋医学の治療方法を結びつけ、難病と珍しい病気の治療効果を上げ、中・西洋医学と気功という三者結合の治療原則を新しく創り上げました。医学界と気功界、中医学者と西洋医学者の懸け橋となり、互いの交流を深めることにもなるでしょう。

自分に合う新しい養生法を取り入れる

病気を予防・治療するためには、自然環境を利用して、自らが積極的に楽しく各種の運動、養生、保健活動を行い、顕著な効果を現す有酸素運動をし、邪気を除いて正気を補う必要があります。

養生方法は新しいものを取り入れながら、普段は自然と調和して健康を増進させることを心掛け、次のようにします。

1．身を修め、気性を養い、健康な心理状態（気持ち）を保つ。

2. 自身の体質に合わせて科学的に食事をする。
3. 自分の体力に合わせて、根気よく身体を鍛え、動と静をバランスよく割り当てる。
4. 呼吸の運動をする。呼吸法は静を主とし、外は静かで内は動いている状態にするために、身体の姿勢、心の状態と呼吸を調整する。
5. 食後30分経ってから散歩に行く。
6. 涙を流すことは健康に良く、泣いて涙することを正しくとらえる。男性も涙を流しても良い。

いくつかの例を挙げましたが、自分自身の状況に合わせて、自身に合う養生と保健原則を作ってもいいでしょう。ただ、具体的な方法を変えたとしても、その養生と保健の根本は酸素を増やすことに変わりはありません。

新しい領域と新しい効用

新医学気功は新しい健康法であり、新しい健康の道を開いてくれます。新医学気功は各年齢層に合わせて、それぞれ「医学神功」「医学龍功」「医学虎功」「医学熊功」「医学雁功」などを練習することにより、短時間で効果が現れ、子供の知能を開発し、健康と美を手に入れることにつながります。また、中高年の老化を遅らせる、長生きの妙薬となります。

私たちは健康長寿を求めています。しかし、自然の法則には逆らうことができません。俗世を生きるいかなる人も、人生を完走したところで死んでいきます。現代人は手の届かない不老不死の望みを諦め、その代わりに健康を求め、生命の質を高めようとしています。しかし、現代社会の速いリズムと生活スタイルのため、この簡単な目標も不老長寿という言葉のように曖昧模糊としています。新医学気功の学びと練習は、このような私たちの望みを叶えるための有効な方法となります。

新医学気功の効能とその深遠な意味は、次の詩に含まれています。

（一）

乾有三宝日、月、星、宇宙運転神秘宮
（天は日、月、星の三宝があり、宇宙は神秘の宮を運転している）
仰望銀河不流水、日精月華顕神明
（銀河を仰いでもそこには水が流れていない、日と月の精華が輝いている）
地有三宝水、火、風、坤気育養万生霊
（地は水、火、風の三宝があり、大地の気が万物を養っている）
人有三宝気、血、精、動静相兼経絡通
（人は気、血、精の三宝があり、動静相まって経絡が通じる）
垂肘坐腕十指鬆、火浪抽糸柔和風
（肘を垂れて手首を座らせ、十本の指の力を抜き、火の波のようなエネルギーと柔和な風を感じる）

意守丹田封七竅、鬆静増氧天門通
（丹田を意識し七つの竅〈五官〉を封じ、リラックスして心静かに酸素を入れ、天門〈百会〉を開く）
精神運転搭天橋、身軽如燕元神寧
（精神を集中し気を巡らせて天橋をつなぐと、身体が軽く元神が安寧する）
吾道如此延年薬、玉炉焼煉益寿丹
（我が道のこの延年薬、玉炉は燃え長寿の丹を練っている）
医学気功伝天下、積徳行善保安康
（医学気功は世界に伝わり、善行を積み無病息災である）

（二）
読生命天書、明天人合一
（生命の天書を読み、天と人が一体であることを知る）
煉医学気功、享生命無限
（医学気功を修練して、長生きする）
研悟神人劃太空、絵制神秘千万重
（研鑽して悟られた神人が太空を区分し、千万層も重なった神秘を描き）
天為棋盤星為子、宇環規律運転程
（天が碁盤で、星が碁石であり、宇宙は規則正しく運転している）

磁場粒子希格斯、分子微子量子成
（磁場のヒッグス粒子は分子、ニュートリノ、量子からなる）
日月星辰向北斗、陰陽五行八卦統
（日月や星々は北斗七星に従い、陰陽、五行、八卦が統率する）
乾坤万物一気聚、崑崙遥控地球行
（天地の万物は一の気の集まりであり、崑崙山は地球の運行をコントロールしている）
太空密碼応霊碼、三界生霊五行中
（太空〈宇宙〉の暗号は霊魂の暗号と対応していて、三界の生霊は五行の中にいる）
新医学、新気功、生命天書尚内容
（新医学、新気功、生命の天書は素晴らしい内容）
七耀霊光照人体、大小宇宙霊気通
（七耀光は人体を照らし、大宇宙と小宇宙の気が通じている）
万物生命気為本、天地氤氳物化生
（万物の生命の根本は気であり、天地の気が正常であれば万物が成長する）
乾愛生命坤育霊、星月浄化正気充
（天は生命を愛し、地は生霊を育み、星や月は浄化の正気に満ちている）
生命霊碼有定数、細胞運命由自控
（生命の暗号は決まった数であり、細胞や運命は自分でコントロールできる）

道医三気功理銘、和諧自然長寿星
（道医学と清気・正気・和気の三気の功法理論を知り、自然と調和して長寿になる）

新医学気功の機能

正気を補い邪気を除き、身体を強くする

気功練習は人体の病気への抵抗力や免疫力（体液免疫と細胞免疫）を高め、疾病の侵入と発生を防ぎ、正気を補助して邪気を除去する、といった効果があります。中医学では「正気内存、邪不可干（正気が内に存在すれば邪気は侵すことができない）」といいます。

これに対して、体質の虚弱な人は「邪之所湊、其気必虚（邪気が集まるところは、その正気が必ず虚している）」となります。

気功練習は、周辺環境に適応する能力を強め、人体と外界との動的なバランスの維持に役立ちます。

中医学では、「気は血の帥であり、気が巡れば血が巡る」といいます。気血が停滞すれば病はそこから生じ、気血が通じていれば百病は自ずと治癒するということです。

『難経』では、「気は人の根本である」と指摘していますが、ここでいう気は、宇宙間の天、地の気と人

の先天元気と後天水穀の気を含みます。

気はさらに次の二つの意味にまとめられます。

一つは人の生命活動を構成・維持する精微物質。例えば、水穀の気と呼吸の気など。もう一つは臓腑組織の生理機能。例えば、臓腑や経絡の気などです。

この二つは互いに関連し、前者は後者の物質的基礎、後者は前者の機能としての現れです。生命活動を支える気は、経絡系統と血管系に沿い、人体の臓腑と四肢を循行し、臓腑を温め、筋骨と皮毛を潤して、昇降開閉を管理し、皮膚を緻密にして外邪を防ぎます。このことから、人体生命活動の根本的な動力であるといわれます。

経絡を通じさせ、血気を調和する

経絡は経脈と絡脈に分けられます。経とは道路の意味であり、経脈は経絡系統の縦向きの幹線です。絡とはネットワークの意味であり、絡脈は経脈の分枝です。

経絡の系統は縦横に交錯し、全身を網羅しています。経絡は全身の気血を運行し、臓腑・四肢を連絡し、上下・内外をつなぎ、人体の各部位を調節する通路となっています。

経絡は規則的に体内を循行し、複雑な連絡と交差を通じて、人体の五臓六腑、四肢体幹、五官（目、舌、口、鼻、耳）、九竅《きゅうきょう》（人体にある九つの穴。両目、両耳、両鼻孔、口、両便孔）と皮膚、肌肉、筋、脈などの器官を、一つの有機的な統一体に構成しています。

『霊枢・経脈篇《けいみゃくへん》』では、「経脈は生死を決定し、万病を治療し、虚実を調え、通じなければならない」といいます。

気功練習をしているとき、人体には経絡の方向にそって酸（だるさ）、麻（痺れ）、熱、張りなどの感覚、またそれに伴ってエネルギーが流れる感覚があります。このような感覚は、鍼を刺したあとの「得気（気を感じる）」のときに現れる感覚の伝わり方と同じです。

外気導引と気功点穴も同じような感覚の伝わり方をします。このような感伝現象は、気功の理論上「内気運行」といいます。

また、内気の充実は、内気外放（内気のパワーを外へ放出する）の基礎でもあります。

気功練習は、経絡を通して気血を調和する作用があります。この作用は皮膚温度の上昇として現れ、一般には皮膚の温度を2～3度上げることができます。

同様に、気功練習は血管を広げ、血管の容積を増大させ、酸素の吸収率を高めることもできます。さらに、気功練習は血管の透過性を顕著に改善し、身体末梢部の微小循環の血量を増やし、赤血球とヘモグロビンを増加させ、白血球の貪食《どんしょく》作用を高め、血漿中副腎皮質の分泌量を半分に減らすことができます。このように、血管系と血漿成分の良好な変化から、気功練習は経絡を通して気血を調整し、病気の予防や治療効果があると説明できます。

心身をリラックスし、緊張をほぐす

心理学の分析では、人の身体健康は精神状態と関係していることがわかりました。『内経』には、次のように書かれています。「怒傷肝、喜傷心、憂傷肺、恐傷腎、思傷脾（怒は肝を傷つけ、喜は心を傷つけ、憂は肺を傷つけ、恐は腎を傷つけ、思は脾を傷つける）」

このように、古代の人は、すでに感情の揺らぎや精神の緊張は健康を害すると観察していましたが、現代医学でも、緊張した状態は人体の生理指標に影響すると実証しています。

例えば、仕事と生活環境のストレスに対応しようとするため、人体はやむなく立て続けに言動を調整して「ストレス反応」を引き起こします。このとき、アドレナリンの分泌が増え、呼吸と心臓の拍動が速くなり、血圧と血糖が上昇するなどの現象が現れます。気功練習はこれらの反応を緩和することができます。

気功練習を続けることは、身体をリラックスさせ、交感神経系の働きを弱め、大脳と身体を休ませる効果があります。

アメリカの学者であるシュテルンとドロの研究では、気功練習は血漿中のドーパミンとβ-ヒドロキシラーゼの活性を抑え、アンジオテンシンの活性を下げられると指摘します。これはアンジオテンシンの分泌が減少して血管の緊張度が緩和され、血圧も下がることを意味します。

また、気功練習は人体の中枢神経伝達物質と内分泌の変化を促すことができます。気功練習者は、体内のセロトニン（5-ヒドロキシトリプタミン）代謝が普通の人より2～3倍高く、血漿中の泌乳刺激ホルモンの濃度が高くなっています。これは中枢神経伝達物質であるドーパミンの活性が下がっていることを意味します。そのため、練功後はリラックスした安寧感がありますが、これは緊張感がなくなったからです。

気功練習はまた、感情からの悪影響を排除し、外部の刺激に対する反応を軽減し、人体の生理的変化の過程を最も優れた状態に保ち、身体の休息、修復と調整に有利に働きます。

このようなことから、気功練習は身体のリラックスと緊張の解消に有益であり、身体を健康にする効果があるといえます。

自己コントロールの力を高める

人は感情が変化すると、脳波の周波数や振幅も変化させます。臨床上では、病人は感情が高ぶったり、心配したりするときは低振幅速波の脳波図がよく見られます。感情が落ち着いたときには、徐波を主とする脳波がよく現れます。

気功の大脳皮質機能に対する有利な効果を実証するため、国内外の学者は皆、脳波を観察しました。観察の結果では、気功の作用により人の脳は新しい脳波の時空構造を作り、新状態に入ったことが証明されました。このような状態になれば、人の身体内部と外部を調節する力は継続的に高まっていきます。気功状態の意識作用が、前頭葉と視床下部・下垂体系を貫通させたことで、人は身体内の活動プロセスに対するコントロールが可能になったと推測されます。

学者たちの研究では、次のようなことが確認できました。
正常者が覚醒の状態で記録される脳波図は、大量の高周波が現れ、振幅が小さく、同期性が低いです。気功をよく練習する人たちの脳波図には低周波が現れ、振幅が正常者より2倍高く、同期性が良いです。気功修練者の脳波は、覚醒状態の閉眼休息、睡眠時などの脳波と異なり、特殊な類型となります。Q波の周期が長くなり、振幅が高く、周波数が低くなる特殊型です。これらすべての変化は、大脳の抑制機能が強化されたことを示しています。

この抑制過程は、大脳皮質の機能活動と人体陰陽の動的なバランスの維持には有益であり、緊張と興奮により乱された大脳皮質の機能を回復させることができます。また、大脳皮質機能を強化すると同時に、植物神経系との協調機能を高めることもできます。

気功の実験と臨床実践を通じ、吸気は交感神経を興奮させ、呼気は副交感神経を興奮させることが実証されました。

交感神経が興奮しているときは心拍が加速して血圧が高くなり、胃腸の蠕動が減りますが、副交感神経の作用はそれと相反します。

気功練習は、交感神経の中枢を安定した抑制状態にさせることができるため、慢性疾病の治療に役立ちます。気功の練習時は、筋肉と心の電気活動、心拍数と呼吸数などは、どれもある程度下がるといわれます。これは交感神経の反応が弱まり、副交感神経の反応が強まったということですが、このような効果は自己調整能力を高めるのに有益です。

人体の貯蓄エネルギーを増やし、消耗エネルギーを下げる

生理学の観点から見て、呼気を強めることは交感神経を興奮させることとなります。骨格筋が緊張して、心臓の鼓動と呼吸が速くなるのは、人体が外環境の変化に対して起こす反応であり、このような反応の形をエネルギー消耗反応といいます。反対に、反応過程で、もしエネルギー消耗を減らす傾向があれば、このときに呼吸が安定し、交感神経が抑制され、骨格筋がリラックス状態になり、身体は安静休養の反応を示します。このような反応をエネルギー貯蓄反応といいます。

気功を練習する際は、まず意識を調え、意識の主動的なコントロールの下で心を安定させ、肢体をリラックスし、呼吸を柔和にして、エネルギー貯蓄反応を起こします。例えば、坐式、臥式の気功を練習しているとき、身体の酸素消耗量は練習前より約30％減少します。同時に、エネルギー代謝も練習前より20％減少、ないしは深い睡眠より低くなります。呼吸数と1分ごとの通気量も減ります。

心理学者のウォーレスの測定によると、通常、人の熟睡時の酸素消費量は覚醒状態より10％下がりますが、気功時の酸素消費量は34％も下がります。

気功練習は、脳機能を高めると同時に基礎代謝を下げます。すなわち、人体のエネルギー総消耗量が減り、エネルギーの貯蓄能力が高まります。

練功の過程においては、生体プラズマが複合過程でエネルギーを放出するため、比較的生体組織のエネルギー消耗を減らし、生体が再びエネルギーを貯めることで、身体健康と充足な基礎エネルギーが得られると考えられます。

潜在エネルギーを活用し、自己を進化させる

身体に潜在しているエネルギーを活用するには、その人の自己調節と自己コントロールが必要です。つまり、人体の内気をさらに充足させることです。いわゆる「正気が内に存在すれば邪気は侵すことができない。邪気が集まるところは、そこの正気が必ず虚している」のです。

気功練習を通じて抵抗力が増し、精力に満ち溢れるようになると、仕事、勉強、生活、社会貢献などがさらに充実します。

人体の潜在エネルギーはとても大きいものです。例えば、人の大脳神経細胞は約１４０億個ありますが、普段使われているのは十数億個しかなく、80～90％はまだ力を発揮していません。人の肺胞は約７・５億個ありますが、使われているのは一部分に過ぎません。また人の毛細血管も、まだ本来の力を発揮していない状態です。

しかし、気功を練習したあとは脳波が明らかに変化し、肺活量が顕著に増え、血管の容積が大きくなり、微小循環が改善されます。これにより、気功練習が人体の潜在エネルギーを開発できることが実証できるのです。

新医学気功の効用

新医学気功の胎児への効用

新医学気功を用いて子供を天才に育成することが可能です。新医学気功の功法を「胎教」に使えば、右脳を開発することができます。「超脳革命」といわれるものです。医学気功＋音楽運動＝超脳革命というわけです。

「超脳革命」は通常3～5ヶ月の胎児から始めます。この全能の全脳教育は、一つめは感覚器官を活性化します。二つめは、右脳の智慧細胞を開発します。三つめは、脳神経細胞が取り込む酸素量を増やして、脳の中に備わっている「情報収集器・発信器」と「警報器」を開発します。そうすることで、胎児のときから触覚、視覚、味覚などの感覚器官系を開発し、バランス良くホルモンを分泌させ、胎児の内臓、脳、骨などが良好な生育・発育を得られることにつながります。

妊婦がこのような新医学気功の功法を胎教に応用すれば、「体質が良く、体格が丈夫で、腎、肝臓、心の機能が良く、目が生き生きとし、よく笑い、優秀で、賢くて、早く話せる」といった赤ちゃんが生まれてくることが期待できます。

新医学気功の胎教・胎養功法は三部に分かれています。それぞれ妊娠1～3ヶ月、4～6ヶ月、7ヶ月以後の妊婦に適用します。練習は正式な規定に従って行わなければなりません。

胎教功法を行う際は、親の微笑み、安定した心、母親の体質はとても大事であり、天才育成の「三宝」といえます。

注意する点は、次の通りです。

家庭環境

☯家ではたばこの煙、酒気と毒気（人体に悪い衛生環境）は禁じる。家族の禁煙、妊婦だけではなく、夫婦共に酒、毒気を禁ずるのが最も良い。

☯電源、電気製品から胎児への電磁波の影響を防ぐ。

☯新しい家具や内装材から揮発した化学物質による胎児への影響を防ぐ。

☯なるべく不愉快なこと、心を煩わすようなことのない健康な心を保つ。

☯まめに掃除をして居住環境を清潔に保つ。窓を開けて風通しを良くし、十分な日光を浴びるようにする。

飲食の禁忌

☯唐辛子などの刺激物、長期に塩などに漬けた食品を取らないようにし、毒素による胎児への悪影響を防ぐ。

☯上火（のぼせる）の食品はあまり取らないようにする。例えばライチ、竜眼《りゅうがん》、ブドウ、ヒマワリの種、香辛料の入ったナッツ類など。羊肉、イヌ肉、ウサギ肉、ガチョウ肉など。

☯海鮮と鱗のない魚（重金属を含む魚）を極力減らして、胎児への影響を防ぐ。

☯服用薬に注意する。妊婦が病気にかかった場合は、医師の指導の下で、胎児に影響しないように適切に漢方薬を服用すること。また、使用量はなるべく少なくする。

新医学気功の児童・青少年への効用

新医学気功は、知能を開発、子供の知能低下と知能障害を改善することができます。

子供の知能低下の原因は、①外因性の刺激によるもの、②病菌とウイルス感染、③外傷によるものです。

子供の知能障害の原因は、①先天的な遺伝子の異常によるもの、②生後の継発症によるもの、③出産時の障害によるものです。

子供の知能を開発するには、まず子供の知能の生理機能を知ることが必要です。つまり、腎、肝、脾、肺の相互関係、および総生理機能と各臓器の生理機能です。

総生理機能は、「精気を貯蔵して出さない」となります。

腎は先天の本であり、精を貯蔵する作用があります。腎は精を貯め、骨を主り、髄を生じて脳に通じます。腎は両耳に開竅し、志を蔵します。腎陽は元陽の根源、腎陰は元陰の根源です。

腎精が旺盛なら髄海《ずいかい》（脳）が充足し、精力に満ち溢れて、頭の回転が速くなります。それに反して、腎精が欠けていると髄海が不足し、思考力の低下や耳鳴りが起こります。腎は髄を生じます。髄は骨髄、脊髄、脳髄に分かれていて、皆腎の中の精気により生成されます。したがって、腎中の精気の盛衰は、骨の成長と発育に影響するだけではなく、脊髄と脳髄の充実と発育にも影響します。

腎中の精気が充足していると、大脳は健全に発育でき、精明の府（精神思考を主る）の生理機能も発揮できます。腎中の精気が不足すると、髄海は機能を失い、髄海不足の病理変化が起こります。要するに、張景岳がいう「無虚不作眩（虚がなければ眩暈にはならない）」の通りです。腎精不足の病理的な産物である痰、湿、火、瘀血は、脾、肺、腎の機能を低下させ、水液の運化（代謝）が失調し、温熱から痰が生じます。正に朱丹渓《しゅたんけい》のいう「無痰不作眩（痰がなければ眩暈は起きない）」の通りです。はなはだしきは、「痰迷心竅《たんめいしんきょう》」「痰火擾心《たんかじょうじん》」（ともに意識が障害される病気症状）が引き起こされます。

新医学気功を用いての子供や青少年の知能開発、あるいは病気療法は次の通りです。

一つめは病の気を排出し、元気を補います。つまり、中医学、西洋医学と気功を融合した方法を用いて、病気の根本を取り除き、免疫力を高めます。二つめは知能開発の功法を練習し、体内のエネルギーを増やし、身体を健康にするとともに、脳細胞（知能の倉庫）に酸素を送り、自己コントロール力（集中力）を高めます。三つめは気功師により、内功点穴の導引法を用いて、督脈と任脈の主穴（命門穴、神闕穴、百会穴、四神聡、大椎、陶道、風府、瘂門）に対して、内功点穴、定期発功（気のパワーを送る施術）を行い、身体を健康にしたうえで知能の開発に着手します。

功法の理論は、「督脈は全身の陽を主り、任脈は全身の陰を主る」「一身諸陰腎蔵之、一身諸陽心領之（全身の陰は腎臓に貯蔵し、全身の陽は心臓が率いる）」となります。

督脈と任脈が通じ、心火と腎水が協調しあって初めて元気を補うことができます。正気が体内に存在すれば経絡が通じ、気血が調和され、精力がみなぎるようになり、知能を高める効果が得られます。

新医学気功の中青年者（青年期～中年期）への効用

新医学気功は、中青年者の健康・健美法です。近年の臨床治療によると、青年、特に中年の方は、仕事や生活の大きなストレスが原因で、半健康状態（健康と病気の中間状態）の人が増えていることがわかりました。

このような現状、その原因はどこから来たのでしょうか。

古来より、「家家都有一本難念的経（どの家にも〈外見は幸福そうな家でも〉それぞれ家の事情がある）」といわれるように、男女にかかわらず人に言えないことがあります。また、多くの人は、魂の奥深くに悲しみを持っています。

その解決方法は、一言でいうと、すなわち「中年の方は肝臓の気を疏泄するべき」です。

体質が変化して半健康状態にまで発展した根本的な原因は、感情が揺れ動くたびに「肝気不適（肝気の昇発と疏泄ができずに気の巡りが滞って異常な状態を起こすこと）」「肝気乗脾（肝気が鬱滞することで脾の運化作用を失調させること）」が起こるからです。これにより、症状として眩暈、胸苦しさ、食欲不振、軟便、全身のだるさなどが現れます。

「肝気不適」は胸苦しさ、お腹の張り、息が短い（ため息をよくつく）、乳腺小葉増生、皮膚に黄斑あるいは黒斑が現れるなどの症状が出ることがあります。さらに、それにより衝脈と任脈の失調が引き起され、子宮筋腫、卵巣膿腫、骨胸腔積液、月経不順、乳腺増生、皮膚色素の沈着を招きやすくなります。

その他の「肝気不適」は、次のように現れます。

☯「肝気犯胃（肝気が胃を犯す）」として現れ、嘔吐、悪心（吐き気）、口の中に酸っぱい水が上がる、口が苦い、口の中が粘っこい、便秘などの症状となります。

☯気虚（気が足りなくなる）、気陥（気が陥落すること）として現れ、胃下垂、肝下垂、子宮下垂と脱肛の症状を招きます。

☯肝血不足を起こすこともあります。血不足が腎精の損失を招き、さらに腎結石、浮腫（むくみ）、水腎症と腎萎縮を引き起こしやすくなります。

☯気逆を引き起こすこともあります。咳嗽、肝気の上逆は気絶やショック、胃気の上逆は吐き気、嘔吐と曖気（げっぷ）を起こしやすくなります。

感情が揺れ動いて肝気不適になると、心理障害を引き起こすこともあります。心理障害合併症を患うと神経衰弱を起こし、うつ病になりやすく、不眠、多夢、便秘、さらに眩暈、動悸、胸苦しさなどが発生しやすくなります。そのうえ、内分泌系の乱れが引き起こされ、顔面や瞼の浮腫、下肢のむくみ、あるいは全身の皮膚が黒くなり、斑点や傷痕とニキビなどが現れることがあります。

新医学気功では、定期的に動功、静功と小周天功（任脈と督脈を通す功法）を練習します。

功法の理論

元気を補い、三焦の気化機能を高め、肝臓の疏泄機能を調整します。情緒を安定させ、気機（気の出入上下）を疎通し、胆が胆汁を正常に分泌するようにし、消化を助け、肝気をくまなく巡らせます。それにより、脾の清気が昇り、濁気が降り、神（気血）がすがすがしくなり、脾、肺、腎の三臓器の機能が増強され、気、水、血を正常に運行し、五臓六腑の機能が旺盛な状態に保たれます。それをもって身体の微小循環を改善し、細胞に酸素を取り込む力を高め、免疫細胞を絶えず充実させ、免疫系の作用を発揮して病気の予防・抵抗、身体の健康・強壮の目的を達し、中青年に青春の活力を奮い起こさせます。

新医学気功の中高年者への効用

新医学気功は中高年者の抗老衰（アンチエイジング）法でもあります。中高年者には更年期障害を発症した方が多く、それが原因で年齢に比べて身体が衰えています。

その発症原因は、五臓六腑と骨格に退行性変化が起きているからです。この変化過程では、なんらかの原因により、ある一つの臓、あるいは腑の機能が突如変化し、臓腑機能が協調性を失います。長く続くと、さまざまな退行性病変が出現してきます。

治療だけに頼ると経済的な負担が大きく、薬物残留の危険性もあります。これらの残留薬物は細胞に沈着し、薬物性の損傷を負うことになります。

高齢者が新医学気功を練習する場合は、静功を練習することにより、細胞の酸素消耗量を減らして元気を補い、三焦の元気を流し、気化作用を高めることとなります。気化がうまく行われると、湿邪が自ずと除けます。

元気が旺盛で経絡が通じていると、気血は充足してきます。気血は人の神です。

中高年の方が生活の中に気功練習を取り入れられると、身体の細胞に取り込む酸素量を増やし、細胞のフリーラジカルを取り除き、酸化を抑えることで、抗老衰の能力を高められます。

正に古詩にあるように「玉炉焼煉益寿丹、正道修行延年薬（玉炉で長寿の丹薬を煉り、正道で長生きの薬を修める）」「天地人一体同春、享天年而度百歳（天地人が調和され、天寿を全うして百歳まで過ごす）」となります。

第5章

気功鍛錬の基本的な方法

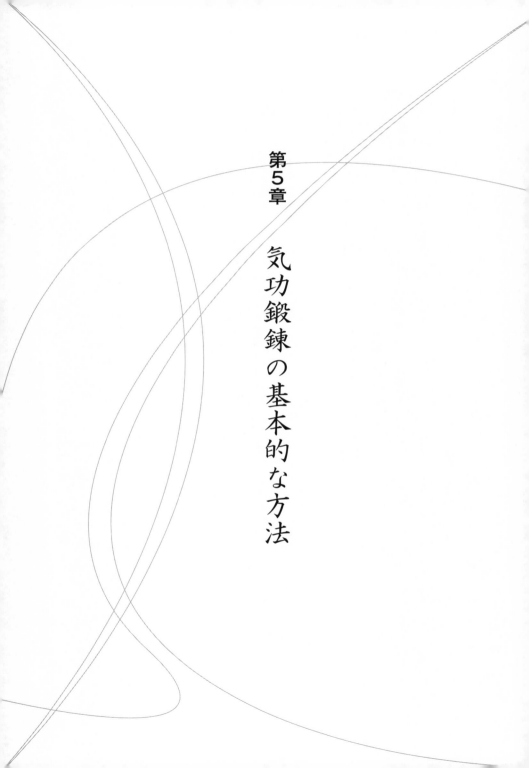

中国の気功の歴史は古く、道家気功、仏家気功、儒家気功など多くの流派があり、功法もそれぞれ異なりますが、各流派の気功はいずれも一定の形式があります。この形式は、意念（思いや考え、意識）の調えと各種呼吸法の実践を通じて身体を健康にし、知能の発達を促進させ、病気を予防・治療する目的に達します。

千百年の歴史を経て発展してきた気功には、「三調」という動作の基本があります。すなわち、調身（身体の姿勢を調える）、調息（呼吸の方法）、調心（意念の応用）です。この三調は、気功鍛錬の三大要素とされます。

気功鍛錬、特に静功練習において、練功（気功を練習すること）は「三調」と切り離すことができず、両者は相互に影響し、相互に促進しています。練功と「三調」を協調させることで初めて目的に達し、効果が得られます。

調身

調身とは、気功鍛錬を良くするために姿勢を調えることです。

練功するときはしっかり練功姿勢を取り、身体の体位と形態は、身体の各部位が自然な態勢を取れるようにします。また、意識を集中し、全身をリラックスした心静かな状態にします。そして、呼吸を調え、深く、細く、均等に、長くします。これは気功を上手に練習できる重要な条件の一つです。

練功の姿勢は、臥、坐、立、歩行の4種に分けられます。どの姿勢にするかは練習者の性別、年齢や体質と健康状態、および症状の属性に応じて合理的に選択するべきです。

姿勢を正しく取れるかどうかは、練功の第一関門です。正しい姿勢と位置が取れなければ、練功しても効果は期待できません。また、練功時の身体の位置取りは、疾病の治療と直接関係します。慢性病患者と身体の弱い人は、臥位（寝る姿勢）を取ります。体質が丈夫になってから坐、立、歩行などの方式に変更していきます。

主に身体壮健を目的とする練功者は、立、歩行の姿勢を取ることで体質が強化され、仕事力アップにつながります。

練功者がどのような疾病を患っているかは、姿勢の取り方とも直接関連しています。高血圧や神経衰弱の人は、立式で練功すべきです。内臓下垂の人は臥位を取るべきであり、できることなら足を曲げて臀部（お尻の部分）に枕などを敷き、そこを肩より少し高くすると、健康回復につながります。

臥式《がしき》

仰向け臥式

自然に仰向け（顔を上に向けて寝る姿勢）に横たわり、下肢（両足）はまっすぐに伸ばし、かかとは揃えるか少し離し、足先は自然に開いてリラックスさせます。上肢（両手）は自然にまっすぐに身体の側に置き、十本の指は開いて、手のひらを下か上に向ける、あるいは両手のひらを重ねて腹部に置きます。

枕の高さは適宜にし、身体が心地良くリラックスできるようにします。

穏やかな呼吸を保ち、身体をまっすぐにし、両目は微かに閉じるか、一筋の光が見えるくらいにします。

口は軽く閉じ、鼻の吸気と吐気を主とします。必要があれば、呼吸に応じて規則的に口を開閉してもいいでしょう。

身体の弱い人には、寝る前に臥功を練習するのをお勧めしますが、体力がある場合は坐式か立式が良いでしょう。

横向き臥式

横向きに寝ます。向きは左向き、右向きどちらでもかまいませんが、一般に右向きを取ります。頭はうつむき加減にし、頭の高さは心地良くリラックスできるように枕を調整します。

口は軽く閉じ、上半身は微かに曲げます。腰はやや弓形に曲げて、胸をやや引き気味にして背中を広げ、「含胸抜背《がんきょうばっぱい》」の姿勢にします。

右向きのとき、右上肢は自然に曲げ、五本の指は気持ちよく緩めて手のひらを上に向け、頭面近くに置きます。

左上肢は自然にまっすぐに伸ばし、五本の指はリラックスさせて手のひらを下に向け、同じ側寛骨（骨盤の左右の壁を形成する左右一対の骨）の上に置きます。

右下肢は自然にまっすぐ伸ばすか、やや曲げます。左下肢は膝関節を約１２０度に曲げ、その膝を右膝の上に軽く置きます。

坐式

平坐

硬いスツールか椅子の上に臀部を半部、あるいは尾骶骨（尾骨・仙骨）の端をかけるように、姿勢正しく座ります。上半身は頭をまっすぐにして顎をわずかに引き、胸をやや引き気味にして肩を緩め、肘と上腕をリラックスします。

十本の指はリラックスしてやや曲げ、手のひらを下に向け、太腿の膝部分に置くか、両手のひらを重ねて下腹部に抱え置きます。

両足は平行して開き、両膝は肩と同じ幅にします。脛と太腿は１００～１２０度に曲げ、口は軽く閉じます。

平坐は坐式の中で最も使われる姿勢で、どのような年齢、体質の練功者にも適します。

加齢で身体の弱った気功練習者は、坐式と臥式を交互に行うと効果的です。両足はのびのびとリラックスさせます。

胡坐《あぐら》

上半身は平坐と同じです。ただ両脛は組み、足の裏は外向きにします。臀部には座布団などを敷き、両手は軽く重ねて腹部の前、あるいはそれぞれ太腿の上に置きます。

半跏趺坐《はんかふざ》

上半身と手の位置は胡坐と同じですが、左足を右太腿の上に置くか、右足を左太腿の上に置きます。

結跏趺坐《けっかふざ》（足の甲で左右それぞれ反対側の腿を抑える形の座り方）

上半身と手の位置は胡坐と同じです。ただ左足を右太腿の上に置くと同時に、右足を左太腿の上にも置きます。両足の裏は天に向けます。

この姿勢は比較的複雑で難しく、臨床での応用は少ないですが、気功の熟練者にはよく使われます。結跏趺坐は意識が入静（雑念を取り除き、心を静かにすること）しやすくなり、上半身と頭部の緊張をほぐしやすいですが、下肢は少し緊張します。練功者は判断して選択しましょう。

立式

自然立式

自然に立ち、両足は肩幅と同じくらい開きます。開いた両足は平行かハの字、または逆ハの字にします。足の裏は地面に付け、重心は両足底の中央に置きます。

腰と股関節をリラックスさせ、腕は腰の両側に自然に下げるか、両手を重ねて丹田に抱え置く、あるいはボールを抱えるようなポーズを取ります。

そして、手を丹田から25～35cm離します。腕をリラックスさせ、脇の下を少し開き、上半身はまっすぐにします。胸は少し引き気味にし、背中を伸ばしてわずかに顎を引きます。肩をリラックスさせて頚（首）を伸ばし、目と口はわずかに閉じます。舌は軽く上顎に付け、全身をリラックスさせます。

站椿式《たんとうしき》

站椿式の基本の形は自然立式と同じです。下肢は半馬歩《はんまほ》注8あるいは馬歩《まほ》注9式站椿の形を取ります。手は腹部に置き丹田を抱えるか、腹部の前30cm離れたところでボールを抱えるようにする、あるいは両手を上げて胸の前でボールを抱えるようにします。

また、前拱式《ぜんきょうしき》、すなわち両手の親指と人差し指の股を交差させて手のひらを重ねるポーズ、合掌して手のひらを立てるポーズもあります。

これらの手のポーズは、功法の要求、および練功者の年齢、性別、体質と健康状況により判断して使用します。

【注釈】

（注8）半馬歩：両足を肩幅くらいに開いて立ちます。太腿がやや斜めになるように膝を曲げ、両足の先は外側に少し（30度以内）開きます。

（注9）馬歩：両足を横に開き、両足つま先を正面に向け、両膝を曲げ、膝はつま先の上に置き、足先より前に出ないようにします。重心は両足均等になるような姿勢を取ります。

歩行式

歩行式は、ゆっくりと歩く姿勢とほぼ同じです。

頭と身体はまっすぐにし、目線は水平にします。肩、胸、腹、および全身をできるだけリラックスさせます。自然呼吸に合わせ、上肢を前後に揺り動かします。このとき、功法に合わせて足先、かかと、あるいは足の外側を着地させるようにします。歩幅はやや狭く、スピードは均衡にします。

歩行式は、高齢者の病後回復の足腰の練習に適します。毎回の歩行距離は、状態に応じて合理的に定めます。一般には、10～30分の運動が適当です。

ここで紹介した四つの諸式は、臥式はリラックスしやすく、長く病を患った身体の弱い方によく応用されます。坐式は初心者と患者の回復治療によく応用され、室内練習に向いています。立式は体格を強化し、気血を流します。また、どの姿勢にするかなどは練功者の年齢、体質、健康状況と病状により詳細を決めます。

練功は順を追って進めることが大切ですから、焦りは禁物です。どの姿勢にしても、すべてリラックス、静か、自然であり、自分で心地良く感じることが大事です。

調息

呼吸の鍛錬を調息といいます。呼吸に対する意識の支配は随意と不随意の間にあります。調息とは、大脳皮質にある「意識」の支配の下で「気息」を調整することです。

「息」とは、すなわち呼吸です。一回吸って一回吐くことを一息といいます。調息は主に呼吸状態を改善することです。一般に呼吸を深く、長く、細く、均等に調整し、軽く緩やかで、脈々と続いて絶え間がなく、息をしているようでしていない程度にします。

呼吸をうまく調整できれば、全身の気血の調和と内臓のマッサージ効果が得られます。また、リラックス、意識の入静（雑念のない状態）と気の運行にも役立ち、経絡の気血が巡りやすくなります。このようなことから、気功練習者は呼吸の調整練習をとても重視します。

ただ、呼吸の調整は自然に任せるべきで、強制的にやってはいけません。呼吸に執着すると、リラックス・入静がしにくく、疾病の予防・治療効果を達成することができないだけでなく、かえって眩暈や動悸、胸苦しさなどの不良反応を起こし、ひどくなると体調不良や情緒不安定を招きます。

呼吸は「意識」を用いて、速、遅、深、浅のそれぞれ違う呼吸に調節することができ、人体の生理活動に広く影響します。生体機能の調整もでき、病気の予防、治療効果を果たすこともできます。

その昔、呼吸運動は吐納といいました。呼吸運動は気功鍛錬の三つのキーワードの一つです。

最も使われる呼吸方法は、次の3種類があります。

自然呼吸法

自然呼吸法は、一般的には初心者の練習時に使われます。病人（特に心臓病）、鳩胸、背骨の曲がった人、高齢者など、気を吐きにくいと感じる人にも適します。これは通常行っている一般呼吸です。ただし、少しやわらかく、力を入れないようにして、過度な呼吸をしてはいけません。

少しリラックスして心静かになった上で、呼吸を柔和、均等、自然に調整します。初めに「鬆（ソーン）（リラックスの意）、「静（チーン）」の意念を合わせて使ってもいいでしょう。例えば、気を吸うときは「静」、気を吐くときは「鬆」と思って意念すると、呼吸の調整に役立ちます。この基礎ができたあと、徐々に意念を呼吸から離して、自然に呼吸するような状態に移行します。

男女間では生理的機能の性差があるため、練習で使用する呼吸方法も異なります。一般には男子は腹式呼吸をよく使い、女子は胸式呼吸をよく使います。この他、胸腹併用式呼吸を使う人もいます。この3種類の自然呼吸の胸腹の形態は、胸式呼吸時、胸部は呼吸に合わせて大きくなったり小さくなったりして連動します。腹式呼吸時、腹部は呼吸に合わせて大きくなったり小さくなったりして連動します。胸腹併用の呼吸時、胸腹部は同時に呼吸に合わせて大きくなったり小さくなったりして連動します。また、これらの自然呼吸方法は、胸腹併用式が最も多く使われます。

腹式呼吸法

腹式呼吸法は気功鍛錬の中で基本的な呼吸方法です。一般には自然呼吸の基礎があったうえで行います。自然呼吸から始まり、自然の流れに任せて次第に腹式呼吸に変わっていきます。このようにしていくと、内臓活動の機能を強化させることができます。

腹式呼吸法は、順式呼吸法と逆式呼吸法の2種類があります。大多数の人は順式呼吸法を使います。すなわち、吸気のときには自然に気を丹田に下ろし、腹部を徐々に膨らませます。呼気のときに、やや意念を使い、腹筋を収縮させて腹部をへこませます。先人は、この呼吸法は「気を吸い丹田に入れ、気を吐き四肢に入れる」という効果があると考えました。

逆式呼吸法は、順式呼吸と方法が相反しますが、逆式のほうが早くパワーアップします。

臨床応用では、ある病症、例えば胃下垂は逆式呼吸法を用いる必要があります。逆式呼吸は腹部の内臓に対する圧力が大きく、胃腸の機能活動をさらに強化することができます。しかし、潰瘍の疾病と心臓病患者、および高齢者と身体の弱い人の使用は慎むべきです。

呼吸を深、長、均等、細までさらに緩やかに調整するには、継続した実践が必要で、強引に求めてはいけません。「鬆」「静」「自然」の基礎を作らなければならず、順を追って進みながら、徐々に上達していきます。

呼気・吸気の練習と応用

リズム呼吸では、息を吐く時間と吸う時間は大体同じです。また、呼気と吸気の間に、わずかな息の「停止」があります。例えば、吸—停止あるいは呼—停止、吸—停止—呼あるいは吸—呼—停止などです。

呼気と吸気は、それぞれ交感神経と副交感神経に影響を及ぼし、内臓に全く違う効果を与えるため、臨床応用の際、比較的吐く時間の長い練習は高血圧、肺気腫、頭部症状、胸腹部脹満の患者には、比較的心地よく適用できます。

吸う時間を長くする練習は、胃腸機能の弱い人と、陰虚で寒がりの人に適しています。

提肛（肛門を引き上げること）呼吸、鼻で吸って口で吐く呼吸、および口呼吸の方法では、気功の功法あるいは病状の違いにより、使用する呼吸法が変わります。また、心息相依（心と息が一体となること）は、すなわち絶え間なく続いてわずかにあるかないかのような意念と呼吸を結びつける鍛錬方法を用い、意識をもって気を導き、雑念を排除し、入静状態（深く静かで集中していて清らかな状態）に入るようにします。この方法は多くの練習者にも使われます。

調心

調心とは、意念を調整すること、あるいは意念の鍛錬のことです。大脳皮質層の意念活動を調節することで、思考を相対的に集中させ、雑念を排除して入静状態に入らせ、気功鍛錬の効果を得られるようにします。このことを調心といいます。調心は静功練習の重要な部分です。意念を相対的に集中させることができなければ、気功鍛錬の効果を得るための姿勢と呼吸の調整も難しくなります。

私たちは日常生活と仕事、社会や家庭などからさまざまな影響を受けていることから、いろいろな思考活動が容易に現れます。このような思考活動が、いわゆる「雑念」で、気もそぞろになり入静しにくい状態です。

そのため、気功の歴史において、各流派は入静のためのさまざまな意念調節の方法を創り出しました。例えば、意守法（ある自然の光景か事物、または自身のどこか身体部位か、ツボに意識をとどめる方法）、数息法（呼吸数を数えることで呼吸に意識を向ける方法）、借音法と黙念法（意識を言葉〈マントラ〉に向ける方法）などです。

その目的は、練功中の雑念を排除し、入静できるようにすることです。

よく使われる調心法は次の通りです。

意鬆静法《いしょうせいほう》

意識的に自分の思考を「鬆（ソーン）」「静（チーン）」の二文字に集中します。身体を続けてリラックスし、気持ちを穏やかに、緊張状態をほぐします。「鬆」「静」に加え、「好（ハオ）」（良いの意）と「リラックスした」「静になった」などの言葉を黙読（黙考）し続けると、入静しやすくなります。

意守法（意識をある部位に集中させる）

大脳の意念を身体のある部位、あるいはツボに集中させます。例えば、丹田、足三里と湧泉を意守するなどです。また、外部の景色、事物を意守することもできます。例えば、空虚、自然の景色、花、木と盆栽などを意守し、五行の色（一色、または多色）を内臓に取り入れます。

中医学では、脾は土に属して黄色となります。意識を用いてこの「黄色」を体内に取り入れれば、脾胃を健やかにします。もし「白色」を体内に取り入れれば、肺を良好にします。

意守法を練習するとき、初心者は力んで強く意識を持ちすぎないことです。意識をしているようでしていない程度にして、ゆっくりと少しずつ心静かな状態に入ります。強く意識しすぎると、気功練習の効果が得られなくなるかもしれません。意守法は気功練習の常用方法で、一般にリラックスの基礎ができてから行い、力んで意識しすぎないよう、融通を利かすほうが効果的です。

意気循経法

この方法は、大脳の意念を使って気を体内あるいは体表を循環させ、一つのツボからもう一つのツボまで運行させる方法です。大・小周天運行法は、任脈、督脈、十二経脈と奇経八脈を通じさせ、気を全身に運行させます。

また、病気の治療には、ある経絡だけに意念を使って気を運行させます。例えば、目の疾患と視力を良くするには、意念を通じて足の厥陰肝経に気を流します。血圧を下げるには、意念を通じて湧泉に気を流します。

六字訣は呼気時に音を発して経絡を循行させ、五臓、三焦の運行に役立ち、身体を壮健にし、病気を治療する目的を達します。

意想法

意想法は、主に練習時に、日常生活に起きていた良いことを意識的に思い出し、入静を誘導します。

意想法は主な調心方式で、イメージする内容が極めて豊富です。例えば、心がゆったりとして愉快な気持ちにさせられる静かできれいな風景を思い浮かべる、あるいは「入静放鬆、病去体安（静かにリラックスした。病が去って身体は安らいでいる）」といった、心身に有益な文章や有名な詩、句を黙読（黙考）することです。また、いい音楽を聞くのも入静に役立ちます。

練功指針

近年、気功を学びたいと考えている多くの人は気功が難しく、また偏差（気功を行うことによって生じる身体不調、精神的不安定などの副作用）が起こりやすいと思っています。主な原因は、彼らが練功の原則、コツと方法をうまく把握していないからです。練功者の参考のため、ここで練功の基本原則とコツを紹介します。

気功鍛錬の基本原則

正しい考え方を持ち、練功の目的を明確にする

私たちが気功を学習・研究する目的は、生命科学[注10]を研究し、人類の保健事業[注11]を進めるためです。この中には、自分の身体強壮と病気治療も含まれます。

そのため、私たちは自信を持ち、心を決め、「恒心（常に定まったぶれない正しい心）」を保たなければなりません。このようにして初めて、気功をうまく学び練習する準備が整います。

また、自信を持ち、気功を科学分野の一つだと信じ、科学的態度で気功を学習・研究します。古代の人が「心誠則霊（誠な心を持っていれば効き目がある）」といったように、多くの重病の患者は気功練習を通じ、疾病を完全に治しただけではなく、功力（修行によって得た不思議な力）のある気功師にもなりました。

その根本的な原因は、彼らが気功を信じ、自信を持って長く練習を続けることができたからです。根気よく困難を恐れず、つまずいてもくじけない心が大切です。練功の中で現れる得気感（気の存在、動きに伴う感覚）と「八触」、例えば酸（だるさ）、麻（しびれ）、重さ、張り、熱、涼しさ、痛みと肌肉の痙攣、および「自発動作」などをすべて恐れる必要はありません。

恒心を保つとは、気功鍛錬を根気よく続けることです。練功を欠かせないものとして日常生活に取り入れ、決まった時間に練習し、規則正しく生活します。練習が長続きしなかったり途中で止めたりすると、成功することはありません。恒心を保ち続けることは、気功練習者の意志を試しているのです。

自分に自信を持ち、決心し、恒心を保つ以外に大切なこととして、高尚な情操[注12]と楽観的な精神力が必要です。

気功は精神的要素と密接に関連し、気功の練習は身体も心も鍛錬することができます。「身を修め性質を養い育てる」「雑念を払い欲望をなくす」「心静かにして何事も自然に任せる」といわれるように、心を静かに保ち、恬淡[注13]、虚無[注14]、精神を内にとどめる高いレベルの入静の境地に到達させるようにします。

そのため、広い心とポジティブな考え方を持つ必要があります。何事も気にすることなく、心がのびのびとして感情が安定し、気楽でゆったりできる状態にします。このようにしてこそ、気功を上手に練習できるのです。気功練習は、心身ともに鍛錬、性命ともに修練する伝統的養生（生活に留意して健康の増進を図る）、保健方法です。

【注釈】

（注10）生命科学：生命を研究対象とする学問のこと。
（注11）保健事業：人類のケガや病気を予防したり、病気を早期に発見したり、発病したときの治療などを通して、人類が健康に暮らせるための取り組みのこと。
（注12）情操：最も複雑な高次の感情。感情の中で最も安定した形を取り、知的作用・価値を伴う。美的、道徳的、知的、宗教的の四つに分けられる。
（注13）恬淡：無欲であっさりしていること。物に執着せず心の安らかなこと。
（注14）虚無：この世に存在するすべてのものに価値や意味を認めないこと。

正しく気と意の作用、およびその相互関係を知る

気と意は相互に関連し合い、相互に依存して促進し合う

気とは、人体の内気や真気を指します。意とは、人の思惟（考えること、思考）活動を指し、意念、意識、精神状態と思惟感情を含みます。気功鍛錬は、気も意も鍛錬します。気の鍛錬は意の鍛錬、意の鍛錬は気の鍛錬と、どちらも切り離すことはできません。気功練習では、意の作用がないと「内気」が

うまく集積・蓄積・運行できなくなり、練功者は功（パワー）を作り出すこともできません。

気は基礎、意は主導である

気は人体生命活動の基本的物質で、臓腑、経絡と組織器官が生理活動を行ううえでの物質的基礎です。そのため、気功鍛錬は主に気を鍛錬します。自身の「内気」を動かしながら蓄えることで充実させ、さらに自動的に「内気」が経絡を運行できなければ、意をもって気を導引して人体のセルフ調節作用を生じさせているとはいえません。

一方、気功鍛錬は意を鍛錬しなければなりません。練功過程における身体の放鬆と入静、調息と行気、精神の内守、意と気の相伴、動静の結合、鍛錬と養いの兼ね合いなどの訓練活動は、すべて意の作用と切り離すことができないからです。

練気と練意、意を用いても用いすぎない

気功鍛錬に対しては違う二つの見解がありますが、これは有為派と無為派の観点です。有為派は、練功するには意は必要ないとして、意の使用には反対しています。無為派は、意の作用を発揮すべきだとしています。

私は両者を結合するのがいちばん良いという考えです。有為の中に無為があり、無為の中に有為があります。このようにして、練習の効果を高めることができます。

静功を練習するとき、各種の雑念が湧いてしまい、リラックスすることが難しく、入静しにくいこと

があります。これに対して、私たちは「止観法」「数息法」「黙念法」などを用いますが、これによって一念代万念、つまり一念をもって雑念をなくします。

これらは、有為派が意念の使用を主張して用いる方法です。

私たちは気功を学んで練習する際、特に気功練習が一定のレベルに達したときには、意が淡ければ淡い方が良いとします。そして、次第に意があるのかないのかわからなくなり、恬淡・空虚の境地に入るのが最も良いのです。これ、すなわち「練神還虚（神を練り虚無に返還すること）」です。

しかし、空・無の境地に入ったときの「虚空」は相対的なものにすぎません。このとき、練功の意念を身体から離さないように（自分が練功しているのを忘れないように）します。これは、意識のないまま眠ることで、コントロールが効かなくなるなどの不良現象を避けるためです。

気を練るには「守竅（ツボに意識を集中させること）」も「行気（気を巡らすこと）」する必要があります。このようにして初めて「内気」の集積、貯蔵と循行を促進できます。意念を「鬆」「静」「定」「空」の境地まで鍛えてから、徐々に意で気を巡らせることで、セルフコントロール作用を果たせます。

気功の練習は自然の成り行きに任せ、客観的規則に従って進める

練功過程における気功の気の効能は、練功が一定の段階・程度まで達してから自然と現れるのであって、練功者の主観的な願望が求めて得られるものではありません。

どのような人も練功の上達や、練功の効果の実感は、すべて一つずつ手に入れ、また往々にして知らず知らずのうちに得ていたのです。そのため、気功を学んで練習するには、成功を焦ることなく、自然

に任せなければなりません。正しく順を追って進めていくことだけが、効果を得られるのです。

では、普段どのように気功を練習すればいいのでしょうか。

まず、練功過程では、主観的な思いのままではなく、気の運行規則に沿って練習すべきです。先人の良い経験と方法を吸収し、細心に体得してじっくり磨いてこそ、学んで成功することができるのです。

個人差があるため、人それぞれの体質と病状は異なります。気功を学んで練習する人は、自分の身体状況に合う功法を練習するべきです。例えば、ある人は静坐を主とする練習に適し、ある人は站椿功の練習に適し、ある人は動功の練習に適します。

具体的な練習方法としては、自然の成り行きに任せるのがいいでしょう。例えば、リラックス、入静、調息、行気、意守、導引および練功姿勢などを見極め、自然と心地良く感じる方法を選びます。また強引に求めることなく、「忘れてはならない」「助長してはならない」との態度を取るべきです。意と気が一緒で離れなければ、自然と良い効果が現れます。

練功の過程で偏差を起こす人がいます。その主な原因は、意を用いすぎることです。意を強く用いると気機（気の昇降出入）が乱れ、息苦しさ、胸苦しさ、気の膨張感、眩暈、動悸や心臓の鼓動が速くなるなどの偏差が起こります。

その他、練功中に「意離」が発生、つまり自己意識をコントロールできなくなり、身体の制御が効かなくなる現象も起こります。練功中に驚かされた場合、このような偏差が現れることもあります。

偏差を正す方法で、いちばん肝心なのが本人自身です。心を静かにして気持ちを落ち着かせ、怖がらないようにすることです。来るものが去っていく、その成り行きに任せて放っておきます。そのまま続けて練習していけば、偏差は自然と消えてしまいます。

練功の初心者は、このような原則に従い練習すれば、気功練習の学習は最初から正確な方向に向かって進められます。そうしなければ、偏差や遠回りになってしまいます。

気功鍛錬の基本的な要領

気功鍛錬の基本的な要領を知り把握することは、比較的早く気功技能を学習できるかどうかの鍵となります。その基本的な要領は次の通りです。

リラックス（放鬆《ほうしょう》）と入静、相互に促進する

リラックスと入静は、気功練習を行うのに最も重要な条件と肝心な一歩です。これらは修練者が身につけにくいことです。

気功修練者はリラックスと入静の練習を通じ、大脳皮質層を抑制状態にし、身体の筋肉を緩めます。こうすると経絡における気血の運行、大脳皮質層機能の調整と細胞新陳代謝の促進、内気の蓄えに役立ちます。そして、リラックスする度合いが高ければ高いほど良い効果が出ます。

では、どのようにすればリラックスできるのでしょうか。まず、きちんと練功の姿勢を作ります。形が正しくなければ気がスムーズに流れず、気がスムーズに流れていないと意が安寧せず、気が散って乱れます。次に、身体の各部位をリラックスさせます。練功過程のすべてにおいて、練習をすればするほ

どリラックスし、リラックスすればするほど心地良く感じます。このようにすれば、より一層入静しやすくなります。

では、入静はどのようにすればいいのでしょうか。練功の過程においては、気持ちを伸びやかに保ち、心静かにして雑念を排除します。良い意念を持ち、一念をもって雑念をなくして深い空・無の境地に入ります。すべてを忘れ、深い入静状態に入ると、大脳は虚空でありながらも意識ははっきりしています。一般的には放鬆してから入静しますが、放鬆と入静を合わせる方法で練功してもいいでしょう。

リラックス法は、「三線リラックス法（身体の両側、前面、後面に沿い、頭から手足に向かって、順々にリラックスさせる方法）」「局部リラックス法」「拍打リラックス法」など数種類があります。練功の過程においては、意念をもってリラックス・入静を導引するように練習していけば効果が得られます。

調息、行気、腹式呼吸

これは気功の気を鍛錬する肝心な部分で、「内気」の集積、蓄積と発功の要領です。

調息、すなわち呼吸を調整し、自然呼吸を徐々に腹式呼吸に変えていくことです。この腹式呼吸の呼吸数は、練功の入静度合いが深まるにつれて遅くなります。一般に気功練習が良くできた場合は、毎分18回から4～5回まで減少させることができます。そうやって、次第に「丹田」部位が開閉する「丹田呼吸」が形成されていきます。

そのまま鍛錬を進めていくと、呼吸数がさらに減少し、「胎息」すなわち内呼吸が形成されていきます。気功修練が一定レベルに達して深い入静状態に入ったとき、自然と「微かな鼻息があるかないかのような」状態になります。

腹式呼吸と意守「丹田」の練習を通じ、人体の「内気」は「丹田」に蓄積するようになります。丹田の気が集積から旺盛（気力や精力などが盛んなこと）状態になると、「内気」が経絡系に沿って運行する感覚が現れます。まず任脈、督脈の二脈を通します。つまり「内気」が丹田から発せられ、下に向かい会陰、尾閭を経て、そのあと上に向かい命門、夾脊《きょうせき》、大椎、玉枕《ぎょくちん》、百会などのツボを経て、再び膻中を下り、丹田（小周天の道）に至り、そのあと十二経脈と奇経八脈（大周天の道）を通ります。これがいわゆる「行気通関」です。

「行気」の練習には、「貫気法」「丹田運転法」「中宮直透法」「周天運転法」「捏指通経法」などがあります。

練習中は、次の三点に注意します。

1．腹式呼吸は淡く（静かに）して、濃く（強く）はしない。

2．「行気通関」は自然に形成されるものであり、人為的に大周天、小周天を求めてはいけない。そうしないと、偏差が起こりやすくなる。

3．深い入静状態のとき、呼吸数を少しずつ減らし、呼吸をしていないかのような「胎息」の状態に入らせる。意念もあるかないかのようになるが、練功している意識を身体から離さず自然に練習すると、昏々と眠ることにより起こされる「心身分離」の弊害を防ぐことができる。

精神内守（意識を内に集中させる）、恬淡かつ虚無

精神内守、恬淡かつ虚無は、意の作用を発揮してリラックスと入静をしやすくし、真気の集積・蓄積を促します。これも気功練習の基本原則です。

精神内守とは、一般に練功時に丹田を意守、あるいは両方の腎臓、および命門の部位を意守することを指しています。

丹田の位置は、一般に下腹あるいは臍の中央を指します。練功中、意守を通じ、徐々に心身を深い放鬆と入静状態に到達させ、意守しているようで意守していない状態に保ちます。精神を内に守りながらも、次第に恬淡・虚無の境地に達します。

意気相随（意と気は一緒で離れない）、意を持って気を導引する

練功過程において、意と気は離れないようにし、軽く緩やかに意念を深・長・細・均等な腹式呼吸に伴わせます。

要領は次の通りです。

1. 身体のある部位をリラックスするように意識的にイメージし、呼吸をそれに合わせる。吸気時に「静」を、呼気時に「鬆」を思い、その部位のリラックスと大脳の入静を誘導する。
2. ある経絡とツボを意識的にイメージし、呼吸をそれに合わせる。あるいは、呼気するときに気を丹田に下ろし、その経絡・ツボに巡らせようと意識的にイメージし、気の運行と調節を導引する。

3．呼吸に合わせて意念を動かす。呼吸を聞く、あるいは呼吸数を数えることで入静を誘導する。

4．意念に合わせて呼吸をする。呼吸のとき「嘘、呵、呼、呬、吹、嘻」の六文字を意念し、気の運行と調節を導引する。意念に合わせて呼吸をするとき、呼吸がどの経絡の路線まで至っているのかを察知しながら、内気の経絡沿いの運行を誘導する。

動と静を結びつけ、練と養を兼ねる

気功は静功と動功の2種類があります。静功は、例えば静坐と站樁などです。動功は、例えば太極拳、八段錦、五禽劇などです。これらはすべて気功の異なる鍛錬方法です。

動と静を結びつける、すなわち形、意、気の三者の結合ができれば、心身を安定・リラックス・心地良い状態にしやすく、「内気」の集積、蓄積と運行にもより有利であり、気功鍛錬の効果を高められます。練と養の兼ね合いとは、練の中に養があり、養の中に練があることで、練も静養もします。順を追って進めてこそ、順調にレベルアップができます。

一定レベルに達したら、わずかに意念を「丹田」部位にとどめ、「意守しているようで意守していない程度」にするべきです。練功時、意念を強く持つ、あるいは意識を集中しすぎてはいけません。これらにはすべて注意する必要があります。

このような練功の基本的な要領を身につければ、普段の坐、臥、立、歩行などの日常生活にも気功鍛錬を取り入れて行うことができます。本気で鍛錬を続けていけば、次第にその法則がマスターできるでしょう。

第6章

新医学気功の功法の原理と実践

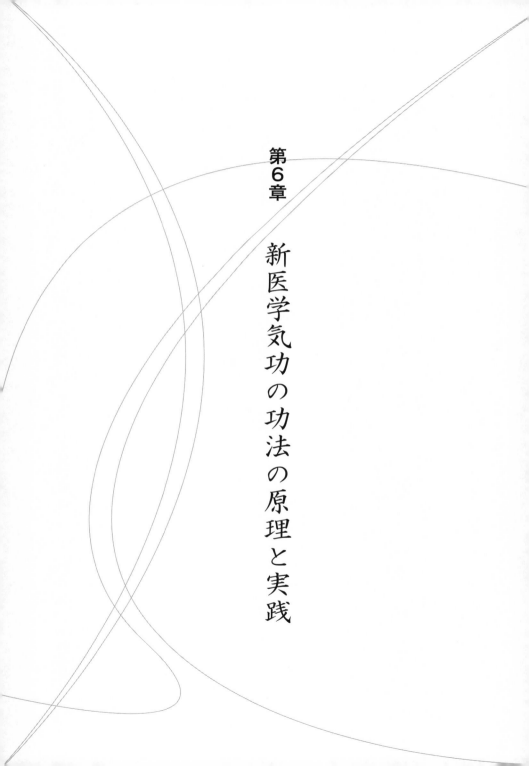

新医学気功の功法の原理

「新医学気功」は、中医学、気功学と自然科学の哲理に基づき、実践を経て創り出された臨床的実用性のある気功です。

新医学気功は、「天人合一（天、地、人の調和を大切にすること）」の方法であり、「形与神倶、不可分離（形〈肉体〉と神〈精神〉が共に備わっていて切り離せない）」の内容を含みます。

天人合一

「天人合一」は、気功修練者の修練の最も高いレベル、最も高い境地です。「天」は大宇宙、自然界を指し、「人」は修練者を指します。天は大宇宙、人は小宇宙です。

伝統的な認識論によると、気は世界を構成する物質的な基礎です。宇宙間のすべての事物は、どれも気の運動と変化から生まれてくるのです。人類の生命も気を物質的基礎としています。

しかし、大自然に占める人の重要度は、まるで大海の中の一粒の粟のようです。海は、一滴の海水のためにその激しい勢いで湧き上がる性格を変えることはありません。大自然も、人々の必要に応じてその規則を変えることはありません。

このことからわかるように、「天人合一」とは、私たちは修練を通じて、己の思想と行為を自然の法則、道に合わせなければならないということです。

『道徳経』に「人法地、地法天、天法道、道法自然（人は地に従い、地は天に従い、天は道に従い、道は自然に従う）」とあるのは、このことを指しています。

人類史始まって以来、人々は絶え間なく自身・社会・思想・生命の自由と解放のために努力しています。「天人合一」は、人類が生命の自由と解放を獲得するための一つの重要な方法です。具体的にいえば、疾病・煩悩を取り除くとともに、身体機能の最適化と知恵の開発をして、生命の質を高めることです。『道徳経』には、次のように書かれています。「道可道、非常道。名可名、非常名。無、名天地之始。有、名万物之母。故常無、欲以観其妙。常有、欲以観其徼。此両者同出而異名、同謂之玄。玄之又玄、衆妙之門（言葉で説明できる道は、永久不変の道ではない。名づけることのできる名は、本当の名ではない。無は天地が始まる前の混沌を表し、有は万物を生じる根源を表している。故に常に無から道の精妙な奥深さを悟り、常に有から道の末端現象を見る。無と有の両者は、根源は同じであるが名は異なる。その同じ根源を玄〈精妙で奥深いもの〉という。玄のさらに奥深くにあるのが「衆妙之門《しゅうみょうのもん》」である）」

この本では、さらに「道」は世界の万物の中の最も根本的な規則だと指摘しています。「天人合一」は、つまり「無欲」「静定」を通じて道の精妙な奥深さを悟ることです。これらの根本的な規則を探索・理解・熟知し、「玄之又玄《げんのまたげん》」の「衆妙之門」を悟り、さらに大自然の神秘を解明することで、人類は生命の自由と解放を獲得するための運動を大自然の軌道に沿って進められるのです。

「天人合一」に関して、『道徳経』では次のように明確に述べています。「道が一を生み、一が二を生み、二が三を生んで、三が万物を生み出す」「万物は陰を負い陽を抱く」。これらは、陰陽の法則は自然の規則の根本だと説明しています。

陰陽は気功の根本です。

「善補陽者、必於陰中求陽、則陽得陰助而生化無窮。善補陰者、必於陽中求陰、則陰得陽化而泉源不竭（陽を補うには必ず陰中に陽を求める。陽は陰の助けを得て限りなく産生される。陰を補うには必ず陽中に陰を求める。陰は陽から転化され、尽きることなく産生される）」

修練者は、この法則を理解・熟知し、さらに活用することで、初めて人と大自然とを完全に調和することができます。これは「天人合一」の最も重要な条件です。

『道徳経』に、「道生之、徳蓄之、物形之、器成之。是以万物莫不尊道而貴徳（道が万物を生み、徳がそれを養い、物が形を与え、環境が万物を成長させる。したがって、万物はすべて道を尊び、徳を貴ぶのである）」とあります。これは、道と徳が密接な関係にあることを説明しています。道を修めるには徳を修めなければなりません。そのため、徳を修め精神を涵養《かんよう》することは、修練の要となります。

人は社会の一員であり、社会は人の集団から構成されます。修練者は個人と集団、個人と社会との関係にいかに対処するか、これは徳を修めることと精神の涵養の主な内容となります。しかも、これは修練者にとって欠くことのできない条件です。

前述した二つの修練は、必ず具体的な功法と結びつけなければなりません。これは「天と人を調和する」ための基礎です。

ここでは、新医学気功の周天功を例に説明します。

まずは任脈と督脈の二脈をつなぎ、この二脈の気と血を、輪を描くように滞りなく流します。さらに、十二経脈と奇経八脈など他の六脈を通じさせて大、小周天の外、中、内の三層の循環を形成していきます。その後、経脈の道には沿わず、徐々に経や絡を越える循環法へ移行します。例えば、骨の中の行気（気を巡らせること）、横方向の行気、身に纏う行気、任脈と督脈の連体、衝脈の昇降、身体の平面行気と体外循環などの運行法です。

同時に、補助的に丹田の旋回と病巣の循環などをします。十二経脈、奇経八脈、十二経別、十二経筋、三百六十五絡脈、十五別絡、子絡、孫絡のネットワークをすべて通して働かせることで、真気を一つの方向にしか伝導できなかった細胞は、全方向へ伝導できるようになります。それにより気血の縦、横、順、逆の方向の運行は、すべて滞りなく通じるようになります。人体に真気が満ちて経絡が通じていれば、身体機能の最適化、疾病の予防と治療の効果が得られ、青年はさらに精力に満ち溢れ、老年は若返り、天寿を全うして百歳まで過ごせます。

「形与神倶《けいよしんぐ》、不可分離」の形神学説

「形与神倶、不可分離（形と神〈肉体と精神〉は共に備わっていて切り離せない）」、この形神学説は中医学理論の一つとして、唯物論の自然観に基づいて形成されました。

「形」はつまり形体です。「神《しん》」は広義と狭義に分かれています。広義の神は、人体の生命活動の外的な表現の総称であり、外に現れる生理性あるいは病理性の兆候を含みます。狭義の神は、人々の精神、意識と思惟活動を指します。

しかし、中医学理論の中で「神」の概念はとても広く、三つの意味を含みます。

一つめは、自然界の物質変化の機能を指します。例えば、『荀子《じゅんし》・天論』には次のように書かれています。「万物各得其和以生、各行其養以成、不見其事、而見其功夫是謂之神（万物はそれぞれ調和を得て成長し、養いを得て成熟している。その様子を見ることはできないが、その結果は見える。それを神という）」。天地の変化が万物を生み出す、この現象こそが神の現れであると説明しています。まず天地の形があり、それから神による変化があります。

二つめは、人体のすべての生命活動を指します。中医学では人体を陰陽対立の統一体とします。陰陽の気の運動変化は、生命の運動と変化を押し動かしています。生命活動そのものを「神」ともいいます。神が去れば気化が停止して、生命も終わります。これで神は人体生命の根本であるとわかります。したがって、「聚精会神（精が積もって神となる）」ができてから初めて「精神内守（精神を内に保ち）」「病安従来（病気にはならない）」ができるのです。

三つめは、人の精神、意識を指します。精神活動の高度な形式は思惟です。『素問・霊蘭秘典論《れいらんひてんろん》』では、「心者、君主之官、神明出焉（心は君主の官であり、意識が活動するところである」といいます。『霊枢・五色』では、「積神与心、以知往今（神が心に集中すれば、病の昔と今を知ることができる）」といいます。心は思惟を主管する器官です。

『霊枢・本神』に「所以任物者謂之心、心有所憶謂之意、意之所存謂之志、因志而存変謂之思、因思而遠慕謂之慮、因慮而処物謂之智（事物を認識することを心という。心に記憶してさらに欲念が生じることを意という。意を持ち続けてさらに実行させることを志という。志を実現しようと繰り返して考えることを思という。思を実現しようと遠く先まで考えることを慮という。慮に基づいて、うまく事を処理することを智という)」とあります。

任とは、担任、引き受けるという意味です。任物とは、心が感覚器官を通して外界の万物に接触して感覚を起こす作用と、その作用による意・志・思・慮・智などの認識と思惟活動のことです。その意識はあとになるほど高次となります。しかし「任物(何かを感じる)」から「処物(考えて物事を処理する)」まで、一刻も物から離れられません。

中医学の中の形と神の関係は、実際には物質と精神の関係です。まず形体があり、それから精神活動が生じます。形は身体で根本となり、神は生命活動と機能です。形体があって初めて生命があり、生命があって初めて精神活動と生理機能があります。また、人の形体は自然界の物質を摂取しなければ生存できません。したがって、「気血者、人之神也(気と血は、人の神である)」「神者、水穀之精気也(神は水穀精微の現れである)」といわれます。神の物質的な基礎は気と血ですが、気と血は形体を構成する基本的な物質です。人体の臓腑の組織の機能活動、および気血の栄養と運行は、必ず神の支配を受けなければなりません。

このような形と神の二者の相互依存、また切り離せない関係を「形与神倶」といいます。形は神の家で、神は形の主です。神がなければ形が生きられません。形がなければ神が宿るところがありません。二者は互いに助け合い、互いに補完して切り離すことができません。形と神の統一は、生命の存在の主な保障となります。

形と神の統一した考え方は、養生と疾病の予防、寿命の延長、および診断と治療の重要な理論的根拠となります。したがって、次のようにいわれます。「精気不散、神守不分（精気が散らなければ神は身体を守って離れない）」「能形与神俱、而尽終其天年（形〈身体〉と神〈精神〉が共に備わっていれば天寿を全うすることができる）」「独立して神を内に守ることができれば、肌肉が若々しく、天地ほど長生きできる」

功法の実践～静功功法、動功功法、自然療法

肢体運動の形式によって、気功功法は静功と動功の2種類に分けられます。静功と動功は、お互いに切り離すことのできない密接な関係にあります。日常では静功を練習することを基本とします。基本である静功練習を行った上で動功練習をして初めて、しっかりした功力（パワー）を蓄えることができ、動功練習をより効果的にすることができます。

静功は新医学気功の中で日常的に行われる功法です。全身を安静な状態にするという特徴がありますが、修練者が静功を練習しているときは、体内の経絡と臟腑は逆に動いている状態です。そのため、「外は静かで内は動いている」ともいわれます。静坐（静かに座る）、静臥（静かに横たわる）と站樁功（地面に立ち続けるという功法）などの練習は、いずれもこの状態で行います。

静功練習のとき、修練者は疾病、健康状況の違いによって特定の姿勢を取り、また特定の呼吸法と意念を用いて、調整しながら安静の状態に入ります。

次に紹介する「蓮花功」は、新医学気功の主だった静功の功法です。静功功法は動功功法と組み合わ

せることで身体が調い、気の巡りが良くなります。新医学気功の功法は、基本的に初級、中級、上級に分かれていますが、この本では初級動功を紹介しています。

新医学気功の自然療法は、古代の功法、易学、医学、道学の知識を取り入れたもので、心と身体、どちらにも対応できる新医学気功独自の療法です。静功、動功に加えることで、さらに治療効果が高まります。

新医学気功の静功の功法

蓮花功の効用

蓮花功は全体的にバランスの良い気功功法です。功法自体は簡単ですが、理論的にはとても深く、内容も豊富です。

蓮花功は中医学の基礎を指針とし、心身ともに鍛えられるという特徴を持ちます。性命双修（心と身体ともに修行すること）を旨とし、動と静の両形式に意、気、形、神が組み合わさった方法です。理想の養生法、健身法、病気の予防・診断・治療法、長寿法、胎教法、パワーアップ法、潜在能力開発法、知能開発法といわれることもあります。

蓮花功でイメージする「蓮花」は白い蓮花です。白い蓮花は清らかさや神聖、純潔の象徴とされます。過去、現在にかかわらず、心身の不健康な人、特に性格に問題があり、心がふさぎこんで気分が晴れない、また思い切りの悪い人は、練習の過程を通じて、白い蓮花から良い影響を受けたあとに実質的な変化が起こります。

一定期間の練習のあと、患者には生理上、病理上ともに質的な変化が生じます。練習中に白い蓮花をイメージすることを通じ、心身と魂が浄化されるからです。白い蓮花は「泥より出でて泥に染まらず」と称えられ、人々に清新で明るく美しく、心がすがすがしく目を楽しませるような感覚を与えます。練習中に「白い蓮花」をイメージしていると良い効果が生じます。白い蓮花の存在を意識できていれば、すでに心身の浄化と物理的療法の効果を果たしているということです。

蓮花功の練習は、健康な身体を手に入れる効果だけではなく、身を修めて生まれながらの能力を養うことにもつながります。蓮花功の気功状態に入っていれば、どのような雑念も白い蓮花に浄化されることになります。

蓮花功は初級蓮花功、中級蓮花功、上級蓮花功の三段階に分けられます。ここでは主に初級と中級蓮花功を紹介します。

初級蓮花功の功法

1．予備式

椅子の1／3に腰かけ、上半身と太腿、太腿から足先までを、それぞれ直角にします。両膝は肩幅に開き、両足を地面に付け、胸を平らにまっすぐにして、肩を下ろします。両手は、手のひらを上に向けて自然に膝に置くか、両手を太腿と下腹の内側に接するところに置いて丹田を抱えるようにします。口は自然に軽く閉じます。

具体的な身体動作

(1)首と頭がまっすぐになるようにして、あごを引く

頚椎を伸ばして、上半身をまっすぐにして座ります。少しあごを引き、視線は前方に向けます。身体が硬くならないようにリラックスします。

(2)両目を軽く閉じ、うっすらと光が入るようにする

両目を微かに閉じ、まぶたは簾を垂らすようにします。神守霊光、つまり両目に光が微かに入り、鼻先が見えたり見えなかったりする状態にします。あるいは、両目を静かに閉じてもかまいません。

肝は目に開竅するので、目を閉じていると肝血を養うことになります。そのため、「肝が血を受ければ見ることができる」といわれます。反対に、長い時間目で見ていると肝血を傷つけます。目を閉じて肝血を養い、肝臓の血流量を調節します。意識を集中し、「静かに」と10回以上心の中で唱えます。

(3)上下の歯を軽く9回触れ合わせる

口は自然に軽く閉じます。上下の歯を少し開き、そして、軽く触れ合わせます。3～5秒ごとに1回触れ合わせ、9回行います。歯を触れ合わせるとき、微かに電流が流れるような、心地良いしびれを感じるようにします。

歯の触れ合わせ方とその理由

- 顎関節を動かします。
- 頬車穴の動きを通して経絡を調節し、顔の筋肉をリラックスさせます。
- 中医学では歯は骨の余り（歯は骨の一部分であるという考え）とされます。歯を鍛えると腎の元気を高められます。
- 歯を丈夫にして歯の疾病を防ぎます。

(4)舌を上あごに付ける

まず、舌先を口内でかき回し、唾液がたくさん出るようにします。次に舌先を歯茎から出し、男性は左に3回、右に3回回します。女性は右に3回、左に3回回します。この動作は「赤龍攪海《せきりゅうかくかい》」と呼ばれ、赤龍が海をかき回すことを意味します。赤龍は舌を指しています。そして、舌先を歯と上あごの境に付けます。山の泉をイメージすると唾液が出やすくなります。

この動作は人によって異なります。長く病を患って体力のない人、心臓病や神経衰弱の人は、舌先を舌根（舌下の脈絡のところ）に軽く置くように反らせます。ダイエットしたい人は、舌を口内で宙に浮かせるように持ち上げます。痩せていて体重を増やしたい人は、上下のあごをしっかり閉じ、気を吸うたびに、歯のすき間から唾液を吸い出すようにします。

唾液について

口腔内には三対の唾液管と三対の唾液腺があり、唾液を分泌して消化を助ける作用を持っています。「舌は心の苗である」「舌は音声の中枢である」といわれ、舌の攪拌は主に唾液の分泌を刺激します。すなわち「唾液は腎の液」「腎は胃の関門（腎と胃は密接に関係すること）」ということです。唾液は胃熱をとり、肝陰を養い、心火を除き、腎の元気を高めることができます。唾液と営気（血管内の気）が結びついて細胞を作る原料となります。古代の人は唾液を腫れ物やただれの洗浄に使い、解毒の良薬としていました。現代医学では、唾液は強い免疫力を持つとされます。練功者は毎日呑津法（唾液を飲み込む）を3時間くらい練習すれば、生体の免疫機能を高められます。

(5) 微笑む

口を自然に閉じたら口角を少し上げ、眉を開いて頬の力を抜き、微かな笑みを顔に浮かべます。今までいちばん楽しかったことを思い出して、心の底から湧いてくる喜びを感じます。

心は血脈を主り、心の華は顔面にあり、舌に開竅します。心の液は汗です。心は血脈と喜びの感情と関係があります。「十二経脈、三百六十五絡、其血気皆上於面而走於竅（十二経脈、三百六十五絡脈、その気血はすべて上行して顔面に走り、七竅〈口・両目・両耳・両鼻孔〉に流れる）」。故に、心気が旺盛になると血脈が充足し、顔面が紅くつややかになります。

「心気実則笑不休（心気が充足していれば笑みは止まない）」「喜則気和志達、営衛（気血）通利（喜びの感情でいると気が和んで志が達し、営血と衛気が円滑に通る）」

心は神志を主り、気血は人の神です。そのため、楽しかったことを思い浮かべることで、心の奥底に喜びの感情を湧き上がらせます。その喜びに伴った微笑みは五臓六腑に振動を起こし、内臓の「潜在能力」と「エネルギーの貯蓄力」を引き出し、内臓に眠っている細胞を目覚めさせます。それによって、細胞の通過性が改善され、取り込む酸素量が増え、細胞の寿命が延びます。

(6) 足指は軽く地面を掴み、足の裏は地面に付かず少し浮いている状態にし、会陰を3回引き締める

足指は足の三陽経と三陰経の起点と終点であり、内臓につながっています。足指が地面を軽く掴む動作は、主に微小循環系（末梢神経、経絡の起点と終点、毛細血管網などの末梢部分の循環）の道がより広がるように促し、練功時に湧泉穴の働きを助けます。

足の裏で「人」の文字になる中央部分が湧泉穴です。湧泉穴は腎臓につながる腎経の最も重要なツボです。故に、「腎の下竅、水の下水道」といわれます。練功のとき、湧泉穴からは酸素を吸い込むことも、体内の病の気を排出することもできます。

会陰穴の部位は、男性は陰嚢と肛門の間に、女性は性器と肛門の間にあります。会陰は督脈と任脈の二脈の中枢であり、「地門」ともいわれます。地門は常に閉じなければなりません。会陰を引き締める動作は、気を丹田に下ろす練習のときに、会陰ツボから気が漏れることによるエネルギーの消耗を防ぎます。そのために会陰を3回引き締めます。会陰の引き締めは、出産後の大量出血、意識不明、ED、早漏、遺精、腫瘍、腫脹痛と癇癪などの病症を治療できます。

2. 功法

(1)肩を緩めて背中を広げ、胸を平らにまっすぐにしてお腹を引っ込める

このとき、自然に腕と肘を垂らし、腰と両足の付け根を緩めます。「鬆（ソーン）」と心の中で念じながら身体をリラックスさせます。

リラックスさせるときは、胸と腹がだんだん小さく、肩と背中がどんどん大きくなるとイメージします。そして、脇の下には気のボールがあるとイメージし、少し開きます。腕、肘を緩め、坐腕（手首を太腿などに置く）、十本の指、腰、両足の付け根の周りを緩め、全身の大きな筋肉をリラックスさせます。

これらの動作は、身体が柳のように、枝も葉も下に向かってゆらりと垂れているようにイメージし、

一ヶ所ずつ緩めていくのもいいでしょう。

練功のとき、「十鬆」「一上」を行います。「十鬆」とは、百会穴、印堂穴、喉頭、両肩、胸部、臀部、太腿、膝、脛と湧泉穴を緩めることを指します。全身をリラックスして、気分を楽にし、心地良く感じます。「一上」とは、気持ちを良くするために口元を少し持ち上げて笑みを浮かべることを指します。

その後、リラックスの意味である「鬆」と心の中で念じ、全身の筋肉を緩めます。リラックスするときは、緩めすぎないように心掛けましょう。

(2)水の如く心静かにする

身体全体にまんべんなく気が行き渡っているようにぽかぽかと感じ、身体がどこにあるのかもわからないくらい頭が空になり、すべてが混沌としています。

「空」と念じ、水の如く心静かにします。遠いところで白い霧が立ち上り、全身がその白い霧に包まれていくイメージです。全身が心地良く、上下の気が溶け合い通じていて、無念無想で、身体がどこにあるかもわからず、無我の境地に入ります。

イメージの仕方

空心止念（心を空にして雑念を止める）すべきです。練功のとき、心静かにしたいのにどうしても心静かにできない、心を空にしたいのにどうしても心が空にならない、といったことはよく起こります。古書では「念起是病、不読是薬（念起こるこれ病なり、継がざるこれ薬なり）」といわれます。

つまり、雑念は病であり、この病を治す薬は止念であるという意味です。

止念法の口訣があります。「不怕念起、只怕覚遅、一覚即止（雑念の起こりを恐れず、ただ気づきが遅れることを恐れよ。気づけば雑念が止む）」

雑念が入り乱れていても怖くはありません。雑念にとらわれてどんどん考えてしまうことを避けるべきなのです。

雑念が出たら早めに気づき、雑念を止めてなるべく混沌とした状態を保ちます。あるいは、「意照」法を用いて雑念を除きます。1本の赤い絹糸を思い浮かべ、片端は自分の髪の毛につなぎ、もう片端は星々と月につないでいるとイメージします。百会が天に通じていると想像しましょう。

(3) 百会ツボを天に通じさせる

百会ツボは、両耳の上端を頭上に沿わせてつないだ線が正中線と交わるところにあり、気功界ではここを「天門」といいます。天門は常に開いていなければなりません。

気を吸うたびに、百会ツボから大自然の清気とエネルギーの酸素が降り注いでいるとイメージしながら、百会が天に通じていることを意識します。

百会ツボの練習は、主に頭痛、めまい、難聴、耳鳴り、動悸、脳卒中、小児の急驚風（高熱による痙攣）と脱肛などの病症を治療できます。

百会の練習後、風府穴（後頭部、髪の生え際の中央から上1寸入ったところ）と瘂門穴（風府穴の下、髪の生え際を０・５寸入ったところ）を意識すると治療効果はさらに上がります。このようにしていくと知能を開発でき、脳の血流量を増やせます。また潜在エネルギーが引き出され、神経細胞が酸素を取り込む力が活性化されて機能が高まります。

⑷湧泉ツボを地に通じさせる

湧泉ツボは、足裏（指を含まない）を三等分した１／３の土踏まずにあり、足の裏を少し曲げたときにへこむところです。

湧泉ツボの練習は、主に熱中症、ヒステリー、癲癇、小児の驚風（痙攣）、高血圧などの病症を改善できます。

両足底から二本の白い光柱が現れ、まっすぐ地球の中心に差し込んでいるとイメージします。

練功のときに感じる身体の違和感は、すべて「病気（病の気）」といいます。気を吐いて丹田に沈めると同時に、その部位の「病気」を足に沿って下げていき、湧泉ツボを通して地球の真ん中に捨てたとイメージします。地球の中心に大冷宮があり、「病気」はそこで瞬時に薄くなり、消えてしまったとイメージします。気を吐くたびにこのようにイメージします。

⑸摂神帰位（心臓を意識すること）を行う

練習を始めると、まず自分の心臓は左胸腔の横隔膜の上に位置し、赤い色で、蓮の蕾を逆さにしたような形をしていること、そして心臓が止まることなく拍動していることをイメージします。

心臓の生理機能は、心血・精神を主ります。気血は人の神であり、神の宿るところは心です。

練習するとき、鼻で気を吸って鼻で息を吐きます。吸気と呼気はゆっくり、細く、均等にし、自分の耳で呼吸の音が聞こえないことが基本です。ただし、ゆっくりしすぎないようにしながら均等にします。

気を吸うとき、ゆっくりと気を吸いこんで胸を膨らませ、1～3秒息を止めて、唾液を飲みこみ、それから息を吐きます。

唾液の飲み込みは大事です。飲み込んだ唾液は胃熱を取り、肝陰を養い、心火を除きます。唾液は腎の液であり、腎の元気を高めます。

気を吸うとき、頭、顔、手、全身の毛穴と主なツボから、体内に酸素が入ってくるとイメージします。大自然の清気・エネルギーのある酸素と練功中に発された真気を吸い込みます。

息を吐くとき、気を丹田に下ろすと同時に、丹田に蓮の花が咲き誇り、花の蕊《しべ》は中心部に、緑の葉は両側には生えているとイメージします。

気を吸うとき、花びらはゆっくりと閉じます。息を吐くとき、花びらはゆっくりと開いていくようにイメージします。このとき、さらに意識を強めて気を丹田に下ろし、絶えず蓮の花びらに気を注いでいきます。

3. 想像とイメージ

「心息若依、綿綿若存」との諺があるように、心（意識）と息（呼吸）はお互い一緒になり、心は息に付いていき、微かに息をしていないようでしていて、断つことなく続きます。このとき、帯功《たいこう》（パワーを伝えながらの指導）の先生から功（真気と宇宙のエネルギー）を送られ、しばらくすると、頭部に引き締まるような感じがしてきます。両目は、徐々にまぶたが重たくなり開けたくなくなってきます。雲の上に座っているように、自然と身体が心地良くなります。これを30～60分練習します。その後、安静にするよう意識します。

4. 収功

(1)毛穴とツボを閉じる

「これで終わりにします」と心で念じます。深呼吸を3回して、自然な状態に戻します。気を吸うとき、全身の毛穴とツボを閉じるように意識します。息を吐くとき、気を丹田に下ろし、意識を命門にとどめます。命門は臍の裏、背中側の第二腰椎棘突起の下にあります。このツボは主に頭痛、難聴、耳鳴り、遺精と夜明け前の慢性的な下痢を治療できます。

呼吸の練習が終わったあと、ゆっくりと目を開けます。続いて「四摩擦一理気」を行います。

(2)四摩擦一理気（スー・ムォ・ツァ・イー・リー・チー）を行う

四摩擦とは、手、顔、耳、腰をさすることです。

一理気とは理髪扶身であり、全身を整えることを指します。

①擦手（ツァ・ショウ）

両手のひらを36回ほどこすり合わせます。

②**擦面**（ツァ・ミィエン）

温かくなった両手で顔を撫で回します。中指を鼻柱の両側に沿わせて、口元から顔、眉、印堂の順に滑らせ、印堂から分かれて両眉に沿わせて、口元に戻します。36回ほど行います。

③**擦耳**（ツァ・エァ）

両手で耳を上下にさすります。親指と人差し指を合わせて耳の後ろの聴骨に当て、36回ほど耳をさすります。

④**擦腰**（ツァ・イヤォ）

立つあるいは座る姿勢で、手のひらと指で腰椎の両側を上下にさすります。36回ほど行います。

「四摩擦」の重要性

静功の過程では、しびれ、張り、だるさなどの感覚がしばしば現れます。これらの現象は急に現れ急に消えるのではなく、往々にして最後まで続きます。そのため、静功を終えたあとに四摩擦の方法を用い、身体を徐々に収功の状態にし、しびれ、張り、だるさなどの感覚を消し、気血の循環を促進して正常な自然状態へと早く回復させます。

また、頭、顔と耳はツボの密集する部位です。さらに頭と顔は「諸陽の会」といわれ、手三陽と足三陽の経絡はすべて頭と顔につながっています。それらをさすることは、そこにある多くのツボをマッサージすることとなります。このようにすれば、ツボの予防と治療効果も得られます。

⑤**理髪扶身**（リー・ファ・フー・シェン）

指で髪の毛を梳いて頭皮を36回ほどマッサージします。左右の上腕と背中の大椎穴（第七頚椎棘突起の下）を数回叩きます。これで収功が完了します。

理髪扶身の意図

主に叩く動作を通じて、腕、肩と背中をより早く普段の状態に回復させます。つまり、この方法を用いると、各部位の血液の循環を良くし、筋肉と筋骨を強壮し、耳、目、腰の調子を整え、身体を強くすることができるのです。

中級蓮花功の功法

初級蓮花功を十分に修練し、その基礎ができて初めて、中級蓮花功の修練に進むことができます。

1．座り方

半跏趺坐、結跏趺坐どちらでもかまいません。頚椎を伸ばし、身体をまっすぐにして座り、あごを引きます。硬直しないように身体を緩めてリラックスします。

2．手法（手のポーズ）

両手の親指と人差し指の間をクロスし、手のひらを内に向けて両手を重ねて臍（神闕）に置きます。男性は左手を下に、女性は右手を下にします。

3．練功時の動作と口訣

具体的な身体動作

⑴舌を上顎につけて微笑む

最も楽しかったこと、あるいは最も尊敬する人、親愛なる人を思い浮かべます。眉を開き、頬の力を抜いて微笑みます。心から楽しく微笑みましょう。

⑵会陰を9回引き締める

会陰ツボはカンフー界（気功と武術の両方を含む）では「地門」といわれます。練功者は、どの式の練功でも、すべて「三門」を開ける必要があります。「三門」、すなわち「天門」（百会）、「人門」（労宮）、「地門」（第1地門は会陰穴、第2地門は湧泉穴）です。

動功、静功の作用により、エネルギーは「三門」から出入し、生成・変化することができます。会陰の引き締めは、気を丹田に沈める練習のときに、気の漏れとエネルギーの消耗を防ぐことができます。

(3)リラックスの意味である「鬆」と心の中で念じる

身体を垂れた柳のように一ヶ所ずつ緩めていくイメージで行います。リラックスするときに緩めすぎないように心掛けます。

(4)「空」と心で念じる

心は明月、万事は皆空です。

(5)白い蓮は腹の中に集まり、今にも咲こうとしている花の蕾は真気と化す

練功をしているとき、呼吸の繰り返しを通じ、体外の気がゆっくりと体内に凝集してきます。そのエネルギーの積み重ねは、白い蓮が花弁を抱き抱え、お腹の中で咲いているようです。

(6)お腹の中に蓮の花が咲き、花の蕊《しべ》は中心部に、緑の葉は外側に生えているとイメージする

お腹の中にある蓮花の下に水面があり、水面の下に火の玉があるのをイメージします。その火の玉は真っ赤な太陽のように艶やかです。小さい火の玉が光り輝き、その光に照らされた水に照り映えて、蓮の花びらも光を放っています。このとき、多彩にきらびやかに輝く境地が現れ、仏光が集まったり放ったりしているようです。この輝く光は、内臓、頭、そして全身を照らしています。

4．全身の各部位に気を送る

(1)肺に気を送る

肺は胸腔に左右一つずつあります。色は白です。練功のとき、気管や気管支、肺胞、気道はすべて通じていて、スムーズに気が巡っているとイメージします。均等な呼吸で酸素をいっぱいに肺に吸い込みます。９呼吸して肺に気を送ります。

(2)大腸に気を送る

大腸はお腹にあり、「伝導の官である。食物の糟粕を変化させて排出する」といわれます。大腸は小腸から受け取った糟粕を糞便にして体外に排泄させる働きがあります。大腸が通暢《つうちょう》していれば、排便は正常です。気を吐くときは、大腸に気を送っているとイメージします。呼吸回数は３です。

(3)胃に気を送る

胃は腹の上、上半身の中間部分にあります。胃の上の入口は噴門、下の出口は幽門といいます。胃は水穀（水分と穀物の総称）の飲食物を受け入れて腐熟を行います。

胃気は降りて正常です。胃は水穀の海であり、潤った状態を好み、燥を嫌います。気を吐くときは、胃に気を送っているとイメージします。呼吸回数は５です。

(4)脾臓に気を送る

脾臓は中焦にあり、横隔膜の下、左側の肋骨のすぐ下に位置します。「脾胃は穀物倉庫の官である。飲食物から五味を作り出す」といわれます。脾臓は運化と昇清を主り、水穀の精微を運化する機能があり、肌肉と四肢を主ります。また、脾臓は血液が血管から漏れないよう出血を防ぐ統血作用があります。脾臓は気と血を生み出す源です。気を吐くときは脾臓に気を送っているとイメージします。呼吸回数は5です。

(5)心臓に気を送る

心臓は胸腔の横隔膜の上にあり、逆さまにした蓮の蕾のような形をしています。

心は神が宿るところであり、血脈を主り、生命活動の保障の役割を持っています。そのため、「心は君主の官である。精神活動を主る」といわれます。気を吐くときは心臓に気を送り、また心臓の気と血が充足していることをイメージします。呼吸回数は3です。

(6)小腸に気を送る

小腸はお腹の右臍あたりに位置します。「小腸は受盛の官である」といわれます。小腸は胃で消化された飲食物を受理し、飲食物をさらに消化・吸収します。小腸は清濁を分別して、水穀の精微を吸収して、食べ物の残渣を大腸へ送り出します。気を吐くときは、小腸に気を送っているとイメージします。呼吸回数は5です。

(7)膀胱に気を送る

膀胱は下腹部の中央にあります。「膀胱は、州都の官である。津液を溜め、気化作用を受け排出する」といわれます。膀胱の生理機能は貯尿と排尿です。この働きは腎臓の気化作用によって実現されます。膀胱に気を送ります。呼吸回数は5です。

(8)腎臓に気を送る

腎臓は腰にあり、脊柱の左右に一つずつあります。「腎は作強の官である。人体を強くし、技巧をもたらす」といわれます。腎臓は生命力の源である精の貯蔵庫です。腎は成長・発育・生殖・水液を主ります。腎臓は納気（酸素を深く体内に取り込むこと）を主り、気の根のように呼吸を深くさせます。

腎臓に気を送るときは、腎気が充足していて、腎の血流量が増えているとイメージします。呼吸回数は9です。

(9)心包に気を送る

心包はつまり心包絡（心臓を包む膜）です。膻中ともいい、「膻中は、臣使の官である。心の喜楽を伝える」といわれます。心包は心を守る城です。気を吐くときは、心包絡に気を送っているとイメージします。呼吸回数は3です。

⑽三焦に気を送る

三焦とは臓腑の外側と身体の内側にあり、各臓器を網羅する一つの大きな腑です。臓腑の間、臓腑の内あるいは体内の組織をつなぐ隙間の道のことです。三焦の生理機能としては、一つは元気を通行させること、もうひとつは水液を運行する道だということです。気を吐くときは、三焦に気を送っているとイメージします。呼吸回数は３です。

⑾胆嚢に気を送る

胆のうは肝臓の右下の裏側に位置する小さな袋状の臓器です。気を吐くときは、胆に気を送っているとイメージします。呼吸回数は５です。

⑿肝臓に気を送る

肝臓は右側の肋骨の下にあります。「肝は将軍の官である。決断や謀略を出す」といわれます。肝は将軍のように剛直で押さえつけられるのを嫌います。肝は伸びやかな状態を好み、停滞を嫌います。肝臓に貯蔵されている気を魂といいます。肝は血液を貯蔵し、血流量を調節します。肝は疏泄を主り、全身の気を運行し、精神状態を安定させる働きがあります。また、胃と脾の消化を手伝います。気を吐くときは、肝臓に気を送っているとイメージします。呼吸回数は５です。

⒀肺に気を送る

「肺は相傅の官である。気や全身活動を調節する」といわれます。肺は気と呼吸を主り、宣発と粛降を主ります。肺は水道を通調し、百脈を集め、治節を主ります。古くから「天の気が肺に通じている」「肺の気が天に通じる」といわれます。気を吐くたびに肺に気を送ります。呼吸回数は9です。

功法の練習は肺から始まり、肺で終わりにします。

各臓腑に気を送り終わったあと、再び丹田の蓮の花に戻ります。蓮の花は光り輝いており、その光を内臓に当てていきます。「五臓形、五臓色、五臓正色成正果」といわれるように、仏光のような光に照らされて、五臓はまるで五色を呈しています。心臓は赤、肺は白、肝臓は青、脾臓は黄色、腎臓は黒、このようにイメージします。

これは正に、「肺雪白、心赤火、肝青青、脾黄血、黒水両腎命門躲（黒の腎臓は命門の両側にある）」という言葉の通りです。

五臓を照らし終わると一瞬すべてが見えなくなり、そして全身の骨格が現れます。このとき、「綿綿呼吸看荷花、荷花瓣、放仏光、照尽五臓照骨格、骨頭架、灰白色、節節細観勝彫刻（静かな呼吸を繰り返し、蓮の花びらから光を放つたびに、その光を骨格に当てる。骨格は灰白色。彫刻をしていくかのように、上から下へと骨を一つずつ見ていく。はっきり細かく見れば見るほど良い）」と黙読（黙考）します。

骨格を照らし終わると一瞬すべてが見えなくなり、全身に分布している一つ一つの黒い血管と光っている神経が現れます。気を丹田に沈めるように意識を強めます。続けて丹田の蓮の花へと気を注ぎ、また内臓、頭部と全身に気を送ります。

このとき、「収功します」と心で念じます。口を閉じてカチカチと上下の歯を36回叩きます。力強く、叩く音が大きければ大きいほど良いです。山の奥で遠くからこだまが聞こえるようなイメージをします。歯を噛み終わったあと、ゆっくりと目を開きます。手のひらを9回擦り合わせます。顔、頭をマッサージし、肩、背中、腰などを数回叩きます。収功はこれで終わりです。

練習者は、中級の蓮花功法を練習するにあたって、経絡、天干（十干）や地支（十二支）などを熟知する必要があります。中級蓮花功は「高功老師（内丹や気脈を踏まえて指導する先生）」の直伝を必須とし、自分勝手に練習することは厳禁とします。自分勝手な実践によるいかなる偏差や障害についても、新医学気功は責任を負いません。

初級蓮花功の站椿《たんとう》功法

1．予備式

南に向かって立ちます。両足を揃え、身体をまっすぐにします。胸を平らにして頸椎を伸ばします。首の筋肉をリラックスさせ頭のてっぺんに糸が付いていて、上から吊るされているような姿勢を取ります。足指は軽く地面を掴み、足の裏は地面に付かず少し浮いている状態にします。両手は腹を抱え、手のひらを向い合せます。それから両手のひらを上に向けて、目線は遠くまで見ます。
上下の歯を軽く9回触れ合わせます。舌先を歯と上あごの境に軽く付けます。両眼をわずかに閉じ、顔は微笑みます。

2. 功法

(1) 頂天立地荷花開（堂々と天地の間に立つ。蓮の花が開いている）

頭が天に、足が地に付いて立っているイメージを持ちます。「天無辺方為其高、地無際才言其広（天は果てしなく高く、地は尽きがなく広がっている）」といわれるように、天地の広大さ、宇宙の膨大さを想像します。まさに、「茫茫乾坤路、今朝海天空、朗朗明心境、釈然博大生（広大な乾坤の道、海と空の中、清らかで明るい気持ちとなり、釈然とした豊かな心が生まれる）」のようです。

このとき、呼吸を均等に調節して、吸気も呼気も少し深くします。

気を吸うときに、大自然の「清気」「酸素」をすべて体内に吸い込むとイメージします。息を吐くときに、気を丹田に下ろし、意識を命門にとどめます。これを約5分行います。

その後、両手のひらの労宮穴、頭上の百会穴と両肩の肩峰の各ツボの部位に、それぞれ気の光のボールが現れたとイメージします。光のボールは白い光を放っていますが、次の瞬時、白い蓮花に変わります。白い蓮花は盛んに咲いていて、蓮の蕊は中心に、緑の葉は外側に生えているとイメージします。

この気功の状態、情景は、正に次の詩の通りです。

「自身宇宙同体応、自然愉快真和諧。呈現朦朧荷花瓣、混然元気荷花態。陰陽平和物生息、乾坤合徳春常在（宇宙と身体が感応しあって、真に調和された状態で自然と楽しくなる。おぼろに現れた蓮の花びらは、蓮花の姿と化した自分の元気そのもの。陰陽のバランスが取れれば物が生息し、天、地、人が調和されていれば人は長生きする）」

⑵脚下旋起金蓮座

気を丹田に下ろし、丹田の蓮の花に気を注ぐよう強く意識します。気を吸うたびに、できるだけ肺いっぱいに気を吸い込みます。気を吸うときは、かかと、アキレス腱、肛門を引き上げるようにします。足裏の湧泉ツボから地下のエネルギーの酸素を抜き取り、各ツボの開いている蓮の花に気を注ぐようにイメージします。大自然の清気と宇宙の酸素を注いでいきます。

肺いっぱいに気を吸い込んだら1～3秒息を止め、唾液を飲み込み、それからゆっくりと息を吐きます。息を吐くときに、気を丹田に下ろします。このとき、咲き誇っている丹田の蓮の花をイメージして、その蓮の花に気を注いでいきます。

約10分後、「脚下旋起金蓮座、玉蕊中生化五洲、白蓮花開善宇内、緑葉初発潤百川（足下に金の蓮華座が現れてゆっくりと雲の上に昇っていき、玉のような蓮の蕊《しべ》は世界の五大陸、四大海洋の正気へと化していく。宇宙空間に白い蓮の花が咲き誇って良いパワーが満ちており、緑の葉が芽生え始めて百川を潤す）」と口訣（パワーに導くイメージ言葉）を黙々と唱えながら、次のような情景を想像します。

足下に蓮華座が現れ、黄金色にきらきらと輝いています。その蓮華座はゆっくりと雲の上に昇っていき、天、宇宙のすべてには白い蓮の花が清く咲き誇っています。その純白の花は、数えきれないほどの星々のように、青緑に生い茂る蓮の葉の中に散りばめられています。

この功法は約30分練習します。状況に応じて時間を延長したり、短縮してもかまいません。

このとき、「収功します」と心の中で念じ、体外の蓮の花を体内に吸い込んで気に変化させます。気を吸うときに、三つの中心部（手のひら、足の裏、頭上の百会）の気を全部吸い込んで、丹田の蓮の花に入れていきます。

両手は重ねて臍（神闕穴）に置きます。男性は左手を内、右手を外に置き、女性はその反対にします。意識を命門に集中して、3～5分静養します。それからゆっくりと目を開きます。

蓮花功の站樁をイメージする言葉の解釈

蓮花功は神聖かつ純潔な白い蓮を内容とする功法です。站樁を練習する前に、まず「脚下旋起金蓮座、玉蕊中生化五洲、白蓮花開善宇内、緑葉初発潤百川」の言葉の意味を知る必要があります。

「脚下旋起金蓮座」「緑葉初発潤百川」とは、緑の葉は白い蓮の花を引き立てる存在で、「金蓮座」は万物を潤す土地とみなします。天下の万事万物、全人類の意向的な発展は、生命の活力を満たすために皆生命力の強いものによる滋潤と養いを必要としています。これらはすべて緑色と水によって完成されています。

「百川」は全国の大地を表しますが、ここでは天下の人々と自然界のすべての生命体を表しています。「白蓮花開善宇内」は、次のようにゆっくりかつ詳細に想像します。白い蓮の花、つまり白い花びらは緑の葉ができたあとに、初めて蕾を育みます。花びらは透き通ってきらきらと光っていて、その純潔で清く明るい姿を自分自身と世間の人々、および万物の前に現しています。「玉蕊中生化五洲」は、白い蓮の花が玉のように清く透き通るという、一つの形象（イメージ）です。「蕊」はつまり花の芯です。「中生」は白い蓮の花の中心に花の蕊が生えていること。「五洲」は世界の五大陸と四大海洋を表し、また全人類も表しています。したがって、「玉蕊中生（玉のような蕊が蓮の花の中に生えていること）」は、人類の真・善・美を喚起して、偽・悪・醜を解消することができるということです。玉蕊は花の核心であり、白い蓮の主な部分です。五はまた花の芯の枚数を表します。白い蓮は足下に生え、花の蕊は身体の中心から生えます。なお、五は身体の五臓、天地の五行を表し、その表すものの数となります。したがって、五行、五臓は五の間で生まれたり、化したりしています。

どの角度から白い蓮花とその存在の状態を詳しく見ても、すべて自分自身の行いや品格の状態、自分自身の心理状態と関わります。さらに、自分自身の志とも関わります。どのような動機、出発点に基づいているのか、自分自身のためなのか、それともすべての人々のためなのか……。「緑葉初発潤百川」は、百川を潤して、初めて宇宙を良くすることができるということです。五洲があるからこそ、白い蓮花が現れて蓮花功を良く練習することができるのです。

新医学気功の動功の功法

動功の練習は、意識と気によって肢体の動きを導引し、肢体の動作を呼吸・意念と結びつけます。それにより、内と外を協調させ、内臓、筋骨と肌肉を鍛え、生体の機能が自ら健全な方向へ向かうようにします。

練習のときに、動と静の兼ね合いに気をつける必要があります。

動功の練習の前後に一回ずつ静功を練習し、鍛えと静養を結びつけます。それにより動と静が調和されて、形（身体）と神（意識）が一体となり、意に従って気が巡り、経絡は通じ、気血の調和が取れます。動は陽を生み、静は陰を生みます。動と静が適宜であれば陰と陽のバランスが取れます。

新医学気功の初級動功

太陽が銀河を、地球が太陽を、月が地球を回るのは円運動です。また、月、地球、太陽など数えきれないほどの星々の自転も円運動です。人体の気血の大循環と小循環も、周天功の気血の運行も円運動です。人は誰も末永く円満を求めています。

初級動功は円運動です。円を回す動きを通じて、天と地の清らかな気、日月の精華を取り入れて、天、地、人の調和を目指します。

初級動功には次の特徴があります。

1. 身体の病の気（濁の気）を出して、大自然の清気やエネルギーの酸素を体内に早く取り込む有効な有酸素運動です。「気は百病の始まり、万病の原因は酸素不足にある」ということです。

2. 動作が簡単で、学びやすく練習しやすいので、10分もあれば練習することができます。老若男女の違い、文化や生活習慣の違いに関係なく、また、場所も問わず、ある程度の時間を練功に当てることで身につけることができます。

3. 身体の状況を改善し、体内のエネルギーを高めます。軽い運動ではありますが、気の流れを正常にさせる働きがあります。練習を続けていけば（例えば、朝、昼、晩一回ずつ）、短期間で気の感覚を覚えるため、身体が良い方向へ向かっているのを実感できます。

初級動功の6式

第1式：元気開宮《げんきかいきゅう》（気によって労宮つぼを開く動き）

左手のひらを上に向け、お腹から15㎝ほど離して、お腹の前に置きます。右手のひらを下に向け、左手のひらの上に置き、両手のひらは10㎝ほど離します。左手のひらは動かさず、右手のひらの労宮というツボを反時計回りに36回ほど回します。

次に手を入れ替えます。右手のひらを上に向け、お腹から15㎝ほど離して、お腹の前に置きます。左手のひらを下に向け、左手のひらの労宮を時計回りに36回ほど回します。
　この動功で病の気（濁の気）を取り除き、大自然の酸素を取り入れます。小周天功法や大周天功法など気功力アップの基礎となります。

第2式：転動乾坤《てんどうけんこん》（天地の気を回す動き）

　お腹の前に両手を平らに伸ばし、両手のひらを下に向け、十本の指を前に出して、時計回りに36回ほど回します。逆方向も同様に36回ほど回します。
　この動功は指先の毛細血管の血流を良くし、細胞組織に酸素を取り入れます。高血圧、高脂血症、高血糖の予防・改善となります。

第3式：湖心劃船《こしんかせん》（湖の中心で船を漕ぐような動き）

　手のひらをお腹に向け、十本の指を伸ばし、左手のひらは左側の腹の前、右手のひらは右側の腹の前に置き、真ん中から下へ下ろして内から外へ二つの円を36回ほど回します。
　この動功は卵巣炎、輸卵管不通、卵巣嚢腫、骨盤腹膜炎、子宮炎など婦人科病気と男性疾病の予防・改善となります。

第4式：日月同輝《にちげつどうき》（両手のひらを向かい合わせて回す動き）

　胸の前で両手のひらを向かい合わせ、十本の指を斜め前に向けます。両手のひらの間は10㎝くらい離します。両手を交互に縦方向に36回ほど回します。

この動功は胸あたりの気を通して気持ちを良くすると同時に、酸素を丹田に入れていきます。

第5式：揮舞彩虹《きぶさいこう》（虹のように両手で円を描く動き）

十本の指を少し開いた状態で、両手のひらを前方に向けて、耳の高さに上げておきます。両手を内側から外側へ36回ほど回します。

この動功は頸椎症、肩関節周囲炎（五十肩）、風湿などの予防・改善となります。

第6式：聚首灌気《じゅしゅかんき》（脳に新鮮な空気や酸素を送る動き）

両手のひらを顔に向けて、時計回りに36回ほど回します。逆方向も同様に36回ほど回します。

この動功は脳の血流量、脳細胞や脳組織の酸素の量を増やし、遠視、近視、鼻炎、咽喉炎、難聴、耳鳴り、眩暈、頭痛、不眠、夢を多く見る、脳梗塞と脳萎縮など脳に関する病気症状の予防・改善となります。

収功

まず手をこすり合わせます。そして両手で顔を撫で回します。中指の先は小鼻の両脇にある迎香に触れ、鼻柱の両側に沿って目、額へ滑らせ、左右に分かれて顔面をマッサージします。そのあと、手のひらで尾閭《びりょ》から腎兪まで上下に腰をさすります。どれも9回ほど行います。

収功するときは、ほどよい力加減で、穏やかに心地良く感じるように行うことを心がけましょう。自然呼吸でゆっくりと目を開きます。

これで収功は完了です。

新医学気功の初級動功（6式）の解釈

新医学気功の初級動功は、簡単には見えますが、奥深い功法の理論があります。第1～5式（元気開宮、転動乾坤、湖心劃船、日月同輝、揮舞彩虹）の動作は軽度の肢体運動ですが、実際は意識を用いて気を動かしています。

まずは手の三陽経と三陰経の練習になります。例えば、「元気開宮」は、主に労宮ツボと指先の十宣穴を開く練習です。労宮ツボは手のひらにあり、心包経上にある重要なツボです。心臓の主な生理機能は、血脈と神志を主り、神（精神）の宿るところです。そのため、気の取り入れと放出をするためには、まず「労宮を開き、周天を回す」ことをする必要があります。このことは、気功家の方は皆知っておられます。

現代医学の視点からは、次のように解釈します。

第1～5式の功法は、毛細血管の微小循環を改善して血流量を増やすとともに、体循環（大循環）の物質交換と肺循環（小循環）の気体交換の効率を倍増させます。また、細胞に取り入れる酸素量を増やし、細胞の膜電位を上昇させ、細胞の変形能力とアンチエイジングの機能を高め、体内のフリーラジカルと毒素を取り除きます。

さらに静脈瘤や動脈硬化、動脈狭窄、動脈のねじりと変形などの予防と改善を図り、経絡を通して気血を巡らせ、陰陽のバランスを調整します。

第6式「聚首灌気」に関して、中医学では、頭と顔にある目、鼻、口、舌と耳は、五臓と対応しているとされます。「肝臓は目、肺は鼻、脾臓は口、心は舌、腎臓は耳に開竅（関係）します」。『霊枢・邪気臓腑病形』では、「十二経脈、三百六十五絡、其気血皆上於面而走空竅（十二経脈と三百六十五絡脈は、その気血が顔面を走り、竅〈目、鼻、口、舌、耳〉を通ります）」といいます。その他、十二経別と十二経筋で頭部に分布するものも多く、直接・間接的に脳と関連します。つまり、脳髄内の変化は、経絡・気血を通じて頭部に現れます。

頭部は臓腑、経絡の気血が集まる場所です。それらは生理上でも病理上でも密接な関係にあります。そのため、第6式の「聚首灌気」の練習は、気血を通して陰と陽を調節するだけではなく、各臓腑の機能を調節することもできます。また、体内の潜在エネルギーを引き出して、宇宙のエネルギーを体内へと取り込み、脳と臓腑の各組織と細胞に取り入れる酸素量を増やします。

新医学気功には中級動功もあります。例えば、道家内丹功の真気運行法である「培補元気」は、意念によって外気を取り入れて動かす功法です。外は静かで、内は動いています。

この動功は下丹田の経絡を開通し、腎臓の生理機能を高めて元気を補います。命門の相火を起こし、上虚下実の身体を作ると同時に、人体の内外、表裏、四肢などの身体の経絡を通じさせて、宇宙のエネルギーと人体の高エネルギーの物質を下丹田に貯めます。

虚弱な腎臓による腰痛、頸椎・椎間板ヘルニア、ED、女性の冷え症、性欲低下、頻尿、不妊症、不育症などに効果があります。

中級功法は、三層功力以上の気功師の帯功指導の下で行うのが最も良いとされます。

新医学気功の自然療法

新医学気功の自然療法は医学五行功、拍打功、歌療法、舞療法、対話療法などがあります。また、新医学気功の医学五行功は医学神功、医学龍功、医学雁功、医学虎功と医学熊功があります。

私は数十年の道家の内丹功の修練を基礎に、さらに古代の八段錦、易筋経、太極と華佗の五禽戯などの功法の精華を吸収し、易学・医学・道学の知識を取り入れて作り上げました。五行は人体の五臓に対応しています。

医学神功は主に心を養い、知能を開発するための功法です。

医学雁功は主にストレスなどによる心理障害とその合併症、生理性の浮腫、頑固な不眠などに対応する功法です。

医学虎功は主に風・湿・熱・毒などの邪気を取り除き、風湿、リウマチ様関節炎、関節のこわばり、多発性骨増殖症、強直性脊椎炎、骨の壊死、悪性貧血などに対応する功法です。

医学熊功は三つのレベルに分かれていて、複数の原因と程度の肢体運動障害の人のために創りました。

ここでは、医学龍功と拍打功の一部を紹介します。

医学龍功

医学龍功は主に脊柱を強くする功法です。脊柱は体幹の中軸をなす骨格で、人体の大黒柱です。また、奇恒の腑を結びつける作用を持っています。

脊柱の強健さの根源は、腎臓機能が盛旺なことにあります。腎の主要な生理機能は、骨を主り（骨を管理する）、髄（骨髄、脊髄、脳髄）を生じて脳に通じています。脳は髄の海です。それらの機能はすべて腎に頼っています。

脊柱の強さ、弾力・強靭性の最大の機能は、衝撃力と負荷力を減少させることです。

もし身体が完璧で強靱な脊柱を持っていれば、人は若さを保ったまま長生きします。

医学龍功の初級功法（3節9式）

1節目：気運龍頭《きうんりゅうとう》（気を頭へ入れる動き）

まず、自分が龍であることをイメージします。足を肩幅に開き、背骨を伸ばして、頭の天辺をまっすぐ天につなげているとイメージします。

次に、息を吸いながら両手を肩の高さまで上げ、手のひらを上にして息を吐きます。

手のひらを上に向けたまま息を吸い、吐きながら、手を前に持っていきます。息を吸いながら両手を引き、吐きながら、両手で支えるように指を肋骨の高い位置に置きます。このとき、手のひらから右は肝臓、左は脾臓に気を送っています（2・3節目の初めにも同様に行う）。

1節目の第1式

息を吸いながら、頭を右に倒します。息を吐きながら、頭を左に倒します。これを9回ほど行います。

1節目の第2式

手はそのままで、息を吸いながら、右後ろの高いところを見ます。息を吐きながら、左後ろの高いところを見ます。これを9回行います。首はなるべくゆっくり動かします。

1節目の第3式

手はそのままで、あごで円を描く運動です。ゆっくりと行うほど効果的です。息を吸いながらあごを上へ持ち上げたら、あごを前方に出して、息を吐きながらあごを下へ、それから胸に沿うようにあごをゆっくりと戻します。これを9回行います。次は逆の円を書きます。息は自然呼吸で大丈夫です。まず、胸に沿うようにあごを下に下げます。そして前、上と動かし、最後にゆっくりと元に戻します。

3式が終わったら、収功します。

手を一度下に下げ、手のひらを上に向けてなるべく後ろに伸ばします。手を伸ばしたまま、3呼吸します。3呼吸したら息を吸い、手のひらを前に返して、息を吐きながら両手で大自然の気を腹に収め、最後に両手を重ねて臍に置きます。女性は右手、男性は左手を下にします。左足を寄せて、足を閉じます。

1節目は、頸椎病総合症、脳細胞、脳神経細胞の酸素不足による各種の病気症状の予防・改善となります。

2節目：海底撈珠《かいていろうじゅ》（海の真珠をすくう動き）

2節目の第1式

右足を斜め前に出して、かかとを地面に付けます。足指先を上げて、湧泉を開け、息を吸います。足を斜め後ろに伸ばしてつま先を地面に付け、湧泉を閉じて吐きます。吐き終わったら足を元の位置に戻します。左足も同様に、それぞれ9回行います。

2節目の第2式

息を吸いながら、右足を上げます。吐きながら右横に蹴って戻します。蹴るときは、身体はまっすぐ立てたままにします。左足も同様に、それぞれ9回繰り返します。

2節目の第3式

右足を右横に出して、つま先を立てて地面に付け、外側に3回回し、内側も3回回します。このあと足を戻します。次に左足を左横に出して、つま先を立てて地面に付け、外側に3回回し、内側も3回回します。このあと足を戻します。これを9回行います。

3式が終わったら、1節目と同じように収功します。

2節目は、脛骨腓骨の骨膜炎、運動不足による膝、かかとと踝《くるぶし》の骨棘《こつきょく》、足のつり、静脈瘤、下肢麻痺、（エイズなど）免疫力低下、（胃など）上部消化管出血に対しての予防・改善となります。

3節目：金龍盤柱（金の龍が柱に巻き付く動き）

3節目の第1式

足を開いて膝を少し曲げ、腰を落とします。骨盤を前に突き出したあと、また後ろに突き出します。このとき、手の位置より上の身体部位、膝より下の身体部位をなるべく動かさないようにします。これを9回行います。

3節目の第2式

骨盤を左に突き出したあと、右に突き出します。このとき、肩の高さが変わらないようにします。これを9回行います。

3節目の第3式

骨盤を左、前、右、後ろの順に回していきます。これを9回繰り返します。次に骨盤を右、前、左、後ろの順に回します。これを9回行います。3式が終わったら、1節目と同じように収功します。

3節目は、腎虚腰痛、督脈空虚の腰椎病状、例えば脊髄神経の酸素不足によるヘルニア、骨の増殖、脊柱の炎症などの予防・改善となります。

医学龍功の中級功法は、三層功力以上の気功師の帯功指導の下で行うのが最も良いとされます。

拍打功

新医学気功の拍打功は、有酸素運動の自然調整法です。肉体の病気、不眠、夢を多く見る、うつ病、不安症、精神異常の発狂などの症状を、自らの練習を通じて改善する功法です。動作は簡単ですが、理論は比較的深く、中医学の基礎理論と人体解剖知識などを知る必要があります。

私は1973年から今日まで、病気治療の拍打功を深く研究してきました。その中で、数十名の中医の学生を育成し、またこの方法を用いて数万例の肉体の病、万例近くの魂の病の治癒例を持っています。

中医学でいう経絡は、地球上の川、道路のように輸送の道となっていて、主に気、血、津液、精血などを運びます。

経絡の運行が乱れていると生体の陰陽のバランスが崩れます。生体の陰陽のバランスがいったん崩れると、人体内の警報器が頻繁に警告のサインを出すようになります。このサインは　身体のある部位の不快な症状として現れます。例えば寒、熱、涼、痛み、痒み、痺れなどです。これらの症状はすなわち「病気の前兆」（初期症状）です。中医では「未病」といい、現代医学では半健康といいます。

拍打功は経絡を辿って身体を調整して、病の気（濁気）を追い出し、各組織、細胞に取り入れる酸素量を増やして免疫力を高め、病気の自己予防と自己調整を目的とします。

また、拍打功は、病の種類と体質の違いにより手法の軽重、ツボ選び、実施の時間（子午流注）なども変わってきます。功法の理論を理解し、また気の感じ方など自己調整力を高めたい方は、三層功力以上の医学気功師の帯功指導を受けることを勧めます。

「肉体の病は武術的な打法を用いるが、魂の病は優しく調整する」を原則とします。

風邪、肺炎、肺がん、鼻炎、喉頭炎などの予防のために、いくつかのツボを簡単に紹介します。この中から自分自身で気持ちよく感じるツボを選んで36回以上叩きます。立って練習してもいいですし、気持ちよく歩きながら練習しても大丈夫です。

練習する前は、満腹にも空腹にもならないようにします。また、白湯を適宜飲むと良いでしょう。

拍打功の実践

(1)片手は自然に指が曲がった状態にして、もう片方の手のひらで合谷を叩きます。リズミカルに交互に行います。

合谷穴：親指と人差し指を合わせてできる縦線のすぐそばにある隆起した筋肉の、最も高いところにあります。

(2)片手は自然に指が曲がった状態にして、もう片方の手のひらで列缺を叩きます。リズミカルに交互に行います。

列缺穴：両手の親指と人差し指の股を交差させ、人差し指の先端が橈骨茎状突起に当たるところの陥凹部です。

(3)片方の手のひらで膻中を、もう片方の手の甲で腰の中央を同時に叩きます。リズミカルに交互に行います。

膻中：両乳頭を結ぶ線が前正中線と交わるところ。

(4)片方の手のひらで肩井を、もう片方の手の甲で腰の中央を同時に叩きます。リズミカルに交互に行います。

肩井穴：第7頚椎棘突起（首を前に曲げた際に最も突出する骨）と肩峰を結ぶ線の中央、乳頭を通る垂直線上にあります。

(5)まず左右の手のひらで同時に左右の環跳を3回叩きます。次に両手のひらを腹の前で1回軽く打ち合わせます。これをリズミカルに行います。

環跳：大転子の頂点と仙骨裂孔（尾骨尖の上2寸）を結ぶ線上、大転子の頂点から1／3のところ、お尻にキュッと力を入れたときにできるくぼみにあります。

(6)左右の手のひらで同時に左右の風市を3回叩きます。次に両腕をまっすぐに頭上へ持ち上げて両手のひらを1回軽く打ち合わせます。これをリズミカルに行います。

風市：直立して腕を下垂し、手掌を大腿外側に付けたとき、中指の先端が当たるところ。

拍打功を行う際の注意事項

身体をリラックスして、軽く緩やかに、徐々に力を加えていきます。個人の体質、年齢、身体状況、病気症状に合わせて気楽に行いましょう。

第7章

病気の新医学気功療法

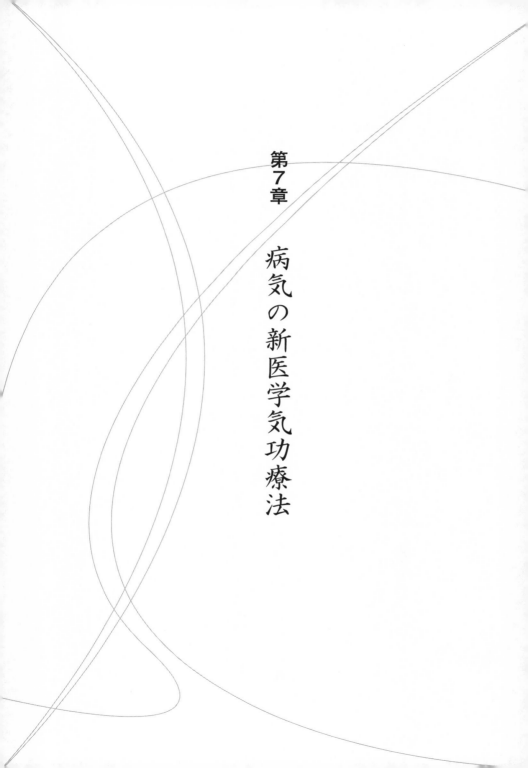

糖尿病の新医学気功療法

糖尿病の四大タイプと発病原因

糖尿病は、多種の病因が引き起こした慢性高血糖が特徴の代謝障害です。高血糖はインシュリンの分泌、あるいはインシュリン機能の低下、また両者同時に存在することで引き起こされます。炭水化物以外に蛋白質、脂肪の代謝異常があります。

代謝異常が長期化すると、多系統に損傷を引き起こし、眼、腎臓、神経、心臓、血管などの組織に慢性の進行性疾患を招き、臓腑機能不全と全身衰弱を引き起こします。

病状が深刻である場合、急性の代謝失調が発生することもあります。例えば糖尿病ケトアシドーシス、高血糖高浸透圧昏睡などです。

糖尿病はよくある病気、多発病で、患者数は現代人の生活レベルの向上、高齢化、生活スタイルの変化により急増しています。糖尿病の早期予防と治療を、多くの家庭と大多数の患者は最優先するべきでしょう。

糖尿病は西洋医学の観点から四つの分類となります。

1. Ⅰ型糖尿病
2. Ⅱ型糖尿病
3. その他の特殊なタイプ
4. 妊娠性糖尿病

糖尿病は中医学の「消渇病」の範疇に属します。

消渇病はまた、上、中、下の三消に分かれています。

上消は口渇多飲が見られ、多くが肺熱からなります。

中消の症状ではすぐに空腹となり多食し、多くが胃熱からなります。

下消の症状では頻尿が見られ、多くは腎虚〈加齢や先天性の〉生命エネルギー不足）がもたらしたものです。したがって、その症状を「三多一少」といいますが、過食、多飲、多尿であり、身体は痩せています。患者によっては「三多一少」症状が顕著に現れることなく、血液、尿の臨床検査によって初めて糖尿病と診断されます。

中医学では、消渇病の病因は三つあるといわれます。

一つは飲食の不摂生、長期にわたる脂っこく甘く濃厚な味の食物の取り過ぎ、暴飲暴食など。二つめは感情のアンバランス、不快な感情、肝鬱気滞（ストレス過多）や、急にむっとするなど、性格が荒々しく、怒ったりせっかちになりやすいことなど。三つめは過労、不規則な生活、および過度の性交などです。

糖尿病の養生と予防治療

病因から分析すると、消渇病は虚の一面と、実の一面があります。栄養の吸収がうまくできないと、水分が大量に体外に排出されるため、多く飲食するにも関わらず、痩せて、全身の倦怠感、脱力感、精神的な倦怠感がある場合は、治療に補養薬を投与するべきです。

糖尿病の人は同時に気鬱気滞（気〈エネルギー〉の巡りの鬱滞）、肺熱胃熱の現象があります。その症状は口舌の乾燥、五心煩熱《ごしんはんねつ》（手のひら、足の裏、胸中の煩熱）、頻繁な病的発汗などです。虚あるいは実、攻法補法いずれも難しく、治療の困難さが増します。治療時には、大部分の患者に栄養薬を与えるべきではありません。

したがって中医学における消渇病の治療は、疾患の異なる段階、異なる症状、異なる原因などの具体的な状況に基づき、異なる方法、異なる処方を用いて弁証治療を行います。

私の家系である楊一族家伝の中医学は何代にもわたって伝わり、糖尿病の治療についても独自の優れた方法があります。患者ごとに方剤を用い、病状に基づいて薬を投与し、症状を正確に診察して、弁証し治療します。

治療法上、上消の治療は肺を潤し、併せてその胃を調えます。中消の治療はその胃熱を清し、兼ねてその腎を滋します。下消を治療するには、腎を滋して、兼ねてその肺を補うのが良いでしょう。

具体的な方法

上消

肺熱が津液を損傷、内熱が非常に盛んで、いらいらし、口渇で多く水を飲み、口舌が乾きます。治療法は主に清熱潤肺《せいねつじゅんぱい》、生津《せいしん》（津液〈体内の水液〉を生み出す）止渇の方剤を用います。

中消

胃熱が非常に盛んで、多食してもすぐに空腹になり、身体は痩せ、便は乾燥します。治療法は主に清《せい》胃瀉火《いしゃか》（胃の火熱を清熱し瀉す）、養陰増液《よういんぞうえき》（胃の陰液を養い増す）の方剤を用います。

下消

2種類のタイプに分けられます。一つは腎陰虧虚《じんいんききょ》で、主な症状は多尿で口唇が乾燥し、沈細数脈（沈んで細く速い脈）となります。治療法は滋陰固腎《じいんこじん》（腎を滋養し、腎を固める）の方剤を用います。

二つめは陰陽両虚（身体の生命エネルギー、栄養、潤いの不足）で、主な症状は頻尿、脂のような混濁した尿、顔色が黒く、耳輪の乾燥、腰膝がだるく力が入らない、身体が冷え、インポテンツ勃起不全、舌淡苔白《ぜったんたいはく》、沈脈（沈んだ脈）で力がないなど。治療法は主に温陽滋腎固本の方剤を用います。

中医治療において、糖尿病が引き起こす白内障、夜盲症、聴覚障害、腫物できもの、癰疽《ようそ》、肺結核、水腫、卒中、人事不省（意識を失う）に対しても、妙薬を用いて治療することができます。

この他に、1~2種類の薬物だけを用いる簡単な処方の民間薬で大病を治療することもあります。糖尿病の治療も同様です。病因・症状などを分析し、治療法を判断する弁証論治を基礎とすれば、簡単な民間薬を使っても良い治療効果を得ることができます。

医師の治療に積極的に協力し、時間と量を守り服薬する以外に、糖尿病の人は日常の養生にも注意するべきで、そのうえで初めて良好な治療効果を得ることができるのです。

「四季」「三法」「三結合」の養生法

四季の養生法

疾病と自然界の一年である四季の気候変化には、きわめて密接な関係があります。

糖尿病の人は元来口渇多飲ですから、夏季の炎熱や、秋季の乾燥に見舞われると、病症はすぐに悪化してしまいます。また、頻尿であることから、冬季の寒冷に遭えば汗は出にくくなり、さらに頻尿となります。そのため、中医学の医師は四季の気候変化に基づき、糖尿病人の薬に加減調整を行います。

三法養生法

中医学の糖尿病治療には内治法、外治法、そしてお茶代わりに飲む方法を総合して用いることができます。

内治法は、糖尿病患者の異なる症状表現に基づき、煎じ薬、中成薬を交互に用いて使用することができます。

外治法は主に3種類あります。

薬浴法《やくようほう》

活血化瘀の中薬を選択して用い、ガーゼなどに包んで煎じたあと、両手両足をその液に浸します。同時に、左手で右足の中心を、右手で左足の中心をこすり、手の労宮穴と足の湧泉穴を合わせ、交通心腎、水火相済（心と腎の不調を調える）の効果を達成させます。

腹部マッサージ法

毎食後、両手を重ねて手のひらで腹部を押さえ、円状にマッサージします。左右に向けてそれぞれ4～5分間回します。手法の軽重を適度に行います。

艾灸法《がいきゅうほう》

毎日寝る前に、艾灸を両下肢の足三里の穴位に各4～5分間、皮膚がわずかに赤くなる程度行います。

糖尿病は慢性疾患のため、長期服薬する必要があり、非常に不便であるため、お茶代わりに飲む方法は簡便有効であり、患者も容易に取り扱うことができます。また、烏梅《うばい》、五味子《ごみし》、茺蔚子《じゅういし》など、単味あるいは多味の薬を選んでお茶にすることができます。これらは基礎方剤であり、また人の体質、病気症状、血液型により臨機応変に施す必要があります。

三結合の養生法

一つめは、飲食のコントロールと食療法を結合することです。

中医学には「薬食同源」「薬補は食補に如かず」という言葉があります。多くの食品には、とても良い栄養価があるだけではなく、糖尿病の治療効果があります。例えばそば、ふすま、ニガウリ、牛乳、ブンタンなど。糖尿病の患者は、定期的に一定の量を適切に食べると良いでしょう。

二つめは軽視と重視の結合です。

糖尿病が一生の疾病であり、現在根治の方法と薬物も少ないため、多くの患者はある程度の恐怖心を持っています。実際は、積極的に保養と治療を行い、血糖をうまくコントロールし、合併症を防ぎさえすれば、健康な人と同じ生活を送ることができます。したがって、糖尿病を恐れる必要はありません。また、治療と養生においては、これを重視するべきです。つまり糖尿病と真剣に向き合い、積極的に治療を行うということです。医者の指示に従って、くれぐれも「勝手気まま」をせず、穏やかな心理状態を維持することです。

三つめは労働と休息の結合です。

糖尿病の患者には、労働と休息バランスをうまく取ることを提唱します。労働とは適切な運動であり、例えば食後の散歩がてら空気の良い場所まで歩き、トレーニング器具を使ってトレーニングなどをすると、血液循環が良くなり、新陳代謝が促進されるだけではなく、栄養の消化吸収がさらに良くなり、余分なエネルギーが消耗され、健康に役立ちます。ただ、疲れるほど運動をし過ぎないこと、休息と十分な睡眠を維持しましょう。

この場合、最後に動静を組み合わせることが必要ですが、そうすることで身体の動静を平衡状態に置くことができるのです。

Ⅱ型糖尿病治療の自然療法

Ⅱ型糖尿病の治療は、一つは科学的根拠によって（食事前の空腹時血糖、尿糖と血液の生化学的指標から定める）西洋医学の薬を用います。二つめは中医学の臨床症状弁証に基づき型に分け、漢方薬を使用します。三つめは患者の年齢、遺伝子、体質、素因などに基づき自然療法を実施します。

自然療法は主に自然資源を利用します。自然療法を提唱することで、患者の経済的負担が軽減するだけではなく、薬物による身体へのダメージを減らすことができ、さらに回復の目標実現に近づくことができます。

自然療法を行う際は、患者に一定期間糖尿病に関する知識を学んでもらい、人体の解剖知識と生理機能を明確にすることで、病理変化の知識を得、中医学基礎理論の内容をマスターしてもらいます。

患者に人体の経絡、気血、陰陽の運行の理解、穴位の按摩（マッサージ）、経絡導引術、有酸素運動の自主練習との関連目標を習得してもらいます。

自然療法の実践

1．背反らし運動で膵臓をストレッチ

二人の患者に、互いに背反らし（背中合わせにする）を習得するよう指導します。毎日朝晩、背反らしを10分程度行います。

このような反背式トレーニング方法は膵臓をストレッチし、やわらかくほぐすことができます。膵臓の内・外分泌の導管を滞りなく通じさせ、膵臓にインシュリンと膵液の正常な分泌を行わせ、膵液が消化機能を促進、インシュリンが脂肪、蛋白質、グリコーゲンの３種の物質を正常に仲介、それらの合成と分解を正比例させ、糖尿病回復の目標を目指します。

2．湧泉穴のマッサージによる、培補元気

湧泉穴をマッサージすることで培補元気（気を養い、補うこと）できます。毎晩寝る前、定時にお湯で足浴を15分、足浴後乾いたタオルで脚を拭いて乾かします。ベッドの上に静坐し、親指で湧泉穴を軽く押します。

湧泉穴は足指を屈曲させると最もくぼむところです。マッサージを30分間、約２００回以上、温熱効果があるまで続けます。

湧泉穴は腎臓の経絡最大の穴位です。中医学では「腎の下竅は、水の下水道」といいます。

湧泉穴のマッサージによって、腎気を培い補い、腎陽を盛んにすることができ、腎陽が盛んになると、

腎陰を補い充足させることができます。

中医学曰く「よく陰を補う者、必ず陽の中に陰を求め、すなわち陰は陽昇を得てその源泉は尽きず」と。糖尿病発病の主要な病因、発症のメカニズムは「陰虚燥熱《いんきょそうねつ》」です。足底のマッサージで腎気を培い補い、陰を育てることは、糖尿病の回復に対して一定の補助的作用があります。

3．帯脈穴を軽く押して清腸排毒、消除燥熱

帯脈穴は臍（神厥穴）の横四寸です。取穴の方法は、四指の幅を基準として穴位を取ります。

右側帯脈穴：体表に投影され、体内では上行結腸と横行結腸の曲がったところにあります。

左側帯脈穴：横行結腸と下行結腸の曲がったところにあります。

糖尿病発生の病因は燥熱で、主要な原因は結腸曲がり角のところに宿便（粘液汚濁物）が停滞し毒素が蓄積して、その結果燥熱が発生し、陰液を消耗し傷つけます。

押し方：左手で左の脇の肋骨のところで支えて、右手で握りこぶしを作り、力を入れて右側の帯脈穴を押します。リズミカルに力を入れて軽く押し、少なくとも１００回連続して軽く押します。身体はリラックスさせ、結腸の蠕動《ぜんどう》運動を加速させます。終わったら左側に位置を変え、同様の操作を行います。

この方法は腸蠕動を増強し、胃気を下降させ、腸気がよどみなく通じ、排便が順調になることで、腸内の毒素を排出して燥熱を取り除く目的を達します。

ここで述べたことを総合すると、次の文に総括することができます。「長生きしたければ、腸管をきれいにすること」です。

再生不良性貧血の新医学気功療法

中医薬と新医学気功（蓮花功）を一緒に用いた治療96例の分析

再生不良性貧血（以下、略称の〈再障〉とする）は、中医学では「虚労（慢性衰弱性病証の総称）」「血症（出血症状）」といいます。

中医学は、血液の生成は心、肝、脾、腎の四臓との関係が最も大きいと考えます。なぜなら「心は血を主る」「肝は血を蔵す」「脾は後天の本、気血生化の源（人体の出生後の栄養と発育に必要な気血は脾胃から生み出される）」というからです。血とは、水穀（飲食した物）の精（エッセンス）です。また「腎は先天の本、腎は骨を主り髄を生み、精を蔵す（人の生殖発育は腎臓の精気の作用に基づくこと）」ともいい、血は精が化したものです。

その中でも、脾腎二臓の関係は最も密接です。したがって、再障の治療は脾腎から始めるべきで、中医学理論に基づき、新医学気功を結びつけた中医学と気功の結合治療を用いることで、満足する効果を

表4　漢方医薬気功治療グループと対照グループの有効率と治癒率

グループ別	例数	有効人数	治癒人数	有効率	治癒率
治療グループ	96	81	63	84.3%	65.5%
対照グループ	97	80		82.5%	

得ることができます。

「再障」に対する中医薬と新医学気功の結合治療には、多くの新しい方法があり、治療効果が良い方法もあります。

楊氏堂医院の医師が、中医薬と気功療法を用いてこの病気の患者96例を治療しました。その中の最高齢は56歳、最年少は6歳で、女性65例、男性31例、急性の再障27例、慢性の再障69例です。また、血小板減少性紫斑病の併発は9例、ウイルス性の心筋症の併発は18例、子宮筋腫の併発は7例です。

再障は慢性の再障と急性の再障の区別があります。

臨床症状に基づき、慢性の再障には陽虚型（陽気〈熱〉不足の冷えタイプ）、陰虚型（陰液〈潤い栄養〉不足のほてりタイプ）、陰陽両虚型（冷えとほてりタイプ）、気血両虚型（エネルギーと栄養不足タイプ）、心脾両虚型（心血不足と脾気虚の症状がともにみられる病証）と瘀血型（血の流れが滞るタイプ）の6種があります。

急性の再障には虚労型（五臓の虚弱タイプ）と湿熱型（湿気と熱タイプ）の2種類があります。

中医学における「再障」の弁証論治

慢性の再障

陰虚型の主な症状

微熱、盗汗、手足の裏中心の熱、眩暈、耳鳴り、不眠症夢が多い、出血、舌紅色少苔、脈細く速い。

治療原則：滋陰補腎

方剤：左帰飲《さきいん》、知柏地黄湯《ちばくじおうどう》、菟絲子《としし》飲加減

陽虚型の主な症状

顔色が青白く、寒がり四肢が冷える、腰がけだるく力がない、出血が少なく、舌色薄くむくみ周りに歯痕があり、脈は沈み細い。

治療原則：温陽補腎

方剤：右帰飲《うきいん》、河車大造丸《かしゃだいぞうがん》、十四味建中湯《じゅうよんみけんちゅうとう》加減

陰陽両虚型の主な症状

貧血以外、陰虚と陽虚の症状を兼ね備えます。陰虚と陽虚の処方を選択使用して治療できます。陰虚と陽虚の程度の違いにより、臨機応変に方剤を選び加減して用います。

気血両虚型の主な症状

動悸、息切れがする、無気力、くらくらし目がかすみ、唇爪が淡く白い、顔色が青白い、舌の色が薄

く苔が少なく、周りに歯痕があり、細く弱い脈。

治療原則：気血双補

方剤：八珍湯《はっちんとう》、帰耆補血湯《きぎほけつとう》加減

心脾両虚型の主な症状

顔色はやつれて血色が悪い、動悸、健忘、夢が多い、食欲不振、腹が張る、軟便、舌の色が薄く周りに歯痕があり、白い苔、脈が細く弱い。

治療原則：補益心脾

方剤：帰脾湯《きひとう》、柏子養心湯《はくしようしんとう》

瘀血《おけつ》型の主な症状

貧血、脇の痛み、刺すような痛み、皮下に青紫の瘀斑、皮膚がサメ肌状、顔色が暗く、舌質が暗い紫で瘀斑があり、細く渋る脈。

原則：活血化瘀（血を活発に流暢にし、滞りを取り除く）

方剤：桃紅四物湯《とうこうしもつとう》、復元活血湯《ふくげんかっけつとう》加減

急性の再障

急性の再障に対する治療は、急性期は滋陰涼血（身体の潤い不足からの熱証を治療する方法）、清熱解毒と益気血の治療方法を併せて使用することができます。

方剤：犀角《さいかく》（水牛角）地黄湯《じおうとう》、五味消毒飲と帰芍地黄湯《きしゃくじおうとう》の三方の加減を併せて使用します。回復期は

前述の再障治療法を混合して用いることができます。

新医学気功の再障治療に対する補助的効果

臨床で証明された急性の再障治療に、前述の中医学弁証論治療法を用いる以外に、治療過程において気功練習と物理療法を併せて行う効果も重要です。

その際、新医学気功の静功（蓮花功）を主に練習します。蓮の花を清浄で、神聖かつ純潔な象徴としてイメージし、清新で明るく美しく、心や目を楽しませる感覚を覚え、病人に雑念と煩悩を手放させ、同時に病人の心理的素質を高め、病魔に打ち勝つメンタルを強くします。

蓮花功の基礎の練習を積んだあと、さらに小周天（任脈と督脈を循環する気道）功を練習してその機能を発揮させ、督脈、任脈の二脈を滞りなく通じさせます。

まずは命門穴に意識をとどめることを基礎とし、その次に関元穴、神厥穴と湧泉穴をマッサージし、これらの穴位に発熱感を持たせます。

この種の療法は、燃焼玉炉といいます。

気功療法を用いるメカニズムは、玉炉が燃え、腎（成長、発育、生殖を主る人体の根本的機能）気が盛んになります。腎陽は三焦（体内の気や水の通り道）の気化を奮い立たせることができます。三焦の気化が強くなれば、内臓の臓腑の生命力を励起できます。故に「正道修行の長寿薬、玉炉は益寿丹を精錬する」という説があります。

同時に、体内と骨質の潜在エネルギーを励起し、赤色骨髄の造血機能を増強、脂肪髄の造血能力を高め、赤血球の成熟を促進、赤血球、白血球、血小板とヘモグロビンを増加させます。

新医学気功の練習を続けることにより、さらに細胞の酸素量を高め、細胞の変形能力を強め、血液の代謝を促進、体内のフリーラジカルを取り除き、細胞の寿命を延ばすことにつながります。

新医学気功の練習は、経絡を通し、気血を巡らせることで、活血化瘀の効果を果たします。

蓮花功を根気よく続けて練習を積むと、気血が充実し、精神が充実して、清らかになります。これは、気は血を固摂でき、気は津液を固摂でき、気は精を固摂でき、気は血を生むことができ、血は精を御すことができ、血は気を載せることができ、精は血と化すことができ、精は気と化すことができ、精、気、血は互いに生み出し互いに変化することができるからです。

再障の弁証論治の治療プランと体験

私の長年の臨床経験に基づき、「再障」の弁証論治には、次に紹介するプランの治療を採用しました。

1．先後二天を補うことに重点を置く

腎は先天の本（両親から受け継いだ生命力を主る）、腎は精を蔵し、精を変化させ、精を生みます。脾は後天の本（人体の出生後の栄養と発育を主る）、気血化生の源です。このことから、脾腎二臓と気血の変化生成の関係が最も密接であることは明らかです。

再障の治療は主に健脾、補腎を行うことで、初めて満足のいく治療効果が得られます。

同時に蓮の花功の練習を組み合わせ、神厥穴、関元穴と命門穴に意識をとどめることで、元気を培い

補い、気血の運行と骨髄の造血機能を高めます。

2. キーポイントは陰陽のバランス

中医学の考えである「陰平まり陽秘めば、精神すなわち治まる」「孤陽生ぜず、独陰長ぜず〈体内の陰気と陽気が互いに調節しあい、平衡を保つことは、正常な生命活動をいとなむ基本条件である〉」を用薬の基本とし、臨床症状、舌苔と脈拍の状態を数多く観察し、気血陰陽の偏盛・偏衰を詳しく観察し、病因と発症のメカニズムを厳守します。

方剤を運用し、陰陽平補の正治法（一般の定石通りの治療方法）あるいは反治法〈通常の治法に相反する治療方法〉を用いる必要がある、もしくは二法を同時に用いることもできます。「よく陽を補う者、陰中に陽を求む、陽は陰の助けを得て、源泉は尽きない〈陽虚〈陽気不足の病証〉を治療する法則〉」「よく陰を補う者、陽中に陰を求む、陰は陽の助けを得て、化生が尽きることがない〈陰虚〈陰液不足の病証〉を治療する法則〉」。陰陽の状態を丁寧に詳細に調べ、これを調えて陰陽のバランスが取れた状態にします。

次に、医学気功師は定期定時に内功の経絡導引術を用いる必要があります。帯功指導のときに内気外放の法を用いて、病人の気血を調整することができます。あるいは定時に内視の法を用いて、病人の臓腑機能、骨格と気の感覚顔色の変化を観察し、それによって経絡の気血運行状況を調整することもできます。

3．涼、温、熱の治療法則

中薬を用いて「再障」患者を治療する際は、一般的にすべて涼、温、熱の治療法則に適合する必要があります。

大部分の患者には、病気の初期に明らかな体温上昇と出血症状が見られます。このとき、まず涼薬（微寒薬）を用いて治療のコントロールを行う必要があります。その後、発熱は次第に消失しますが、貧血の臨床症状がある場合は、主に温薬を多用すると良いでしょう。

一定の時間以降、患者のヘモグロビンが上昇し始めます。しかし、一般的にヘモグロビンは一定レベルまで上昇したあと、また停滞し前進しないこともあり、その際はさらに附子、乾姜、肉桂などの中薬を用いた治療を行う必要があります。大部分の患者の血球検査数値はさらに上昇し、完全に改善が見られます。

この他に、気功師は患者の蓮花功の練習を指導すると同時に、患者には排病気功法と捨病気功法を練習してもらう必要があります。

気功師はさらに定時に内気外放を用いることで、患者の血液循環増強を促し、温熱効果を上げるようにします。

4．活血化瘀薬を使用した治療

病気の経過が長くなり、長期にわたり治療したが治らない「再障」症例に対しては、補脾治療をベースに、活血化瘀の生薬を加えることもできます。これは、活血化瘀薬が骨髄の造血を促進する作用があるからで、その根拠となるのは、「瘀血（血液が体内に瘀滞しているもの）が去らねば新血は生まれず」の法則にあります。

新医学気功の練習を行うとき、患者に朝・昼・晩多く練習してもらうと良いでしょう。このとき、清気を吸い込み、酸素を集めます。

排病の気功法を使用するときは、捧気貫頂の功法を主に用います。気功を練習するときは、加えて意念を用います。

このとき、次のようにイメージします。

「手下雲霧頭上化、全身濁気平面下、熱浪沖開涌泉門、排到深渊散冷崖（手で雲や霧のような気を頭上に集め、全身の濁気を下に下ろす。熱い波のようなパワーで勢いよく湧泉ツボを開き、濁気を深淵に排出し冷崖に散らす）」

5．出血の病人に対する治療

「再障」出血の病人に対する治療は、一つめに出血部位を弁別しなくてはいけません。鼻血、血尿、血便、毛根からの出血と吐血などの状況に基づき、同時に出血の色を観察します。

二つめに、出血の性質を弁証観察します。例えば血熱性出血を治療するときは、涼血止血の法（清熱法の一つ）を用いる必要があります。

瘀血の出血を治療するときは活血（血を活発に流暢にし、再び阻滞しないようにすること）、化瘀（瘀血を変化させて除去すること）、止血の方法を取る必要があります。

気虚（エネルギー不足の病証）の出血を治療するときは、益気摂血の方法を取る必要があります。

血虚陰虚（潤いや栄養不足の病証）の出血には、養陰補血と収斂止血法を用いて治療する必要があります。

その次に、気功を練習し、静功を練習するのが効果的です。静黙と静思の法を主とします。気功師は気功療法を患者の病状に基づいて行い、患者の気功練習を指導する必要があります。

気を発する際は、身体や病の状態に応じた施功を要します。特に注意するべきこととしては、5歳以下の子供に対しては外気を発しないことです。

6. 発熱「再障」患者に対しての治療

大部分の再障の患者に、陰虚発熱と外感（感染）発熱が多く見られます。陰虚の発熱の多くが微熱であり、潮熱、盗汗、舌紅、細数脈（細く速い脈）が主要な症状です。

治療原則は滋陰清熱法を用います。古代医学では「子火の陰虚が内熱を生む」といいます。「子火」は養いが良く、損ないは良くありません。また、「子火」の疾病は治療することができます。

この治療には、滋陰、養陰、育陰（陰虚証を治療する方法）の品を用いる必要があります。青蒿鼈甲《せいこうべっこう》湯《とう》、知柏地黄湯と一貫煎《いっかんせん》などの処方を加減して用います。

外感の発熱は常に高熱です。高熱心煩（心中が煩躁、煩悶して胸苦しいこと）口渇、頭脹神昏（精神が昏迷して、はっきりしないこと）、舌紅少津、弦数脈（琴の弦を弾くような脈で速い脈）が主要な症状です。

治療には清熱涼血解毒の法を使います。古代の医師は、この種の病症を「賊火」といいました。賊火は駆除するべきでとどめてはいけません。

治療のときは弁証論治を行い、解毒、清気、清営転気（熱性疾患の治療法）と直接涼血などの方法を用います。

方剤は銀翹散《ぎんぎょうさん》、白虎湯《びゃっことう》、清営湯《せいえいとう》と犀角（水牛角）地黄湯などを用い、異なる病位、および性質に基づき加減を行うべきです。

ここで、特に強調する点があります。発熱の再障患者に対する治療を行うときに、明確に診断し、正確に病因と発症のメカニズムを分析する必要があります。また、同病異治（同一の病証でも患者の体質や症候の違いにより治療法が異なること）もでき、合併の再発を注意深く防がなくてはいけません。

中医学を利用して「再障」を治療する際は、整体観念を持ち、弁証論治を行わなくてはいけません。新医学気功を用いる際は、病人の年齢、性別、病気の経過の長さ、病状の性質に基づき施功をするべきです。

これと同時に、方法を講じて病人の願いと夢を呼び起こし、抑鬱と疾病に対する心配を取り除き、感情と志向がのびのびするようサポートを行い、彼らが楽観的、積極的に病気に立ち向かう気持ちを持てるようにします。

この他に、病人の血液型、性格に基づき、食療法を用います。

治療の過程においては、合併症の予防・治療を重視しなくてはいけません。例えば、この疾病で併発する心筋症、肝臓脾臓の肥大、腫瘍と肺炎などの病症です。

また、偶発事故にも注意が必要です。病人の生活には自重が必要であり、中薬、西洋薬の服用禁忌をしっかりと記憶します。気功を練習する環境を注意して選び、気功練習の技巧を充分にマスターし、良い気功練習の方法をしっかり運用することによって、良好な感覚と効果が得られます。

Ｂ型肝炎の新医学気功療法

Ｂ型肝炎はＢ型肝炎ウイルスから引き起こされたものです。肝臓の病理変化を主とし、多種の器官の損害を引き起こす、一種の伝染病です。

５種のウイルス肝炎の中で、Ｂ型肝炎は非常に特殊で、最も深刻です。流行範囲が広いだけではなく、感染率が高く、その上慢性化して病状悪化の傾向があります。すでに確認されたところによると、85％の肝臓がんはＨＢＶによって引き起こされたものです。

中国伝統医学では肝臓病は脇痛、胃脘病《いかんびょう》、鼓脹《こちょう》などの病症の範疇に属します。治療原則は疏肝理気《そかんりき》、清熱解毒、活血化瘀《かっけつかお》、扶正祛邪などの方法を用います。

現代医学におけるこの病症の治療は、抗ウイルス、免疫調節と肝庇護《かんひご》などの療法を広範に用います。

この十年来、楊氏堂医院の気功科と肝病科は、中医薬学の基礎理論の指導とともに、気功療法を科学的に研究しました。10種類ほどの疾病、特にＢ型肝炎に対し、薬物と気功の結合方法を用い治療することができ、さらには治癒の目的に達することを発見しました。

「６３１」Ｂ型肝炎薬と新医学気功の練習を併せ用いて治療したＢ型肝炎患者２７０例の研究では、「６３１」Ｂ型肝炎薬（著者が祖先伝来の秘法をベースに開発し完成させた薬）と気功の結合方法を用いた２

70例は、結果として三陽（HBs抗原陽性、HBe抗原陽性、HBc抗体陽性の大三陽と、HBs抗原陽性、HBe抗体陽性、HBc抗体陽性の小三陽を合わせていう）転陰率は73・3％に達しました。薬物のみの治療のB型肝炎患者270例は、三陽転陰率は56％でした。

なぜこのように異なる結果となるのでしょうか。

医学気功はどのような効果を果たすことができたのでしょうか。

漢方と西洋医学の理論的指針に基づき、さらには臨床の反復実践を科学根拠とした認識としては、インターフェロンの誘導と一定の相関性があると考えます。

気功の練習は人体のインターフェロン産生を誘発、微小循環の改善、フリーラジカルの除去によって、肝血流量を増加、肝細胞の代謝を促進、肝細胞の再生機能を増強、しかも、低蛋白血症と血液の低凝固状態を改善、また脂肪肝を予防・治療することができると考えます。

中医学の弁証分型治療方法

1．脾虚血熱型《ひきょけつねつ》

症状：食欲不振で腹脹、手足がだるく無気力、顔色やつれて血色が悪い、肝臓部のシクシクした痛み、軟便、舌はむくんで色が薄く、質が暗い、あるいは瘀斑点が見られ、苔薄白或は薄膩（ねばねばする）、脈は緩細（緩慢で細い）。

治療原則：疏肝健脾、清熱解毒、涼血

2. 血《けつ》瘀《お》血《けつ》熱《ねつ》型

症状：胸や肋骨の刺す痛み、痛みの位置は固定、肝と脾の腫大、手掌紅斑、赤いクモ状の斑点、鼻や歯ぐきからの出血、口が乾き苦い、冷飲を好み、顔色が暗いあるいは顔と目が黄色、皮膚がサメ肌状あるいは掻痒、尿量が多く、舌下静脈は怒張、延長、太くなり、舌質紅、斑瘀点、苔黄、脈弦細あるいは細渋（細くゴツゴツして渋る）。

治療原則：活血化瘀、養血行血、解毒

3. その他の型

湿《しつ》熱《ねつ》蘊《うん》熱《ねつ》

症状：胸や脇に膨満感があり、口中粘膩、苦い、食欲不振、嘔吐悪心、脂っぽいものを食べたがらない、尿の色が非常に濃く少量、軟便、舌紅、苔膩、脈弦滑（弦脈で滑らか）。

治療原則：化湿利湿、清熱解毒

気滞血瘀

症状：両脇の疼痛、食は少なく、げっぷが出る、感情の波によって症状が悪化。舌に瘀血の現象が見られ、弦脈あるいは細い脈。

治療原則：理気、活血化瘀

肝腎陰虚型《かんじんいんきょ》

症状：胸脇のシクシクした痛み、眩暈、耳鳴、腰膝痛く力が入らない、両目がショボショボする、両手足の中心・胸中に煩熱がある、不眠多夢、盗汗夢精、舌紅少苔、弦細数脈（琴の弦を案じるような脈でかつ細く速い）。

治療原則：滋補肝腎、養血解毒

脾腎陽虚型《ひじんようきょ》

症状：顔色が白く、寒がり手足が冷え、腰脇あるいは下腹部の冷感のある痛み、尿の色が澄み量が多い、早朝に起こる下痢あるいは排泄物が水の様で未消化物が混じる、気力が落ちて振るわない、舌淡胖、沈細脈（沈み細い脈）。

治療原則：健脾助陽、温化寒湿

気功療法

健脾疏肝功法《けんびそかんこうほう》の系列功を用いる

肝疾患患者の気功練習療法は、静功功法を主とします。水の如く心静かにし、外は静かに内は動いている状態で、身体と心を一つにし、陰陽バランスの状態にします。

蓮花功を練習のベースとして、健脾疏肝の系列功法（脾臓を健やかにし、肝臓の気を巡らす）を用い、病症やその人の状態によって功を施します。

健脾疏肝功法は、古人曰く、「肝の疾病を見るに、肝病が脾に伝変するを知り、先ず脾を実す、四季を通じて脾が盛んで邪気を受けなければ、すなわち之を補うなかれ」と。

弁証《べんしょう》施功《せこう》

湿熱中阻症

治法：化湿清熱、健脾和中。

功法：全功の練習と同時に、「昇降《しょうこう》放鬆《ほうしょう》（リラックス）功」を多練あるいは単練し、冷水シャワーの激しい勢いで湿熱のウイルスをきれいさっぱりと流し、地下に流し込むことをイメージします。

木の下で（木の清気を取り入れながら）「健脾疏肝行気血功」を練習、あるいは、もっぱら疏肝勢排毒素の功を練習し、木の清気を吸入し、湿熱の毒を大敦穴から排出して木の幹に吸収させます。あるいは木の下で「吐呵気功」の練習。この功は身体が虚弱で、湿毒が未だ尽きない者が最も適合します。

泄肝《せっかん》利胆《りたん》排毒法《はいどくほう》は重症の湿熱中阻で、運動が比較的少ない患者に最も適します。

肝鬱《かんうつ》脾虚《ひきょ》症《しょう》

治法：疏肝解鬱、健脾養血

功法：全功の練習と同時に、「健脾疏肝行気血功」を多練あるいは単練します。

樹木草花多い場所で歩行功の練習をします。気持ちがのびのびし、動作がゆったりとします。

育丹功も健脾でき、吐呵気功も疏肝できます。あるいは育丹功と昇降放鬆（リラックス）功を組み合わせると、疏肝健脾の効果に達することができます。

疏肝功と嘘字功、いずれも練習することができます。

肝腎陰虚症《かんじんいんきょしょう》

治法：滋養肝腎、疏肝益血肝

功法：全功の練習をベースとして、「育丹功《いくたんこう》」「吐呵気功《とかきこう》」「築基功《ちくきこう》」「吹字功《ちゅいじこう》」を多練あるいは単練します。これは、その中の一つか二つを選ぶだけでもよく、例えば育丹と吐呵気功、あるいは筑基と吹字功などです。

瘀血《おけつ》阻絡症《そらくしょう》

治法：活血化瘀、祛瘀通絡

功法：全功の練習をベースとして、「昇降放鬆（リラックス）功」を多練あるいは単練し、ぬるま湯に入浴して、温通経絡によって瘀血を取り除くことをイメージします。

健脾疏肝行気血の功を練習し、肝の微小循環を改善します。

さらに活肝、揉肝、昇降マッサージ、疏肝、交通三焦は、いずれも活血化瘀、祛瘀通絡の効果があります。

脾腎陽虚症《ひじんようきょしょう》

治法：健脾温腎、化気利湿

功法：全功の練習と同時に、「昇降放鬆（リラックス）功」を多練します。

ぬるま湯での入浴をイメージすると、温補脾腎もできます。
「育丹功」を多練します。丹田が紅く温かくなるとイメージします。
「三才十四貫頂」を多練します。暖気が頂を貫き、温補脾腎が最も速いです。
自ら素養（日ごろの修養）を調整し、吐呵気功の練習も効果があります。
もし下肢の水腫、尿量減少の場合、昇降放鬆（リラックス）功、育丹、昇降マッサージの組み合わせ、あるいは、築基、健脾、交通三焦を組み合わせた練習も著しい効果があります。

気功マッサージ

臓腑激動濁気排出

姿勢はこだわらず、座る、横になる、立つ、いずれでも結構です。目を閉じ、リラックスして静かにします。

上腹部に意識を集中して、3～5分意識をとどめます。

このとき、できるだけ肝胆脾胃の位置、形態、大きさをすべてはっきりと想像します（思い浮かばなければ無理をする必要はないので、焦ってはいけません。回数を重ねると次第に想像できるようになってきます）。

吸気のときには肝胆脾の気が上腹部の両側から中間に向って胃に集まり、呼気のときに元のルートに戻ります。

このように一吸一呼、一集一散を36回行います。

また意識を肝胆脾腎と膀胱に集中して、さらにはできるだけそれらの位置、形態、大きさを想像し、3～5分意識をとどめます。

吸気のときには膀胱の気が二つの道に分かれて上昇し、左右の腎を経てそれぞれ脾、肝、胆に到達し、呼気のときに元のルートに戻ることをイメージします。

このように吸昇呼降を36回行います。

また意識を肝胆脾腎と湧泉穴に集中し、3～5分意識をとどめます。

吸気のとき左右の湧泉穴の清気がそれぞれ下肢に沿って上昇し、左右の腎を経てそれぞれ脾、肝、胆に到達することをイメージします。呼気のときに脾、肝、胆の濁気が元のルートに沿って下降し、それぞれ左右の湧泉穴から体外に排出することをイメージします。遠くに排出できればできるほど効果的です。

このように吸清排濁を36回行います。

最後に意識を肝区域に集中し、3～5分意識をとどめます。

意識をとどめるときは自然呼吸を行い、動かすときは深くゆっくりと腹式呼吸を行います。これは順を追って進めるよう注意しなくてはならず、過度な吸気を強行せず、眩暈、脇不快を招かないようにします。

肝胆、脾腎、膀胱、諸臓腑の位置、形態、大きさは、身近にいる医師に教えてもらう、あるいは人体解剖学の図鑑で調べることができます。

この方法はマッサージを実施するための準備功です。意念と呼吸を組み合わせることによって、腹腔内での変化が加速し、腹内の臓腑経絡気血循環の改善に有利に働き、理気活血、祛瘀生新の作用に到達します。

三焦マッサージは元気を培う

姿勢はこだわらず、目は閉じても開けてもいいので、全身リラックスして心静かな状態に入ります。

鼻先に3～5分意識をとどめ（高血圧の人は意識をとどめない）、両手の大魚際を互いにこすって温め、それぞれ鼻の両側を押さえ、軽く上下に往復してこすります。

一上一下を一回とし、36～108回行います。

臍に3～5分意識をとどめ、それから、両掌をこすり発熱させ、左の手のひらを下、右の手のひらを上に重ねて臍に当て、少し力を入れて時計回りに36～108周押さえ揉み（同時に手のひらの下の皮膚の内も回し動かす。以降も同様にする）、次に右の手のひらを下、左の手のひらを上に替えて反時計回りに36～108周押さえ揉みます。

湧泉穴に3～5分意識をとどめ、右の手のひらで少し力を入れて左の湧泉穴を36～108回叩き、続けて反時計回りに回しながら、それぞれ36周押さえ揉みます。

左の手のひらに替えて右の湧泉穴を36～108回叩き、反時計回りに各36周押さえ揉みます。

最後に肝、胆に3～5分意識をとどめます。

肺は鼻に開竅するため、鼻のマッサージは通宣理肺《つうせんりばい》、上焦の気化機能を増強することができます。

臍は先天と後天が接する門戸であり、五臓六腑に直通する経絡があるため、この穴位のマッサージは中焦の運化機能を増強することができます。

湧泉は腎の下竅《かきょう》、水の下源であり、この穴位（ツボ）のマッサージでは通調水道、下焦の疏泄機能を増強することができます。

三焦それぞれが機能すれば、真元の気を自ら培うことで補われます。

肝穴のマッサージは肝気を整える

足裏の部位には人体各内臓器官の体表反射区（穴位）があります。肝胆の反射区は足の裏第四、五の指関節部筋束の隆起の少し後方、親指の腹の大きさの範囲くらいです。

肝胆病患者はここに明らかな圧痛があり、患者は圧痛の場所を穴位とすることができます。

坐位を取り、全身を自然にリラックスします。

目を開き、肝穴に3～5分意識をとどめます。

そして左手の親指で右の肝穴を押し、小指は足の甲に置いて親指と向かい合わせにし、力を入れて36～108回点圧します。

少し止まってから、同様の手法を用いて左の肝穴を押し揉み、反時計回りに各36～108周押します。

最後に、手のひらに少し力を入れて左右の足底の中心を各36回叩きます。点圧でも押し揉みでも、すべて力を入れるようにします。

このとき、やみくもに力を用いるのではなく、弾力性を持たせ、締めたり緩めたりする必要があります。

力を入れるとき、肝穴は酸（怠い）痛感があり、肝穴を緩めるとき、肝穴は張痛感があります。

もし指の力が足りなければ、少し休むか握りこぶしを緩めても良く、人差し指の関節突起を代わりに用いて施術しても良いです。

　この方法は肝臓の気血の循環を反射的に活性化することができ、鬱結した気の流れを良くし、眩暈、および肝臓部の痛みや不快感を除去します。

肝臓部マッサージと清気の吸入

　姿勢はこだわりませんが、最も良いのはあおむけに寝ることです。

　目を閉じて、リラックスして心静かな状態に入り、肝臓部に3～5分意識をとどめます。

　そして左手の親指を右側の期門穴に、中指を右側の章門穴に、右手の中指を中脘穴に合わせ、三指同時に力を入れて36～108回点圧をします。

　少し止まってから両手のひらを重ねて、左手のひらを下に、右手のひらは上にして肝臓部を押し、時計回りに36～108周揉み押し、続いて右手のひらを下に、左手のひらを上に替えて反時計回りに36～108周揉み押しします。

　最後に、左手のひらは肝臓部に置き、右手のひらは臍に置き、意識は肝臓に集中して、自然呼吸をします。

　吸気のときは、外界の清新で美しい気が四方八方から肝臓に入ってくることをイメージします。

　呼気のときは、清新の気は肝細胞に吸収され、肝臓の形態と機能すべてを正常に回復させるとイメージします。

　このようにイメージして10～30分意識をとどめます。

収功のときは口を閉じたまま上下の歯を36回叩き、両手でそっと頭部をさすり、胸、背中を叩いて、少し身体を動かし、最後にゆっくりと目を開きます。

肝臓部表面の皮肉毛穴には肝胆に直接通じる経絡があり、この部分のマッサージは肝胆気血の通路の流れを良くし、気血の循環を活性化する効果を果たします。

思考イメージと呼吸を組み合わせ、心理効果によって生理機能を促進し、肝細胞の活力を強めて損傷した細胞を修復し、壊死した細胞を再生させ、肝臓の形態構造、および生理機能を正常に回復させるようにします。

気功マッサージは症状の改善、または身体を丈夫にすることを図ります。

症気を治したい人は、毎日気功を二回、ここで紹介した4種類を必ず行うこと。

健康な身体にしたいという人は、毎日一回行います。臓腑激動濁気排出および三焦マッサージの両節を選び行うと良いでしょう。

他人が代わりにマッサージを行う際は、患者は必ずリラックスして息を調え、心静かにして意識を集中できるようにする必要があります。

気功師が施術する際は、手のひらと指に気を集中させ、気を送りながらマッサージすると、さらに効果的です。

脳心血管系疾患の脳卒中の新医学気功療法

脳心血管病は人類の生命と健康に危害を及ぼす、最も主要な疾病です。脳心血管病の発病率、死亡率、障害率、再発率はすべてとても高く、かつ合併症が多く、中高齢者の健康と長寿を脅す最大の殺し屋です。中高齢者は心脳血管の発病原因と症状に対してある程度理解し、病因を掌握し、発病の予防、適時診療を受けるべきです。本項では脳卒中に対して予防・治療を行うことができる気功療法を重点的に推薦・紹介します。

概念

一過性脳虚血発作（ＴＩＡ）は、小中風あるいは中風の前兆です。この病症には二つの特性があります。一つめは半身無力、けだるくて力がない、片麻痺、片側知覚不全と感覚異常。二つめは失語症、失聴、めまいなどの症状が発生します。これらの症状には、一過性の発作、反復発作性と可逆性の三つの特徴があります。

それは頚動脈あるいは椎骨脳底動脈系統の一過性の血液供給の欠乏から発病し、病症は突然発作を起こし、数分から数時間の病巣性の神経機能消失があります。この病症は発病が急で、病症は多岐にわたるため、風邪の善行（病位が一定ではないこと）や数変（急に発病し、病状の変化が早いこと）の特徴と似ていて、中風の範囲に属します。またその一過性、反復発作性と可逆性などの特徴を備えるため、小中風あるいは中風の前兆といいます。

文献によると、一過性脳虚血発作、すなわち小中風を患ったあと、1／4～1／2の病人の五年以内に脳梗塞が発生、その中の半数は一年のうちに発生し、1／5は一ヶ月の内に発生します。したがって、一過性脳虚血発作の患者をしっかりと診療することは、虚血性の中風の予防と治療に対して極めて重要な臨床意義があります。

文献資料の統計には、虚血性脳卒中の患者100例中、TIAが出現した者は25例あります。しかし出血性の脳卒中の病人は100例中、TIAを患った者は一例しかありません。

そのため、TIAがある者は虚血性の中風の前兆と考えることができ、基本的に出血性の中風の可能性を排除することができます。そのため、中風の患者の臨床鑑別にとっても重要な参考結果となります。

病因の発症のメカニズム

中医学においては、一過性脳虚血発作を小中風といい、中風の範囲に属し、主要な原因は患者の気血虧虚、心、肝、腎三臓の陰陽失調にあると考えます。加えて、働きすぎて疲労し、飲食不節あるいは情志が傷つけられ、五志過極等の誘因の作用により気血の運行が阻まれ、筋肉皮膚筋脈は濡養を失うに至ります。あるいは陰虚により陽が亢盛（気持ちの高ぶり）となり、風と化して動きが生じ、痰火が清竅（孔、穴）を塞ぐこともあり、一連の臨床症状を形成します。

『素問・調経論』曰く、「人の所有する者、血と気である」。『素問・五臓生成篇』の論述には、「肝は血を受けて見ることができ、足は血を受けて歩くことができ、手は血を受けて握ることができ、指は血を受けてつまむことができる」とあります。これを総合すると、五臓六腑四肢百骸の正常活動機能は、すべて血の濡養に依存していることを説明しています。

大脳の機能が正常であることも、このような理由によります。したがって、いかなる原因から引き起こされた血脈の滞りも、相応器官の血液不足を招き、すべて関係する臓器組織の機能消失や異常を引き起こし、相関の臨床症状が出現します。

この疾病は、特に45歳以上の中高年に多く見られます。古人曰く「気は血の帥たり」「血は気の母と為す」「気行けば血も行く」「気が滞れば血が凝る」と。45歳以上の中高年は、血脈は老化し、心気は多く虚です。心気虚弱、故に血は運行無力となります。

血脈の瘀滞は、相応する組織器官と組織の血の濡養の欠乏、機能の欠如や異常を招きます。血脈が滞りなく通じると、症状はこれに従い解消されます。もし再度血脈阻滞となると、症状はまた重複して出現します。阻滞した面積が増大すると、滞りなく通じる見込みがなくなり、症状は解消されず、しかもこれに従い悪化し、すなわち虚血性脳卒中となります。

脂っこいものや甘いものの過食によって、痰濁が内生し、血脈を濁り滞らせ、血液が汚れ、濃密になると、血液の運行が滞り、脈管を阻滞し、組織器官に応じた血不足が発生し、虚血症状が発生します。ここ数年来の新しいヘモレオロジーの検査から、血液の粘りや濃度、血液運行など多方面から患者の脳卒中の危険因子を検査し、それによって臨床の指針としています。

現代医学では、一過性の脳虚血発作は多くの病因からなる症候群と考えます。それは脳動脈硬化をベースとして、脳部への小動脈に微小血栓あるいは痙攣が発生し、脳部虚血の反復発作を引き起こします。アテローム性（脳）動脈硬化、頚動脈怒張、頚椎症などは、すべて動脈狭窄をもたらします。頭部の回転あるいは頚部の屈伸時には、脳の血流が変化し、一過性脳虚血発作を引き起こします。

一過性脳虚血発作、血液の成分、血液レオロジー変化の関係はきわめて密接です。コレステロール、血蛋白質、特にフィブリンの値が高くなり、血液を形成する分類のＲＢＣ、ＷＢＣ、ＢＰＣなどの増加、あるいは変性は、高脂血症、赤血球増加症と過粘稠度症候群を引き起こし、血液の粘稠性、凝固性、濃密性、凝集性が高くなり、すべて一過性の脳虚血を触発する原因となり得ます。

治療

脳卒中の治療は、多くの医師が伝統療法を用いています。私は当疾病の病位は脳にあると考えます。脳部の血脈瘀滞により、脳は栄養を失い、そこで聡を失います。身体の血脈瘀滞、四肢百骸血の濡養を失うことで、けだるくて力がなく、感覚がなくなって屈伸できなくなり、相応の機能を失います。「気は血の帥たり」「気行けば血も行く」。したがって、益気行気、活血通絡がこの疾病治療の基本大法であり、古人の「治風は先に治血す、血行けば風は自ずから滅す」の具体的な応用でもあります。これに基づき、私は長年の臨床研究を通じて、５号６３１顆粒剤を用い、新医学気功療法の運用と結合したこの病症の治療法を確立しました。

応用の普及を通じた効果は良好です。基本的な治療方法は、5号631顆粒剤の使用を主とします。その次に、桃紅四物湯などの薬物を用い、さらに症状に従って加減します。気功は蓮花功の練習をベースとし、気功師に臨床症状に従って功を施してもらうこともできます。次の5種の主要な症状に対しては、それぞれに論治を行います。

微小循環障害を主とする病症

赤血球の電気泳動は遅く、顕微鏡測定では微小循環ははっきりしない。これによって、主方に延胡《えんご》索《さく》、劉寄奴《りゅうきど》、莪朮《がじゅつ》と五霊脂《ごれいし》を加えることができる。静脈に中成薬剤の脈絡寧を点滴注入する。この薬は益気、養血、活血化瘀と通絡などの効果がある。

赤血球圧積と高コレステロールを主とする病症

例えば高濃度濃密な血症型には、①瀉血療法《しゃけつりょうほう》、②主方に沢瀉《たくしゃ》、山楂子《さんざし》、麦芽と川芎《せんぐん》などを加える③静脈への丹参注射液の点滴注入にエネルギー合剤を加える。

BPC凝集性の増強を主とする病症

ESRの加速、K値が高くなる患者に対して用いる方法は、①主方に劉寄奴、益母草《やくもそう》と欝金《うこん》(玉金)などを加える、②静脈に脈絡寧《みゃくらくねい》を点滴注入する。

赤血球の凝集性増強を主とする病症

ＥＢＣが高く、ＲＢＣも高く、その電気泳動スピードが緩慢な患者に対して用いる方法は、①主方に益母草と欝金（玉金）などを加える　②丹参《たんじん》の点滴静注にエネルギー合剤を加える。

ＥＢＣ（コレステロール）高値を主とし数種類の塞栓が形成された病症

用いる方法は、①主方に劉寄奴、益母草と欝金（玉金）を加える　②蝮蛇抗栓酵素《ふくじゃこうせんこうそ》の点滴静注　③臨床症状に基づき変化させ、沢瀉は量を増減し煎じて服用することができる。

新医学気功蓮花功の、一過性脳虚血発作（ＴＩＡ）、すなわち小中風に対する治療効果とメカニズム

中医学での小中風の病因症状は、精・気・血の虧虚《ききょ》、心・肝・腎三臓の機能失調、陰陽のバランス失調、あるいは飲食不節、胃の不和による不眠、感情の損傷、五志《ごし》が極みまで達することにより、気の運行の乱れをもたらすと考えます。

その発症のメカニズムは、気血の運行が制限され、筋肉、皮膚と筋脈は栄養を失い、陰は欠乏、陽は亢進、風と化し、あるいは痰火が清竅に覆いかぶさることによって、小中風一連の臨床症状を形成しました。

故に「気は万病の始まり、風は万病の長為り」「今万病ありは気の不足なり」といい、その次に「膏粱《こうりょう》（美食）変、大疔《だいちょう》（皮膚病）を生むに足る」というのです。

七情内傷（極端な感情変化）による病は直接内臓を傷つけ、主に臓腑の気機（気の運行）の乱れを招き、気の昇降出入運動が異常となって、臓腑機能活動を失調させます。

『素問・挙痛論』曰く、「万病は気より生ず、怒すれば則気生ず、喜すれば則気緩む、悲すれば則気消す、恐すれば則気下る、驚すれば則気乱る、思則気結すなり」と。

ここから説明できることは、異なる感情の刺激は内臓の気機への影響もそれぞれ異なるということです。

蓮花功は、蓮の花をイメージする一種の静功の法です。蓮の花の清浄、神聖で純潔をイメージすることで、修練者にもすがすがしく、明るく、美しく、心や目を楽しませる感覚が生まれます。また、修練者の良くない感情の除去を助けることができます。

蓮花功の練習は、微小循環を調節・改善し、フリーラジカルを取り除き、インターフェロン産生の誘発を促進して血流量を増加します。また、細胞の酸素量を上げることで、細胞の代謝と再生機能を促進し、細胞の老化と壊死の抑制、高コレステロール、動脈硬化、動脈狭窄と動脈怒張などの予防と治療につながります。このように、効果的に小中風の予防と治療の役割を果たすことになるのです。

楊氏堂医院は中、西洋医（学）を運用し、この疾病を185例治療し、有効率は93％、治癒率は57％に達しました。蓮花功の練習、さらに中、西薬物を加えて治療した185例の患者は、有効率は98％、治癒率は91％に達しました（表5）。

表5　薬物と気功治療グループ・薬物治療対照グループの有効率と治癒率

グループ別	例数	有効人数	治癒人数	有効率	治癒率
治療グループ	185	181	168	98%	91%
対照グループ	185	172	106	93%	57%

その中で、最高齢は68歳、最年少は37歳。男性１０３例、女性82例。そのうち、冠状動脈心臓病の患者60例、心筋症の患者57例、神経衰弱の患者61例、脳出血の患者２例、糖尿病の患者５例でした。

リウマチ様関節炎の新医学気功療法

中医薬と推拿《すいな》マッサージでリウマチ様関節炎を治療した１４６例の推奨

リウマチ様関節炎は慢性、対称性の多発性滑膜の関節炎と、関節外の病理変化が主要な臨床症状の、一種の自己免疫疾患です。病因が今に至るまで不明であり、疾病が発見されてから現在に至るまで、すでに二百年もの間、この疾病について論じられています。

この数年間、治療薬物と治療方法は次々と現れていますが、数年来用いられている階段昇降モデルと鋸の歯モデル（遅効性抗リウマチ薬で病気の変化が鋸の歯の形になるようにコントロールすること）、および生物学的製剤を使用する等々の治療といった治療方法と効果がいずれも多くの進展を得ていますが、原発の病因に対して治療することができないため、この方法では一時的に炎症を抑制することしかできず、依然として病気の経過の進展を制止しがたく、予後の多くは不良で、しかも長期にわたり西洋薬を服用することで、さらに大きな副作用があります。

リウマチ様関節炎治療の研究は、依然として中国内外の医療界で注目されるテーマになっています。この疾病の新しい方法を探索するため、私は１９９５年６月から１９９７年３月まで、鍼灸、中薬浴、蒸薬、外用薬と推拿マッサージなどの総合療法を用いて、本病を計１４６例治療し、比較的満足な効果を得ました。それを次の通り報告し、推奨します。

臨床データ

当グループの楊氏堂医院の中医科と気功科で、１９９５年6月から１９９７年3月に受け入れた入院患者、全部で２２２例。男性96例、女性１２４例。最年少者は20歳、最高齢者は81歳、平均年齢37歳。無作為に治療グループ１４６例、対照グループ76例に分けました。

患者のいずれも、米国リウマチ協会が１９８７年に制定したリウマチ様関節炎の診断基準に適合しています。中医学分型は、１９８８年に昆明で開催された全国の西洋医の結合によるリウマチ性疾病治療会議の制定した中医学分型の標準を参照し、この疾病を風寒湿型（風と寒気と湿気の侵入タイプ）と湿熱型（湿気と熱の侵入タイプ）に分けました。

治療方法

治療グループは、いずれも総合外治療法を用いて治療しました。異なる病状、病期に基づき、弁証論治を行いました。また、鍼灸、中薬浴、中薬外用と推拿マッサージの方法を用いて治療しました。

外用中薬基本方

雷公藤《らいこうとう》、海桐皮《かいとうひ》、鶏血藤《けいけつとう》、威霊仙《いれいせん》、透骨草《とうこつそう》、赤芍《せきしゃく》、川芎《せんきゅう》、仙霊脾《せんれいひ》、牛膝《ごしつ》、当帰《とうき》

風寒湿型に加えて用いる：桂枝《けいし》、細辛《さいしん》

湿熱型に加えて用いる：黄柏《おうばく》、知母《ちも》、桑枝《そうし》。加えて薬物を水で煎じ薬浴で用い、あるいは布袋の内に入れて蒸して熱くし外用する。

中薬浴

半身浴では小さな浴槽を用い、浴槽の高さは約50cm。全身浴には大きい浴槽を用い、浴槽の高さは約80cm。薬浴のときに、まず40度程度のお湯を加え、続いて煎じた中薬を入れる。病人を浴槽に入らせ薬液に浸し、お湯が冷めたら浴槽から出す。その後、引き続き全身あるいは局部のマッサージを行う。

蒸薬の外用

配合した薬を布袋に入れ、水に浸したあと蒸し器に入れて30分蒸す。外用蒸薬の前に鍼灸を先に行う。蒸し終わった薬袋を取り出し、熱いうちに患者の患部に応じて作った台に薬袋を置き、患部まで約2cmの位置にする。約20分そのまま置き、引き続き推拿マッサージを行う。

表6　二組の治療効果の比較

	N治癒 n（%）	著効 n（%）	有効 n（%）	無効 n（%）	総有効率 n（%）
治療グループ146	38（26.0）	64（43.8）	40（27.4）	4 （2.7）	97.3
対照グループ76	14（18.4）	20（26.3）	26（34.2）	16（21.0）	79.0

対照グループ

西洋薬は第一選択薬を選択して使用、例えばアスピリン、消炎鎮痛剤、イブプロフェン、フェニルブタゾンなど。第二選択薬、ペニシラミンなど選択可。第三選択薬、コルチゾンとプレドニゾンなど選択可。これらの薬物を、患者の具体的な病状と通常の治療法に基づき使用するべきである。

治療結果

治療効果の評定基準は、国際上通用する米国リウマチ学会が１９８７年に制定した、リウマチ様関節炎の治療効果基準に基づきます。結果は表６の通り。

討論

リウマチ様関節炎は中医学の痹（身体のしびれや痛み）症の範疇に属します。『素問・痺証論《ひしょうろん》』曰く、「風寒湿の三気が入り混じり、合して痺となる。生まれつきの素質不足肝臓の損失、気血両虚が内因である。衛陽固まらず（体表の防御作用が低下）、風寒湿が身体を襲い、痺が筋組織層、筋骨を阻むことが外因である」と。

西洋医学では当疾病の病因は今に至るまで不明ですが、その発病は常に寒、湿、疲労、外傷、精神の刺激などの誘因と関係があり、易感染宿主《いかんせんしゅくしゅ》と多種の病因の相互作用の結果と考えます。

対照グループ総有効率は79％、治療グループ総有効率は97・3％が確認でき、二者の差異は顕著です。鍼薬総合療法の治癒率と有効率が対照グループより顕著に高く、また患者の生活の質を向上、肝腎と胃腸損傷の副作用を減少し、予防しました。

二組のグループの臨床指標から見て、治療前後の朝のこわばり、圧痛の指数の差異が顕著であり、鍼治療と薬の総合外治療法が関節の滑液膜に直接作用し、患者の生活の質を明らかに改善できることを証明しています。

化学検査指標から、治療前後のＥＳＲ、ＲＦも顕著な差異が見られます。このことから、総合療法は血液の粘稠度の改善だけではなく、関節局部の代謝も改善することができるなどさらに複合効果を生み出し、直接滑液膜局部の免疫反応に参与できることを証明しています。

針薬の総合外治は鍼灸、中薬浴、外用と推拿マッサージを集結した、総合自然健康療法です。鍼灸は経絡の気血阻滞の流れを良くし、営衛を調和（人体を養い守る機能を回復させる）でき、風寒湿邪は拠り所を失い、痺痛は遂に除かれます。

薬浴と外用で用いる中薬の中で、肝経血分に注入する海桐皮《かいとうひ》は祛風《きょふう》除湿（風と湿気を取り除く）の要薬で、祛風除湿し経絡を通します。雷公藤の味は辛苦、性は温で祛風通絡（風を除き経絡を通じさせる）、祛湿《きょしつ》止痛の作用があります。最近の研究では、さらにその消炎作用と免疫抑制作用が発見されました。

実験では、鶏血藤はＰＧＥ合成の抑制と釈放作用があり、血清の補体活性を下げ、抗炎症物質が引き起こした毛細血管の透過性を増加させることがわかりました。また、各種の薬の効用と血流の流れる力、および体表面に発生するマッサージ効果によって血管を拡張し、神経系の興奮性を増強させることが証明されました。

水は浮力があり、人体の重力を軽減でき、関節運動障害がある者はさらに運動しやすくなります。中薬の蒸敷《じょうふ》は中薬の蒸煮で発生する大量の中薬粒子を利用し、イオンが皮膚から人体に浸透する特性を用いて、薬物治療効果を期待することができます。

同時に、蒸気の物理的温熱効果を利用して皮膚の温度を上げることで、皮膚の微小血管を拡張し、血流を加速させ、局部の血液循環を改善するため、水腫の減退に有利となります。これはさらには炎症産物と代謝産物の堆積を減少させ、筋肉を緩ませ、痙攣を緩解させます。また、蒸敷の発汗によって祛風散寒（風を取り除き、寒気を発散させる）、除湿祛邪《きょじゃ》（湿気などの病因を取り除く）の作用を果たします。温熱刺激は単核マクロファージ系の貪食作用を活性化し、人体の抵抗力を増強しました。故に、慢性炎症に対して良好な治療効果が期待できます。

推拿マッサージは全身の気血を調和し、局部の筋肉痙攣を改善して、舒筋活絡（筋と経絡を伸びやかにする）、消腫止痛の効果を果たします。

針薬総合外治療法は効き目が出るのが速く、治療効果が良く、副作用がなく使い方も簡単という優れた点があり、患者の生活の質を向上する良好な治療方法です。

三層功力の気功師の推拿マッサージは同時に気を送ることができるので、気血の運行を促進して、治療に補助的効果を果たします。

がんとエイズの新医学気功療法

（2001年に香港で行われた世界疑難雑症及びエイズ会議で「当代疑難症研究奨」を受賞した論文から抜粋）

現代医学では、エイズの正式名称は「後天性免疫不全症候群」（英文の略語ではＡＩＤＳ）です。性交や血液を通じてエイズウイルス（ヒト免疫不全ウイルスＨＩＶ）に感染して引き起こされる性伝染病であり、エイズは世紀の不治の病です。

人体は正常な状態においては、体内の免疫システムが良好な感染防御作用を発揮し、各種病原体の襲撃に対抗しています。ひとたびＨＩＶ感染を受けると、人体の良好な感染防御システムは破壊され、防御機能減退に至り、病原体と微生物はこの機会に乗じて、血液と破損した傷口から直接人体に侵入します。

この他、体内にがん細胞のような異常な細胞があると、同様に機会に乗じて迅速に成長してしまい、大量に繁殖して、各臓器のがんに発展します。

このように、エイズ患者は主に免疫システムが損傷を受け、人体の抵抗能力が低下し、その結果深刻な感染と、まれに腫瘍の出現を誘発し、適切な治療を受けられなければ、最後は死に至らしめることになるのです。

エイズは中医学の中で「狐惑《こわく》」「陰陽毒」「急労」「虚羸《きょるい》」などの病症の範疇に属します。臨床治療は必ず慎重でなければなりません。主病症の病状が軽い者は、症状をすべて備えているとは限りません。重症者は各種症状の大部分を備えているか、前後して次々と発生、あるいは感染症を合併します。発病が遅い人は、次第に悪化していきます。また、まれに急速に発症し、急速に悪化する人もいます。毒力がすさまじく、各臓腑は重大な損害を受けます。また、臨床症状は非常に多く、変遷は一様ではありません。「学者は多岐に惑い、医者は手の施しようがない」といわれる所以です。

概していえば、感染性があるものには、疫毒《えきどく》、毒疰《どくしゅ》、尸疰《ししゅ》、脳疳《のうかん》、沙虱毒《さしどく》、犬毒《けんどく》や虫瘡《ちゅうそう》などの名称があります。全体の発症メカニズムは「正気が虚し邪気が去らず、気を消耗し液を奪い血を動かす」です。治療は「発症のメカニズムを厳守し、各々その属するところを主る。ある者はこれを求め、ない者はこれを求め、盛んなる者はこれを責め、虚する者はこれを責める。必ず先に五臓、その気血を疎通し、伸びやかにし、平和に至らしめる、この言うところなり」。治療原則は「その虫を殺し、その毒を排除し、その根を絶やす」「陰陽を調え、その虚を補って、その真元を回復する」です。

新医学気功では、臨床の弁証論治を次の6型に分けています。

弁証論治の6つの型

1．血熱血瘀型（血の滞りによる熱毒タイプ）

症状：胸部の刺痛、肝脾の腫大、虚弱が極限まで達し痩せ衰え、腹満し（腹部の膨満感）食せず、経絡営衛（全身）の気は損傷し、内に乾血（慢性の血の滞りによる血の涸渇）あり、皮膚がサメ肌状、顔色が暗く、排尿あり量が多く、舌下静脈が怒張し太く、舌質紅《ぜっしつこう》、瘀斑瘀点あり、黄苔《おうたい》、脈細《みゃくさい》渋《じゅう》（細い渋る脈）。

治療原則：緩中補虚（お腹の調子を回復させ虚弱を補う）、活血化瘀（血を活発に流暢にし、滞りを取り除く）、養気行血（気を養い、血をめぐらせる）解毒。

方剤：複合抗毒散と抗毒カプセル剤を主とし、大黄蟅虫丸《だいおうしゃちゅうがん》と犀角《さいかく》（水牛角）地黄湯《じおうとう》加減。

2．湿熱毒蘊型（湿気と熱毒の鬱結タイプ）

症状：下痢治らず、嘔吐悪心、食欲不振、口苦い、口腔の潰瘍、咽頭痛、尿濃く混濁し、滴り止まらず、尿道口に膿が溢れ、付近のリンパ腺の腫痛、女性は子宮頸の充血、接触痛、膣は膿性の分泌物があり、外陰部の搔痒《そうよう》糜爛《びらん》、発熱、眩暈、怠さを伴う、舌質紅、膩苔《じたい》（ネバネバしている）、滑数《かっすう》脈《みゃく》（滑らかで速い脈）。

治療原則：清熱利湿（利尿）、解毒。

方剤：複合抗毒散を主とし、導赤散《どうせきさん》、八正散《はっせいさん》、甘草瀉心湯《かんぞうしゃしんとう》、赤小豆湯《しゃくしょうずとう》加減。

外使用法：苦参湯《くじんとう》でこれを洗い、雄黄《ゆうおう》を用いていぶす（祖先伝来の秘法）。

3．熱毒入絡型（熱毒が経絡に入ったタイプ）

症状：高熱、悪寒と発熱が交互にあり、頭痛、イライラし寝不足、知覚が異常、時にうわごと、四肢関節筋肉が痛く、頚部、脇の下、鼠径部リンパ節の腫大疼痛、口渇あるいは渇かず、尿は色が濃く渋る、舌質紅絳（深紅色）、燥苔黄、脈滑数（滑らかで速い）かつ力がある。

治療原則：清営涼血（体内深部の熱を清める）、解毒開竅（熱毒による意識不明を治療）。

方剤：複合抗毒散、抗毒カプセル剤を主とする。蟾蜍《せんじょ》（ヒキガエル）、液滴鼻《えきてきび》（祖先伝来の秘法である点鼻液）。清営湯《せいえいとう》に安宮牛黄丸《あんぐうごおうがん》、紫雪丹《しせつたん》を加えて服用する。

皮膚注射：牛黄醒脳針《ごおうせいのうしん》

4．正虚邪恋型（エネルギー不足で毒が残っているタイプ）

症状：咳嗽して気が上逆、息切れ、話す言葉に力がなく、呼吸が弱々しい、朝から咳が重く、痰に血が混じり、再発し治りにくい。動悸、眩暈、日中暑くもないのに汗が出る、盗汗、顔面部の浮腫と唇の色が薄い。口と舌の糜爛、咽頭痛、歯ぐきが腫れ潰爛し治りにくい。少食食欲不振、朝方の下痢、腰膝が無力、痩せ衰え、排尿が滞る。女性の帯下が多く、経血は少なく、無月経、外陰部の疱疹。男子のインポテンツ早漏、舌質淡或は歯痕あり、苔白膩、脈沈細（沈み細い）あるいは虚大脈で力がない。

治療原則：滋陰育陽（エネルギーを補う）解毒。

方剤：複合抗毒散を主とし、補天大造丸加減、一粒珠《いちりゅうしゅ》加減。

外用薬：牙疳散《がかんさん》（祖先伝来の秘法）、五虎散《ごこさん》

5．陰虚毒旺型（潤い栄養不足で熱毒が盛んなタイプ）

症状：胸中に煩熱がある、午後になると頬骨が赤くなる、潮熱、午後の定時発熱・骨髄から透発するような発熱や盗汗（寝汗）、腰膝が怠く力が入らない、甚だしくは男性の淫夢滑精、女性は夢で交わる。舌紅あるいは紅絳《こうこう》、苔薄黄少津《たいはくおうしょうしん》（潤いが少ない）、細数脈（細く速い脈）。

治療原則：滋陰降火（潤い栄養を補うことで熱を降ろす）、解毒殺虫。

方剤：複合抗毒散、複合抗毒カプセル剤を主とし、百合固金湯《ひゃくごうこきんとう》、秦艽鱉甲散《じんぎょうべっこうさん》加減。獺肝散《たっかんさん》を用いる（祖先伝来の秘法）。

6．毒邪流竄型（毒が体内中に回るタイプ）

症状：全身各所の皮膚、例えば上肢、下肢と胸、腹部に扁平状の赤色の紫斑（カポジ肉腫）が出現。頚椎、脇の下、鼠径部リンパ節腫脹腹腔、下腹部に腫れものが多く見られ、シクシクした痛み、帯下は多くは白を兼ね、あるいは四肢内の静脈の循行部位に多発性の硬い結節があり、ソラマメ大で大小は一様ではない。舌質紅絳、苔薄黄燥《たいはくおうそう》、滑数脈（滑らかで速い脈）あるいは牢脈《ろうみゃく》（沈で実大弦長）。

治療原則：扶正祛邪（免疫力を補助し、熱毒を取り除く）、清熱解毒、活血化瘀（血を活発に流暢にし、滞りを取り除く）。

方剤：抗癌霊《こうがんれい》1号と複合抗毒散《ふくごうこうどくさん》を主とし、隔下逐瘀湯《かくかちくおとう》と化積丸《かせきがん》加減、鼈甲煎《べっこうせん》は予備とする。

筆者の自制秘方：複合抗毒散、複合抗毒カプセル剤。祖伝秘方を基礎に、現代臨床実践と経験をまとめて新たに研究開発した調剤。顕著な治療効果があり、国家特許申請中（2001年）。「抗癌霊」をベースに開発、また生薬の中から冬虫夏草《とうちゅうかそう》、海馬《かいま》、蟾蜍《せんじょ》、虎杖《こじょう》と七葉一枝花《しちよういっしか》などの中薬を精選し、「複合抗毒散」と「複合抗毒カプセル剤」の2種類の治療薬剤を完成させた。

複合抗毒散、複合抗毒カプセル剤の効能：人体免疫機能の増強、ウイルス抑制、ウイルス溶解成分に特効があり、さらにデトックス性を強める効用がある。

主治：エイズ、ウイルス性肝炎、肝がん、肺がん、消化器系のがんと子宮頚がんなどの病症も治療することができる。がんの場合は、発生部位により弁証論治の分類型も変わってくる。がんなどの難病に対する治療は、中医学、西洋医学と気功の三者融合法を使うと、通常より高い治癒率が得られる。

夢病の新医学気功療法

中医学による解夢（夢の要素を解読する）とその療法は、患者が見た夢を解読することで、心身の病証の補助的な治療になります。

中医学により夢病を解読する

『類経』では、「恍惚な夢や多変の境で遊行するものは皆魂である」といい、夢を見ているときは霊魂が何かを行っていると説明しました。人の気・血・精・神は互いに生み、互いに変化しています。カンフーのプロには「精を練って気に変化させ、気を練って神《しん》に変化させ、神を練って虚に返す」ということがよく知られています。古代の医書に記された人体の「元神」「陰魂」「陽神」などは、どれも脳神経細胞と骨髄細胞の気に属しています。そのため、魄門《はくもん》（肛門）も五臓の役使であるといわれます。いずれにしても、魂と魄はすべて臓腑の気であり、人が夢を見るとき、身体の気が盛衰の変化時に外環境の影響を受け、竅《きょう》（身体にある穴）を出ます。これを「内気出竅」といいます。

時辰（1日を12時辰に分けたとき、1時辰は現在の2時間に相当する）ごとに見る夢は、経絡ツボの開閉の状態に関連し、また汗穴とツボの開閉はすべて経絡の調節を受けています。経絡が外の皮毛、内の内臓につながり、経絡と神経の源は同じで、両者とも脳内中枢神経の指令を受けて機能しています。したがって、人の見る夢は、その人の身体的特性、内気の強さ、持っている知識レベル、さらに時辰の時間帯と関係があるといえます。

例えば、病気の場合に見る夢、心理状態があまり良くないときに見る夢、知識レベルが違う場合に見る夢、昼間に見る夢、夜に見る夢、時辰ごとに見る夢は、それぞれ違います。なぜ「解夢」をするのに易学を知る必要があるのかというと、「解夢」を行うたびに、時辰の時間帯と関連づけて解読するからです。同じ夢でも、夢を見る時間が異なると「正夢」なのか「反夢」なのかの解読も変わってきます。

例えば、早朝3時前に嬉しい夢を見た（とても嬉しい夢を見て目が覚める）場合は、「解夢」を行う際に夢を見た人に「まだ喜ぶのは早いぞ」と警告して、不愉快になることを防いでいるのです。医学知識に基づいてこの夢を解釈すれば、まず朝の3時前は丑の刻で、陽気の復生、すなわち陽気の上昇の時とします。睡眠の質が良い人は、深く眠っているときに陽気入陰（陽気がきちんと陰の領域に入る）、目が覚めるときに陽気出陰（陽気が陰の領域から出てくる）となっています。丑の刻に陽気が昇るので、夢を見て大笑いして目が覚めたわけです。中医学の「心気実なら止められないほど笑う」の理論では、笑いは心臓の陽気に関係するとします。

身体のすべての陰気が腎臓に蔵し、すべての陽気は心臓が統率しています。眠っているとき、腎に蔵している陰精と心の陽気はバランスが取れています。大笑いする夢を見たということは、腎陰不足で陽気を収斂できず、陽気が上の心を衝き、その結果、大笑いしてしまったのです。大笑いは心を傷つけます。中医学の「喜傷心」の理論から、3時前に大笑いする夢を見るというのは良いことではなく、これから不愉快なことが起こるかもしれないと解釈します。これを「反夢」といいます。

中医学の理論で「解夢」をすると、半健康状態の人が睡眠時に夢を多く見るのは、内臓の気血が乱れ、陽気がきちんと陰血に入らないことを表しています。直ちに中薬、あるいは養生の方法を用いて臓腑の気血、および陰陽を調和するべきです。

もし病人が長期にわたって夢を見ているなら、大脳の酸素が大量に消耗されたり、身体の正気が外へ漏れたりするので、長く寝ても、目が覚めると眩暈や身体のだるさなどの症状が現れます。臓腑の調和、補気、益気、固精補血、養心安神、収斂固摂などの治療原則に従い、直ちに治療を行うべきです。

健康で心理状態が安定していれば、夢を見ることはほとんどありません。たまに見る夢は、精気、すなわち正気と元神が出竅（体外離脱）するという現象（竅は神が外へ出る穴）です。出竅した正気が集まって形となり、気が散らず、旅行するように外を一回りしてまた戻ります。そのため、目が覚めたときに、見た夢の内容をはっきりと覚えていて、見た夢の内容は、数日後に再現するように発生するのです。

病理的な夢に対して、中医学の特徴である「整体観念、弁証論治」を病気の診断と治療の根拠とし、病機を分析して病因を解明し、主な症状の特徴を掴んで診断し、治療を施すと同時に患者の協力を得ることで期待通りの効果を生み出せます。

また、病人の病気と戦う信念を高め、正気（真気）運行法を練習して「正気をきちんと身体に収めるなら、邪気は侵入できない」という目標に至ります。免疫力を高められれば健康で楽しく人生を送ることができます。患者の心に灯をともして霊魂を自由に飛ばせることは、医者が望んだ結果であり、これはまさに科学的なものなのです。

夢病を調整するには、まず心理障害を解消する

男性の夢遺《むい》（夢精）、女性の夢交（夢の中の性行為により精を漏らすこと。漏淫濁《ろういんだく》、淫精、白濁、淫淋《いんりん》など）の症状は、実に魂の病に属します。「魂病」は、神経系、内分泌系、経絡系の三大系統の総合的な乱れと変異が起こした病気の前兆です。この前兆は魂病が顕わになった症状で、本当の原因は隠されています。

夢遺と夢交症の人は、往々にして知識に欠けています。例えば、愛の知識、性に関係する生理的な知識、愛情と婚姻の関係への理解など、各方面の日常生活の知識が不足しています。

また、このような病人は内向的な性格で、口数の少ない人が多いです。頭の中では自分のやりたいことだけを考え、そのことに夢中になり、また、自分の秘め事を他人に知られるのを恐れています。性欲などの欲を持つ人が多く、このような病人は、最初は欲求を満たされ一人で快楽を味わいますが、発病したあとは自らの行いの結果が返ってきます。

特に夢交の人は誰にもそのことを話しません。なぜかというと、彼女の夢の中の性交の相手は、たいていの場合、尊敬する目上の人、親しい人、あるいは、恋心を抱いている人です。一部の映像、幻像は、すべて彼女自身の大脳中枢神経の情報データベースから引き出されたものです。

これらの魂の邪気は心の中の「情魔（情愛の悪魔）」に属し、その人自身の意念が作り出したものです。中医学では、「正気が体内に存在すれば邪気が侵入できない」「邪気が集まっているところは、必ず気が不足している」といいます。彼女たちは意識が定まらず、自分自身の心の中に「情魔」を持つと、「病魔」もそれに伴って現れます。

これらの患者は三大系統の乱れによって臓腑機能が不調和になり、その結果、血、精、気が大量に消耗されて生体の循環が次第に空虚となり、免疫機能が低下して、その他の病変にも感染しやすくなります。

陰精が欠乏して、陽気が主を失ったため、夢の中の性的な交わりは気が狂うほどの激しさです。一部の患者は自殺を考え、一部の患者は血液疾病を併発し、一部の患者は心臓と腎臓の生理機能が衰弱します。大きな病院で検査を受けても病因が見つからないので、対症療法しか受けられないまま、病状が次第に悪化し、最後に危篤の症状になったり、不治の症状と診断されてしまいます。病人は死の時期が訪れていることを知ったときに、秘め事を明かすことになりますが、もう手遅れです。

ここ四十年来、私が治療したこのような病例は１０００例に達しました。目の望診と脈診をして状況を把握してから患者と話し合い、ゆっくりと病因である秘め事を話してもらうようにしています。

具体的な方法は次の通りです。

1. まず、患者に内臓が乱れた原因を説明します。それから、どの臓腑が空虚になって漢方の調整が必要なのかと、服薬の禁忌を説明します。「忠言は耳に痛くない、良薬は口に苦くない」といわれるように、患者に優しく接します。同時に、簡単な有酸素運動を教え、エネルギー（元気）が腎臓に貯蔵されているので、養生すればエネルギーを高められるという知識を与えます。

2. 古くからの物語や今の実例などを話すことで、家族の言うことを聞かないと命の危険が生じると説明します。教え導く効果のある話は、患者の家族の不安を軽減させるため、喜ばれます。青少年の場合は、もし聞き分けがよく、物わかりが良く、親孝行の心を持つのなら、病も早くよくなります。話し合いの中で、必要があればいくつかの伝説を話すこともできます。例えば夢交は鬼交（鬼と性的に交わる）で、最後に鬼に心をえぐられて血を吸われるので、人は死んでしまうということなどです。

科学的な性の知識も話します。例えば男女の性生活は陰陽が交わり、ホルモンの分泌が均衡になり、免疫力を高められるということ。また生理的な面でも必要であり、子孫を残すためにも必要だということ、などです。

中医学では、「陽だけでも陰だけでも成長できない」「陰陽のバランスが取れていれば、精神は正常である」とされます。

3．話し合いを通じて秘め事を話してもらうようにし、有酸素運動を指導する他、必要なときに鍼灸治療を組み合わせます。その際、十三鬼門穴を主として加減します。科学的食事療法を加えれば、さらに早く回復することができます。

このような夢遺（夢精）、夢交の治療方法は、すなわち心理療法、薬物療法、科学的な食療法と自然療法の組み合わせです。長期にわたって治りにくい中晩期の患者は、「整体観念、弁証論治」という中医の治療の特色を基礎に、理、法、方、薬を合理的に施して治癒を図ります。

夢遺と夢交の治療方法

夢遺と滑精は区別があります。性的な夢を伴って射精することを夢遺、夢と無関係にほとんど無意識のうちに精液が流失することを滑精といいます。

男女の発病が異なり、男性は夢遺、女性の場合は夢交といいます。金元四大家の一人である朱丹渓は、夢遺と滑精は治療法が同じなので、一緒に治療して良いと考えました。

初めはオナニーにより引き起こされる、あるいは過度の房事（性交）、片思い、夢思、夢幻、冥想、妙想により発病し、発病後は自己コントロールが難しくなります。特に女性の夢交は夢を見るほどひどくなり、夢を見なくても心が狂い乱れます。中、晩期になると臓腑機能が乱れて、体内の気血、精気が消耗され、身体の機能が衰弱して感染症を併発します。

大部分の患者は、ほとんどの場合、血液疾病と心腎機能衰弱により死亡します。

夢を伴った精液の外泄は、腎気の固摂作用が発揮できないと虚労から失精となりますが、多くは情緒の失調あるいは過度の性交、オナニーによるものです。また、飲食の不摂生、湿熱下注などの要素とも関係します。

この疾病のメカニズムは、大まかに次の５つに分けられます。

相火妄動、心腎不交

『金匱要略《きんきようりゃく》』では、「動於心者、神揺於上、則精遺於下也（心が動いて、上に神が揺らぐと精が下に漏れ落ちる）」といいます。初めは心火が動き、したがって肝火が動いて、長くなると腎陰が虧損して耐え切れずに精漏れしてしまいます。

症状：眠れる時間が少なく夢が多い、夢は心の煩熱《はんねつ》感が伴う、眩暈、精神が振るわない、身体の倦怠感、力が出ない、舌紅、細数脈（細く速い）。

治法：清心安神、滋陰清熱（心の熱を取り除いて精神を安定させ、陰液を潤して熱をさます）

方剤：益神封髄丹《えきしんほうずいたん》を主として加減する。

湿熱下注、熱擾精室《ねつじょうせいしつ》

『古今医学鑑・遺精』では、「夢精、遺精の人は、世間の人は多く腎虚とみなして治療するが、実はこの病証はほぼ脾胃の濃厚な飲食に属し、痰火湿熱《たんかしつねつ》の人が多くこれを有する」といいます。

症状：夢精の頻度が高い、尿は少量の精液が共に外流し、熱く赤く濁っていてすっきりしない、口が苦い、時には乾く、いらいらする、眠れる時間が少ない、口や舌に潰瘍ができ、大便が臭い、排便後すっきりしない、あるいは胃腹脹満、悪心、舌苔は黄色く粘っこい、脈濡数（脈が細く柔らかく、かつ速い）。

治法：清熱利湿（熱と湿を下竅から排出させる）。

方剤：萆薢分清飲《ひかいぶんせいいん》と冬瓜炭《とうがんたん》を主として加減します。

重点：脾を健やかにして胃の機能を調和し、気化が順調になれば病の気が自ら除かれます。また、本型は精液の漏れが長く続くと腎精も消耗され傷つき、陰虚と湿熱を両方形成します。虚実が入り混じり、標本を兼ねてみる必要があり、複方を用いる治療を図ります。

労傷心脾、気不摂精《きふせっせい》

多くは心、脾の二経絡の気虚、下陥によるものです。

症状：恍惚な夢、動悸、健忘、顔色が暗い、四肢の倦怠感、少食、軟便、過労すると病状が重くなる、舌が淡い、舌苔が黄色、脈が弱い。

治法：心脾調補、益気（気を補う）節精。

方剤：妙香散《みょうこうさん》と純西瓜炭《じゅんすいかたん》を主として加減します。

注意：科学的な食事療法、節度のある生活、心を修めて身を鍛え、精神を養います。心脾を補うと同時に化湿昇清を忘れることなく、補腎固本《ほじんこほん》の法を取ります。最も良いのは、真気運行法を加えることです。

腎虚精脱、精関不固

症状：夢遺の頻度が高い、はなはだしきには滑精（精液漏れ）虚脱になる、腰膝がだるく力が入らない、立つときに身体が震える、咽喉の乾き、耳鳴り、いらいら、微熱があって頬が赤い、痩せ型で盗汗、髪の毛が抜ける、歩くとふらふらする、舌が赤い、舌苔が少ない、脈細数（細く速い）。

治法：補益腎精、固渋止遺。

方剤：六味地黄丸《ろくみじおうがん》と左帰飲《さきいん》を主として加減します。

朱丹溪：夢による鬼交、魔交、妖交は、すべてまとめて夢遺といいます。夢なしで自ずと精液が漏れるのを滑精といいます。この二つの治療方法は同じです。

治療方法：上焦は清心安神《せいしんあんしん》をし、中焦は脾胃を調えて陽気を上昇させ、下焦は益腎固精をする。気虚の場合は、益気・寧心・安神をする。陰虚の場合は、益陰養陰、清心安神をする。血虚の場合は、養血補精、固精・寧心安神をする。標本同治《ひょうほんどうち》、同病異治、異病同治に自然療法を加え、新医学気功の養生功（有酸素運動）を練習して、蓮の花歌を歌い、心の望みを神韻の歌声に載せて気持ちが自由に空を飛び回るようにする。

心虚胆怯

症状：眠れる時間が少ない、動悸、驚きやすい、不安、舌苔が薄い白、脈は動悸、または虚脈（無力で空虚な脈）弦脈。

治法：鎮驚定志《ちんきょうていし》、養心安神《ようしんあんしん》（精神、情緒を安定させること）。

方剤：安神定志丸《あんしんていしがん》と二仙丹《にせんたん》を主として加減します。

ここ数年、臨床実践では次のようなことが証明されています。

身体が健康で精力に満ちている聡明な人は、皆幻想的な美しい景色や山紫水明の夢、または、清い水の中で泳ぐような夢を見ます。

右脳細胞の発達した人の夢は、皆積極的で向上するようなこと、あるいは観光などの夢を見ます。

左脳細胞の発達した人は、消極的で悲観的、失望的な感情の夢が比較的多いです。

がんの患者は、建物の崩壊、橋が壊れて道に迷う、自然界の変異といった夢が多いです。

内分泌系が乱れている人は、愛欲関連の夢が多いです。

身体の各部位が疼痛の人は、不意の事故、身体的外傷を負う夢を見て、しばらくすると、その部位に疼痛が多く現れます。

月経不順あるいは便秘の人は、下水道が塞がっている夢を見ます。

顔色のよくない人は、夢の中の自分が若くてきれいです。これは「反夢」（反対の夢）です。

新医学気功と漢方薬を合わせる治療法は、夢病に対して特別な効果が得られます。また、治りにくい頭痛、不眠、便秘と病名のつけられない水腫などにも、一定の効果を上げています。

病気を防ぐための36ヶ条

「未病先防、既病防変（まず養生して病を防ぎ、既病はその悪化を防ぐ）」を原則とします。とにかく予防がいちばん大事です。

1 健康に関する知識を学び、道徳を重んじて、科学的に養生を行う。アヘンやコカインなどの麻薬、夜遊び、女遊び、賭け事を禁じる。

夜遊びの悪い影響

- 脳にダメージを与える
- だんだん太る
- 顔つきが悪くなる
- 肝臓を傷つける（若い頃の夜遊びや徹夜のしすぎは、中年になってから肝臓にダメージを与えることになる）
- がんになりやすい
- 夜遊びや徹夜しすぎると死に至るケースもある

[2]房事（性交）は控えめに、節度のある生活をする。肛門性交や口腔性交、乱性行為、同性愛を禁じる。

[3]お酒の飲みすぎ（アルコール中毒は肝臓や腎を傷つける）、たばこ、塩分の摂りすぎ、濃い茶などの良くない嗜好に注意する（太りすぎの人は寄生虫や細菌に感染しやすい傾向にある）。

[4]血液製剤の使用に気をつける。

[5]猫や犬などの動物からの感染に気をつける。原虫、菌、ウイルスはＨＩＶ（ヒト免疫不全ウイルス）に手を貸している。

注意する対象

- ネズミ：出血熱、皮膚病
- 蚊：Ｂ型日本脳炎、糸状虫（フィラリア）
- ナンキンムシ：疫病（急性伝染病）、傷寒（高熱をともなう急性疾患、腸チフスなど）
- ハエ：赤痢、パラコレラ、疫病毒の疾病
- 犬：狂犬病、肝炎ウイルス、真菌、マダニ
- 猫：性感染症を起こす細菌、寄生虫、ウイルス

6その他の病歴（10種類のウイルスキャリア）と感染性合併症が元からあり、西洋薬を用いて治療中であれば、次の薬物の使用は禁忌である。

☯アンチモン、水銀、ヒ素などの金属の薬物、エーテル、モルヒネ、各種の睡眠薬、バルビタール類と麻酔類の薬物
☯フェニルブタゾン、APC、パラセタモールとインドメタシンなど解熱鎮痛消炎の薬物
☯スルフォン類、フラン類の薬物
☯テトラサイクリン、クロロマイセチン、エリスロマイシンとアンピシリンなどの薬物
☯イソニアジド、パラアミノサリチル酸ナトリウムとリファンピシンなどの抗結核薬
☯その他の駆虫薬、抗がん剤、利尿薬なども、長期にわたって服用しない

7無形の病気感染源（発病する要因）に注意する。

☯科学的に電器（携帯電話、パソコン、ゲーム機、テレビ、冷蔵庫、電子レンジ、エアコンなど）を使い、保護と保健意識を高める。携帯電話、パソコンなどは使用時間を減らし、使用中は適宜に休憩して目や手首、頸部、腰、足の運動などをする。
☯自然の節気に従って養生する。
☯毒気を放出する毒花と木は人体を害する。

☯飲食と飲水は養生・益寿と密接に関係する。

☯心の良い状態、書道、趣味の園芸などは健康にいい。

☯性の健康における知識と房事の養生が大事である。

☯悪い土壌・水質はがんになりやすい。

☯空気の汚染（ｐｍ２・５、自動車排気ガス、タバコの煙、粉塵、瘴気（微生物が起こす山川の毒気）、ラドンガスは、がんと腫瘍の発生率を高くする。

☯情報の伝達。例えば、親友が亡くなったことをずっと忘れることができず、体調を崩してしまう人がいる。このように、マイナスな気持ちをもたらす情報をうまく処理できないと病気になりやすい。反対に、プラスな良い気持ちをもたらす情報は、病気の回復に良い働きをする。

8 小便の仕方に注意するとがん予防になる。

☯女性：公衆トイレの衛生、悪い土壌・水質に気をつけることで感染を防ぎ、がんとエイズを予防する
☯男性の小便の仕方：①立式（座式や横たわる状態では尿を完全に出しにくいので、立式を取る）、②リラックスする、③急がず尿を完全に出しきってからズボンをはく
このような小便の仕方で、尿を完全に出しきること。なぜなら、尿が膀胱に滞留すると残尿の沈

殿物が膀胱三角部（膀胱の内面において左右の尿管口と内尿道口を結んだ三角形のこと）の内壁に付きやすくなるからだ。付いた沈殿物は次第に毒の垢になり、さらに毒の垢は時間が経つと毒の瘤に変化しやすいからである。また、男性も女性も大量の尿を我慢することを続けると、水腎症を患いやすくなる。

⑨科学的に（規則的な時間に）自然に排便する。

長時間しゃがんで排便する、タバコを吸いながら排便する、本や携帯を見ながら排便するなど、意識を集中しない状態で排便することが長く続くと、痔や直腸のポリープができやすくなる。またさらに長く続くと、がんに変異する恐れがある。また、便意があったタイミングで我慢して出さないと、毒素を生じやすく腎臓を傷つける。

⑩自然に「矢気」を出す。

「矢気」は「虚栄」ともいい、つまりおならのことを指す。おならを我慢して出さないと内臓に悪い影響を与える。おならは有毒ガスである。

11 次の病人は肉を食べる量を減らすか、食べない方が良い。

☯心臓、肝臓、脾臓、肺、腎臓の五臓の病気
☯三高症（高血圧、高脂血症、高血糖）
☯アレルギー

12 西洋薬を服用するときは、煙、酒、茶を禁じる。

13 三高症（高血圧、高脂血症、高血糖）と潰瘍の疾病のある患者は、ホルモン類薬（コルチゾン、デキサメタゾン）を服用してはいけない。

14 心臓病の注意：揚げ魚、濃い茶、肉の醤油煮など。

15 高血圧の注意：漬物、豆腐乳、ピータン、空芯菜など。

16 胃病の注意：こんにゃく芋、ニラ、辛いもの、あぶり焼いたもの、漬物など。

17 痛風の注意：海鮮、ハマグリ、干し貝柱、ソウギョ、エビなど。

18下痢の注意：カニ、大根、ネギ類、脂っこい食品など。

19風邪の注意：脂っこい食物、肉類、高たんぱく質の食品。

20糖尿病の注意：ホルモン薬、甘いものなど。

21冷たい飲食を避け、身体を冷やさないようにする。冷たい気は陽気（身体を温めて、活動させる力）を傷つけるので、病気になりやすい。

22暴飲暴食をしてはいけない。理由は、「腸壁横解、則生痔（腸壁が弛みすぎると、痔が生じやすくなる）」「飲食自倍、乃傷腸胃（飲食を摂りすぎると腸や胃を傷つける）」「膏粱之変、足生大疔（膏は肉食、粱は美食の意味。脂っこい肉食や美食を摂りすぎると胃腸を傷つけ、腫瘍になりやすい）」ということである。

23「三種浄肉」と鱗のある魚を食べるのはいいが、老死、疫病（急性伝染病）死、病死した動物の肉を食べてはいけない。

「六畜疫死亦老死、不可食之、食之有毒（疫病死・老死した動物の肉は毒があるので食べてはいけない）」というように、疫病の動物の肉はウイルスや細菌が多すぎるため、食べたあとに腫瘍を生じ、次の世代に遺伝する。それが血がん（白血病が多発する）、骨がん、肝臓がん、脳瘤などである。

24部屋が安らかで静かであれば空気中に毒気はない。男女がセックスしているとき、もし予想外のショックを受けて中断することがあれば、男性は前立腺がんになりやすくなる。

25悲しいときに長く大泣きすると、胃病を起こしやすくなる。さらにそういう日が長く続くと、胃がんを発症しやすい。

26血液型がB型の人は、贅沢な食事と間食を少なくする。甘いものと味の濃い食べ物に注意しないと嚢腫、結節、肺がん、三高症（高血圧、高脂血症、高血糖）になりやすく、根治しにくい。生殖器系のがんが多発しやすくなる。

27A型の人は好きな食べ物を適宜に少なめに取るべきである。飽食や暴飲暴食をすると脾臓と胃を傷つけやすく、怒りすぎると肝を傷つける。肝臓と消化器系のがんは多発しやすくなる。なぜなら、血液型がA型とB型の人は腸が細長いので、毒素を吸収しやすい。そのため、三高症（高血圧、高脂血症、高血糖）や脳心血管系の病気が多発しやすいからである。

[28]ＡＢ型の人は、偏食や食べ過ぎはしないが、「多思・多憂（考えすぎ、憂いすぎ）」に注意すべきである。「多思・多憂」は気を消耗して陰を傷つけ、心脾の虚弱や脳神経の酸素不足になりやすい、また、脳疾患、心疾患、胃不全麻痺及び神経細胞の疾病、血管の疾病、乳がんを起こしやすい。

[29]Ｏ型の人は暴飲暴食や偏食、食べ過ぎ、飲みすぎに要注意。消化系に負担をかけすぎると、腸がん、肺がん、血管瘤、皮癬、皮膚がんになりやすい。

[30]菜食主義者は、高温の油で野菜を炒めないようにする。アクリルアミドは二番目に高い発がん物質である。油で揚げたあとの食品にもアクリルアミドがある。

[31]カビの生えた食糧（小麦、カビの生えた発芽した大豆、変質した米）、変色したサトウキビ、部分的に腐った果物などに注意すること。これらには、いちばん高い発がん物質であるアフラトキシンが含まれている。

[32]長期的に過度の日光や照明灯の照射は皮膚がんになりやすい。ＵＶＡとＵＶＢの二種類の紫外線は外皮を損なう。

[33]がん家系の人は18～35％ががんになりやすい。リスクはあるが、必ずしもがんになるというわけでは

ない。

34女性の更年期症状にホルモンが補充されると、生活の質が改善され、腸がんになるリスクと骨粗鬆症を減らすことになる。しかし、乳がん、子宮がん、卵嚢がんになるリスクは増える。

35ピロリ菌、カンジダ菌、真菌、ヒト乳頭腫ウイルスＨＰＶ（ヒトパピローマウイルス）、ＨＩＶ（ヒト免疫不全ウイルス）、ＨＢＶ（Ｂ型肝炎ウイルス）、ＨＣＶ（Ｃ型肝炎ウイルス）、肺感染症ウイルス、梅毒、性感染症ウイルスなどに感染した場合は、これらの細菌とウイルスが変異して発がんしないように注意すべきである。

36正しく日常生活を過ごす。例えば、正しい姿勢で座る、寝る、歩く、食事をする（胃腸がんを患いやすいのでしゃがんで食事をしないこと）など。また、労働と休息のバランスを心掛け、適宜に有酸素運動を行う。

最も重要なのは心を正しく持つこと。財に対する貪欲（財魔）、色好み（色魔）、物事がうまくいかないときに人のせいにするなど、マイナスな気持ちを持った場合は、その心を調整する必要があります。そのために、次の言葉を紹介します。

1. 心に雑念があれば、身体に雑病が生じる（よくわからない病で苦しんでいる場合はこの雑病を疑う）（心里有雑念、身会有雑病）

2. 毎日病のことを考えていると身体が病んでくる（天天想病、自己就会生病）

3. 悪病と戦うには、まず心魔と戦わなければならない。つまり病魔に勝てる自信を持つこと（闘悪病先闘心魔）

4. 心に太陽があれば、何を見ても楽しい。自分が心地良ければ、誰に対しても好意を抱く（心里有陽光、看到什么事情都高興。感覚自己好、看誰都好）

5. 微笑みはお金のかからない補薬（微笑是最好的補薬）

6. 最も良い気持ちは良い薬に勝る（最好的心情勝過良薬）

7. 自分の便秘は地球の引力が足りないからと愚痴をこぼす。それは違う（自分に原因がある）（自己便秘不要埋怨地球没有吸引力）

8. 怒っている人は、人の過ちで自分に懲罰を加えるようなことをしている（愛生気的人都是拿別人的錯誤来懲罰自己）

9. 欠点のない友達を求めようとすれば、永遠に友達などできない（如果要求没有缺点的朋友、那麼你永遠没有朋友）

10. 信じれば効果が現れるが、信じなければ効果は零《ゼロ》（信則霊不信則零）

11. 子供の勉強は自分自身のため、人の身体の鍛錬も自分自身のためである（小孩子学習是為他自己学、人人鍛錬身体是為自己鍛錬）

12. 先生は次なる世界の扉を開けてくれるが、鍛えていくのは自分自身（師父領進門、修練在本人）
13. 私自身が自分を病気にしない限り、他の誰も私を病気にすることはできない（我不病、誰敢病我）

難病治療に必要な五つのこと

1. 悪い習慣を改める。
2. 病魔（病気）に勝つ自信を持つこと。悪病に勝つにはまず心魔に勝たなければならない。心魔に勝った瞬間が成功の始まりである。
3. 家族の支えと協力が大事である。
4. 医師の治療方針を尊重し、薬の服用など積極的に治療に協力する。また、功法の練習に関しては、帯教先生の指導通りに功法の理論を理解して動作を正しく行い、根気よく練功を続けること。
5. 「薬食同源」、血液型に応じて科学的に食事療法を行う。

新医学気功療法と組み合わせる特効中成薬の紹介

封髄西瓜炭《ほうずいすいかたん》

封髄西瓜炭は、私が祖先伝来秘法の水腫治療薬の西瓜炭をベースとして、臨床実践を結合し、さらに研究開発して完成させました。

封は閉じ固める、髄は骨髄です。封髄西瓜炭を用いると腎の元気を補うことができ、腎虚腰痛、インポテンツ早漏、不妊不育症に、特に著しい効能を持ちます。純天然の中薬製剤であり、治療効果が独特で、中毒副作用がありません。

臨床の統計によると、「ネフローゼ症候群」患者712例、治癒率は82％に達し、有効率は96％に達しました。糸球体腎炎の病人933例、治癒率は94％に達し、有効率は100％に達しました。

婦宝楽《ふほうらく》

婦宝楽は、婦人科のさまざまな病気を根治する特効薬物です。純天然中薬から開発完成したもので、中毒や副作用がありません。この薬は疾病者の患部に直接塗ることができます。使用後、吸収が速く、治療効果が高いです。臨床試験でも治療効果が際立っている婦人科の外用薬物と実証されました。

婦宝楽は、主に真菌性とトリコモナス性膣炎、梅毒性の膣潰瘍、クラミジア、マイコプラズマ性の膣と子宮頚の糜爛《びらん》を治療するのに用い、感染による性器ヘルペスなどの性病から誘発する頻尿、尿意逼迫、外陰部のヘルペス、糜爛、尿道口に膿、おりものの増加、子宮頚の充血、水腫、糜爛、および赤、白、黄色の帯下等生臭い病症を治療します。

臨床の統計では次のような結果となりました。

①真菌性とトリコモナス原虫性膣炎の患者計５８７１例を治療し、有効率は１００％に達し、治癒率は96・８％に達する。

②クラミジア感染性とマイコプラズマの感染性膣炎、子宮頚の潰瘍の患者計３９６３例を治療し、有効率は98・３％に達し、治癒率は88・８％に達する。

③梅毒性の子宮の糜爛の患者計67例を治療し、有効率は83・３％、治癒率は66・８％に達する。

④扁平上皮がん性の子宮頚がんの患者計18例を治療して、有効率は58・１％に達し、治癒率は12・５％に達する。

千《せん》禧《き》蠲《けん》痹《び》壮《そう》督《とく》顆《か》粒《りゅう》剤《ざい》

千禧蠲痹壮督顆粒剤は、リウマチ様関節炎、関節のこわばりや腫れ、変形、および多発性の骨増殖症を治療する特効薬物です。この薬物は純天然の中薬製剤で、中毒副作用はなく、「冷薬奇病を治し、怪薬不治の病を治す」を特徴としています。これは手足や身体の頑固な痛みやしびれを治療する効果が際立っています。

千禧蠲痹壮督顆粒剤は、私が発明した痹症《ひしょう》（頑固な手足や身体の痛みやしびれ）を根治する新しい薬です。医術の仕事について四十年余り、数百種類の高品質の漢方薬の材料を選りすぐり、千例以上のリウマチ様関節炎と関節のこわばり、腫れ、変形の症例に対し臨床治療と実践の総括を行い、高い効果で低分子並びに骨質原膜に浸透しやすい動物と植物類の漢方薬を原料として選択して使用し、そのエッセンスを抽出して、この薬剤の開発に成功しました。

この方剤は２０００年春、開発に成功したため、千禧と名づけました。蠲《けん》は「除去」する、痺は「閉じる」という意味です。痺症は正気が虚弱であるために到ります。風、寒、湿の三気が入り混じり、滞り、経絡を覆い、気血運行を阻害滞らせ、しばらくすると痺となります。

壮督の壮は強大にして補うという意味で、督は督脈のことです。つまり、蠲痺《けんぴ》は邪気を取り除くとの意味で、「壮督」は扶正（正気を助ける）元気を培います。

痺症の名の種類は多く、たとえば「風偏って勝る者は行痺、湿偏って勝る者は着痺、寒偏って勝る者は痛痺、風湿熱勝る者は熱痺」「長期にわたり治療したが治らない者は頑痺、風、寒、湿、熱臓に入り、治癒しない者は心痺」などです。

繰り返し邪気に感受し、内の腎に停留すると、腎督脈が空疎となり、関門は邪気が取り除けなく残ります。痙攣し骨が弱く、痰、濁、瘀積を次第に形成します。長く罹っていると、骨痺をもたらします。骨痺は、中医学では環跳疽《かんちょうそ》、貼骨疽《てんこつそ》と鶴膝風《かくしっぷう》（結核性関節炎）といいます。これらの骨痺の病症は、すなわち現代医学でいう骨増殖症、大腿骨骨頭の壊死、骨膜炎などの整骨科の病症です。

頑痺は各種痺症がなかなか治らないと、正虚邪恋（立ち去りがたい）となり、堆積し経絡を阻み、津が凝集して痰となり、痰と瘀血により痺れます。その臨床症状は主に「時に軽く時に重く、関節の腫大、屈伸がうまくできない。甚だしくは、強直し奇形。患者の舌質は紫、苔白膩《たいはくじ》、脈細渋兼浮緊《みゃくさいじゅうけんふきん》」です。現代医学では、それをリウマチ様疾患、リウマチ様関節炎、多発性の骨増殖症といいます。この疾病の治療方法は、益腎壮督、化痰祛瘀《かたんきょお》と捜風剔骨通絡《そうふうていこつつうらく》を重要な法則とします。

千禧蠲痹壮督顆粒剤主治

頸椎症《けいついしょう》、腰椎の疾病、多発性の骨増殖症、手の指、足指、膝三箇所の関節と足関節の腫大、肥大性脊髄炎、リウマチの骨痛、リウマチ様関節の硬直、腫れ、変形と骨膜炎、骨膜の壊死等々の病症。

臨床治療の統計データ（２０００年以降）

リウマチ様関節炎の患者３７９例、治癒率は63・１％、有効率は96・６％に達する。リウマチ性多発性の骨増殖症の病人７８５例、治癒率は93％、有効率は98・９％に達する。

複合扶正《ふせい》抗毒《こうどく》顆粒剤とカプセル剤

複合扶正抗毒顆粒剤は、エイズ（ＡＩＤＳ）治療の特効薬です。純天然の中薬を精心研究した結晶であり、中毒副作用はありません。エイズ治療の特徴は「祛邪、扶正（正気を助ける）、清毒、培元気」、つまり殺菌、殺原虫、抗ウイルスを兼ね備え、また免疫システム機能を向上し、免疫システムの損傷を回復する特効薬ということです。「冷薬奇病を治し、怪薬不治の病を治す」を特徴とします。

複合扶正抗毒顆粒剤は、私が無名腫毒（がん）を統合治療する祖先伝来の秘法「西瓜炭」「白龍丹」「走馬疳」などを研究して完成させた「抗癌霊」一号、二号、三号など八つの薬方をベースとし、さらに研究開発して完成させたものです。

ここ数年来、がんの治療において、一部のがん患者に臨床症状が非常に多く、変化が一様ではなく、病状の悪化、毒力がすさまじいことなどが見られ、例えば治療が適切ではなく、非常に速く悪化し、各臓腑が重大な損傷を受けるに至り、死亡率が高くなっています。臨床観察と血液検査を通じ、この種の患者の90％以上がエイズウイルス（ＨＩＶ）保有者と確認しました。

多くのエイズ患者の治療例の総括を通じ、中医学の「整体観念、弁証論治」の特徴を運用し、エイズの臨床症状を六タイプに区分し、さらに六つの代表方剤を設け、柔軟に運用（加減）しました。

そのすべての発症メカニズムは「正虚邪恋、耗気劫液動血」です。治療法は「その毒を抗し、その虫を殺し、その根を絶やす」―「陰陽を調和し、その余りを損ない、その虚を補い、真元を培い補う」ということです。

複合扶正抗毒顆粒剤とカプセル剤の効果

エイズウイルスの複製を抑制、ウイルスの成分を消失、排毒、真菌と無名の菌を消滅、病原虫、シラミ虫を殺虫、結核菌の抑制、さらには免疫システム機能を向上することができる。

主治：エイズ、子宮頸がん、肺がん、消化器系のがん。

複合扶正抗毒顆粒剤とカプセル剤を使ってエイズ患者合計69例を治療した結果

エイズ患者合計69例、その中の最高齢は55歳、最年少は20歳。治療の際、三期の異なる患者に分類して診断治療を行った。

ＨＩＶウイルス感染期（第1期）の治療患者

合計19例、結果が著効16例、好転2例、無効1例、著効率84・2％、好転率10・5％、総有効率は

94・7％に達する。

エイズと関連する症候群期（第2期）の治療患者

合計33例、結果が著効26例、好転3例、無効4例、著効率78・8％、好転率9・1％、総有効率は87・9％に達する。

エイズ病期（第3期）の治療患者

合計17例、結果が著効11例、好転2例、無効3例、著効率64・7％、好転率11・8％、総有効率は76・5％に達する。

第8章

内気外放と気功偏差の予防と調整

内気外放

気功、およびその学説の発生と発展は悠久の歴史があります。古人は、気は物質の実体であり、宇宙天体や天地万物を構成する最も基本的な元素だと考えました。

気には集合、離散作用と運動の能力があります。気の集合と離散作用は、物質世界の運動変化の根源です。物質世界の存在と運動の基本形式は気と形、および両者の相互の形質転換に他なりません。人体の生理と病理は、いずれも気の運動と形気の形質転換の観点を用いて説明することができます。

具体的に説明すると、人は気から合成されています。気には運動能力があるため、人体も一つの能動作用を備えた有機体だといえます。人体は、受動的に外界の影響を受容することはできません。一つの運動する有機体として、人体は外からの刺激に対し、自己の能動的な反応を作り出すのです。また、これらの刺激を同化、あるいは刺激作用の方向を変えることができます。そして、認識能力のある人間として、さらに意識的に自然界の変化に適応することができます。

この十数年来、我が国（中国）の気功界は自己の気功修練で病気を予防・治療することを提唱するとともに、多くの気功医師は内気外放を用いて患者に疾病の治療を行い、かつ顕著な効果を得、国内外の学者と多くの患者の注目と歓迎を受けています。

科学的テストを経て証明されたことは、気功外気は物質の一種だということです。この研究・発見は、気功外気を利用して患者の疾病を治療することに、科学的かつ客観的根拠を提供しました。

気功外気治療の略史

外気を使用した疾病の診断と治療は我が国において悠久の歴史があり、先例は至るところにあります。例えば扁鵲《へんじゃく》、華佗《かだ》、張仲景《ちょうちゅうけい》、葛洪《かつこう》、巣元方《そうげんほう》、孫思邈《そんしばく》など古代の名医は、この方面でいずれも傑出した貢献をし、輝かしい業績を挙げました。

古代医師は内気外放を布気《ふき》といいます。『晋書《しんじょ》』方技伝の中には、「養気の道を学ぶ者、十分有り余るまで気を人に与える、これを布気という。晋の韋虚《いきょ》はこの法をもって人の病気を治すことができる」とあります。

気功が盛んに行われているこの十数年来、外気を利用して病気を治療することが一時期盛んに行われました。医学家はそれぞれの長所を発揮し、ある者は気功推拿を用い、ある者は気針を用い、さらに外気を用いて直接導引術をする、あるいは特定の穴位を鍼で刺します。一部の医学家は患者の疾病部位に外気を放出し、甚だしきに至っては、さらに外気を利用して各種の病症に対して麻酔を行います。

この方法を用いて片麻痺、対麻痺、冠状動脈心臓病、高血圧、糖尿病、頚椎症、悪性腫瘍と良性腫瘍などの病症を治療し、いずれも満足な治療効果を得ています。この療法は、すでに国内外の学者たちに広く関心を持たれています。

気功外気の臨床概念

気功師は長年の気功の鍛練を通じて、体内の真気は満ちあふれ、ひとたび気を発する必要があると、すぐに意識の下にある一部位に気を調達して送り、さらに一定の強さと密度で内気を体外に向かって放出できる——このようにして外気を形成しました。外気の放出を通して、患者は得気の感覚を持ちます。最もよく見られるのが寒い、熱い、痺れ、重圧、怠く張る、蟻走感《ぎそうかん》と光感などの得気の感覚を持つことです。この治療法の治療対象となる病症はとても広範で、心身失調の疾病と急性慢性の疾病すべてに、一定の治療効果を持ちます。これは、がんのような治療し難い病症に対しても有効です。

気功外気の治療理論のベースは、中医学の陰陽、気血、経絡と臓腑などの基本理論に基づき、異なる手法を用いて診断と治療を実行します。

治療は導引と補瀉《ほしゃ》などの方法があり、通経活絡《つうけいかつらく》、調和気血の作用を果たし、陰陽バランスの回復と維持、および培補元気の効果が得られます。

外気放出の方法、ルートと注意事項

気功外気の放出は、必ず厳格な訓練を経なければなりません。まず、気功の修練が一定レベルに達して初めて、丹田には気を貯めることができます。丹田に気が多く集まり、同時に集めて散じることができるようになると、意念を用いて気を経絡に導入し、経絡に沿って循行させることができます。まず督脈、任脈の二脈を滞りなく運行させ、続けて修練して十二経絡を通じさせ、すなわち先に小周天を通し、さらに大周天を通します。

意念を用いて丹田の気を左右の腕まで引き込み、労宮あるいは十指先の各穴に到達させます。繰り返し練習し、大脳中枢神経系と丹田と放出部位が一つの反射弓を形成しているとイメージし、条件反射と秩序化に達して、ようやく外気を放出できます。気の源が充足し、取っても使っても尽きることがない状態を確保するため、さらに外気調節法を練習するべきです。

この種の方法は日頃から鍛錬に使え、加えて病人に発気《はっき》を与えたあとに練習を行い、気の源を補充することができます。同時に病人の病の気も排出できます。外気を放出するときは、さらに自分の保護に注意すべきです。そうすることが病人のためにもなり、自分も損傷せず、それによって治療の期待した効果に到達することができます。

しかし、次の注意事項には気をつけるべきです。

1. 身体疲労時と身体が緊張しすぎているとき、外気の放出をしてはいけない。
2. 病人の病状を精査できていないときは、外気の放出をしてはいけない。
3. 伝染病の患者に対して、外気は少し発する、または外気は発しない。
4. がんの病人に対しては、把握していない状況では外気を発しない方がいい。外気の放出後、適切に気を補う必要がある。いくつかの疾病について、例えば悪性の腫瘍性疾患の気は、注意して随時排除する必要がある。外気放出の練習と発気治療のとき、適切な用量に注意する必要がある。法則に従い、順を追って少しずつ進むことで、外気治療技法と手段をさらによく運用できる。

気功外気の功法訓練

気功外気放出の訓練過程では、必ず採気《さいき》、沈気《ちんき》、固気、運気と発気などのステップを踏まなくてはいけません。いわゆる採気とは意識の下、外界の清陽の気を穴位を通じて体内に採り入れることです。いわゆる沈気とは、採り入れた外界の清陽の気を、イメージを用いて丹田に導いて沈め、後天の気をもって絶えず消耗する先天の気を補充することです。

いわゆる固気とは、沈気をベースとし、固気を訓練します。すなわち丹田への意識を通して、丹田部位の元気、真気と精微の気を相当に高いレベルで強固なものにすることです。

いわゆる運気とは、意識の調節の下、気を経絡に導入し、さらに経絡に沿って発散部位と穴位、例えば労宮穴、十指穴、湧泉穴とつま先などの部位や、肘、膝、肩と眼などの部位にまで運行させることです。これらの各ステップを熟練把握したあと、やっと発気を練習することができます。

いわゆる発気は意念の支配の下、リズミカルに内部の真気を患者のある部位、ある穴位に向かって気を発することを指します。具体的な方法は、新医学気功の静功と動功の練習です。気功の練習時間と方法に関して、しっかりと掌握すれば、気功の効能を高めます。

子午流注《しごるちゅう》（生物時計）では、人体の気血の循行は、子の刻から午の刻までは陽気が次第に盛んになり、午の刻から子の刻までは陰気が次第に盛んとなり、子と午は陰陽変化の境界点で、時間の変化によって周期性のある盛衰、開閉が出現します。

開くときに気血は盛り、閉じるときに気血は衰えます。具体的には宇宙のリズムと人体のリズムに同期共振を発生させて初めて、より早く気功修練の効果を得ることができます。

人体の三大リズム（脳波リズム、心拍リズム、呼吸リズム）は、外界の強大なリズムの影響を受けやすいです。これは宇宙リズムと人体のリズム、すなわち天人律で、中医学で常にいわれる人体と自然界に存在する「同気相求む」のメカニズムでもあります。

内気と大気の間は互いに交流し、その作用の下、腹は陰であり、地気に接し、したがって顔面は下に向いて内となります。背は陽であり、天気に接し、したがって背は外に向いて陽となります。この道理に従えば、東方の少陽の気と人体の肝気は同質となります。

南方の太陽の気と人体の心気は同質、北方の至陰の気と人体の腎気は同質です。これは私たちに、気功練習の方向を示しました。春は西に面し、夏は北に面し、秋は東に面し、冬は南に面します。また、長夏は南に面します。

時間の問題については、一般的に寅卯の刻が良いとされます。この二つの刻に、内気が正に肺と大腸経を運行しています。肺と大腸は表裏で、その気は相通じています。

肺気は少陰の気であり、収斂を主り、エネルギーを吸収することができます。そして早朝3～7時の自然の気は、朝日の影響によって、正に少陽の気が初めて上昇状態となります。少陽の気は生発を主り、ゆっくりとエネルギーを放出することができます。

したがって、この二つの刻に気功を練習すると呼吸が最も調節しやすいため、酸素を吸い、濁気を吐き出すことを効果的に行えるのです。これが気功練習時に時間と方向に気をつける理由です。

外気を利用した疾病の診断

気功外気を利用した疾病の診断方法は多いです。ここでは3種の常用する方法を重点的に紹介します。

透視診断法

透視診断とは、明眼功を用いて人体の内部構造を詳細に調べるものです。正常な構造と正常でない構造の比較を行い、それによって診断します。これは人体に無害な診断方法で、病人にいかなる苦痛ももたらさず、しかも効果良く、簡単で行いやすい方法です。

遠隔診断法

遠隔診断は情報場を用いて診断する方法です。私たちは、誰もがすべて場を持ち、またそれぞれ異なることを知っています。早くは『参同契』の中で「場」の存在を明確に示しています。

我が国では古代、すでに人体内部のエネルギー流体の運動の周期性とリズムを、あらゆる天体の運行、および昼夜、四季の往来循環と互いに関連させていました。

現代科学では、人体の周囲にはきわめて微小な磁場があると考えます。よく訓練された気功師は気功状態に入ったあと、他人の生体場をキャッチし、それによって特有な診断を行うことができます。

気功外気の探測診断法

気功師が外気を放出し患者に診断する二種の方式があります。一つは気功師が手を用い患者の病気の部位や情報を探測し診断する方式。もう一つは気功師が患者に対面して気功を行い、病人のある部位の病の気を気功師の向かい合う部位に反射させ、自分で不快あるいはその他の感覚を発生させる方式です。

外気を利用して疾病を治療する

気功外気の治療法を用いて疾病を治療するとき、その治療法で治療ができる病症はとても広範です。いくつかの急性、慢性の疾病、機能性あるいは器質性疾患に対し、いずれも治療可能です。治療の効果は、患者の人体の外気情報に対する反応状況に関わっています。とても敏感な病人は、病状が比較的複雑だとしても、想像もつかない効果を収めることができます。

気功外気を運用する治療法は、気功マッサージ、気功点穴、気功気針および患者と接触せず一定の距離を持った布気があります。同時にその他の異なる手法、例えば振顫《しんせん》法、推擠《すいせい》法、施拉《しら》法、疏導《そどう》法と連続射撃法などをさらに用いても良いです。

これらの病の部位に対する治療法は、止痛消炎、疏通経絡《そつうけいらく》、活血化瘀《かっけつかお》と発散病気などの治療効果があり、そのうえで患者の健康をとても速く回復させせます。

気功の偏差と走《そう》火《か》入《にゅう》魔《ま》の予防と調整

気功の偏差とは何か

若干の気功愛好者は、医学の知識を知らず、人体の生理機能や功法の理論の知識もなく、特に多くの功法に対し熟練把握せず、修練のときにさらに成功を急ぐため、偏差が生じます。

かいつまんで言うと、偏差は気功を練習する過程で、思いがけなく精神と機能の不調現象が出現し、病人に各種の異なる苦痛を与えるものです。

しかし、強調して説明すべきは、偏差は短時間で可逆的、かつ予防と調整することができます。新医学気功、特に蓮花功を練習すると、病気を予防・治療できるだけではなく、さらに偏差を予防・調整することができます。

偏差が発生する原因

1. 気功練習中に弁証をせず、陰陽虚実、臓腑盛衰に留意せず、機械的に自分に合っていない功法を練習する。

2. 気功を練習する中で、盲目的に伝説中の機能現象、および各種の奇妙で珍しい幻の情景を追い求めて、偏差の出現に至り、心神喪失をもたらす。規範に合わない気功練習でも、気功練習の目的を錯覚し、異なる程度の偏差をもたらしてしまう。

3. 自身に弁別能力がなく、「動くのが良い現象だ」という誤説の影響を受け、自分で深淵に陥り、自力で抜け出せない。

4. 気功練習中、故意に力を入れて内気を導き運行し、経絡の運行が乱れ、自然の法則に違反して偏差が生じる。

5. 気功練習中、先人が総括した科学的な気功練習順序に従わず、顧みない。順を追って一歩一歩進める法則に背き、絶え間ない暗示の誘導を加え、偏差の加速的発展に至る。

6. 気功練習の過程で、意識と身体がリラックスせず、身体の各部位に過度緊張をもたらし、気血の滞りを引き起こし、特定部位の気血の停滞に至り、これらの部位に重圧や耐え難い感覚をもたらす。重い者は胸（脇腹）が痛いなどの偏差が出る。

7. 気功練習者が気功練習の厳しい要求と注意事項に背く。気功練習前の準備が気功練習の条件に合っていない。気功練習者が杓子定規で、緩む、安静、および自然の協調、これらの原則と法則に違反する。

8. 定見がなく、朝の練習はこの功法、夜の練習はあの方法だとやると、結果相互の抵触が出現し、偏差が現れる。

9. 科学的知識の欠乏あるいは迷信思想が強く、気功練習中に出現した各種幻覚に対して恐怖の心理が発生し、偏差を招く。

このような偏差の発生する原因から見て、偏差は気功修練それ自体の問題ではなく、気功修練者がその技法と要求をよく把握して運用していないことでもたらされる、あるいは指導者がうまく指導しないため引き起こされます。

そのため、偏差が出るからといって、一方的に気功を否定することなく、原因を探し出すべきで、さらに探し出した原因を踏まえて合理的に調整すべきです。

偏差と不良反応

心と体質が原因で、気功練習中、練習者に若干の不良反応が現れることがあります。これに対し、偏差と不良反応を鑑別するべきです。一概にすべて偏差だと考えてはいけません。私たちは実践経験の中から、偏差の出現は極少数にすぎず、不良反応の出現が大多数だと考えています。

腰や背中、肩がだるくて痛い

これは気功練習時に要領をよくつかめず、姿勢が正しくなく、身体のリラックスが足りない、あるいはまだ適応できていないことと関係があります。こういったときには自分の気功練習の姿勢をチェックし、さらに調整を加えるべきです。「鬆《ソーン》（緩む）」の字を黙考し、意識と身体をリラックスさせ続けます。同時に自然呼吸を用います。つまり、不快感に気づいたら、すぐにリラックスするよう調整するべきです。腰椎を揉んだり手足を伸ばし肩を緩めたり、腰を叩くなどの運動をすると良いでしょう。ただし、強引に強い練習をしてはいけません。

眼窩《がんか》が痛み、張る

これは内視、外視に力を入れすぎたために引き起こされた、眼筋疲労の現象です。この現象があった場合は、目を開いて閉じる運動を行い、内視、外視は力を入れないよう気をつけると、ゆっくりと消失します。

頭痛脳が張る

これは気功練習をしたいと思う気持ちが切実で、功を急ぐ意識が強すぎて、吸気が長すぎ、精神の緊張に至ったためです。この状況にあったら、まず緊張感情を解消する必要があります。頭を低く下ろし、さらに「嘿《ヘイ》」の字を念じ、気を湧泉まで引き下ろすとイメージします。その後、気功練習で頭を前傾し、あごを引き、とどめる意識に執着せず、意識はしているようでしていない程度です。

いらいらして気持ちが乱れ、心静かな状態に入ることができない

これは気功練習前に雑務をうまく処理できず、慌ただしく気功練習し、意識と身体がリラックスしていないためです。これは強引に雑念を排除し、過度に焦ったことと関係があります。この状況にある場合は、気功練習を一時休止し、身体を少し動かして、それから、練功の要領に従って練習を再開します。

胸が息苦しい痛い

これは息を止めるのが長すぎる、あるいは吸気が長すぎるか、腹式呼吸の際に力を入れすぎることで引き起こされます。この状況にあった場合は頭を低く下ろし、長く息を吐きます。同時に「嘿《ヘイ》」の字の音を発すると、鬱積した気を下降させることができます。あるいは人差し指、中指を用い、天突穴から胸骨に沿って下向きに導引すると、即座に解消できます。

突然おびえる

気功練習で静かな状態に入ったあと、突然外界の妨害を受けて驚く、あるいは幻の現象にびっくりし、動悸不安と心拍異常に至ります。この状況にあった場合は気功練習を休止し、お湯を飲む、あるいはお湯で顔を洗って手を浸すべきです。以後の気功練習時には、必ず家族に、できるだけ練習者を驚かさないよう知らせておかなければなりません。

古人の経験では、気功練習のときに最も良いのは、仲間にガードしてもらい、静かすぎない場所で気功練習をするべきです。騒がしい中で静けさを得ることができれば、びっくりしておびえることもなくなります。

偏差の予防

1. 自分の体質、病状の特徴に対して気功練習の方法を選択する。功法が合わないことによる偏差を防ぐため、くれぐれも手当たり次第、あらゆる功法の練習はしないように。
2. 気功練習中は自然に任せ、柔軟に練習すべきで、機械的に他人と同じ練習を強要してはならない。
3. 気功練習中、故意に感情を刺激するような現象を追求しないように、伝説を信用しないように、科学的な弁別能力をもって問題を認識する必要がある。
4. 気功練習中の基本原則と要領に従う必要があり、意識と気の運行を自然の流れに任せ、決して導引を無理に強いたり、強行してはいけない。
5. 気功練習中は全身の筋肉と関節を緩めるよう注意を払い、決して過度に緊張してはならない。
6. 毎回気功練習の前によく準備し、空腹すぎたり食べすぎたりしないようにする。
7. 指導先生は常に学生の気功練習中の各種問題を理解・点検し、適時正確な解答を与えるべきである。また、偏差の兆候があったら直ちに是正するべきである。

偏差を調整する方法

初級蓮花功の練習は偏差を出さないだけではなく、偏差を調整することができます。具体的な偏差の特徴や症状によって、それぞれ異なる方法を用いて調整します。

気の頭頂への衝突による頭部の感覚麻痺、重さ、脳の張り

これはよく見られる偏差で、主に強い意識を集中しすぎることによって引き起こされます。

調正の方法

部位リラックス法を用いることができ、さらに呼吸を組み合わせ、頭からつま先までリラックスし、足のかかと、湧泉まですべてリラックスします。

頭部の穴位マッサージ法

印堂穴、百会穴、風池穴、太陽穴などの穴位をマッサージします。この他、気功師に外気導引、あるいは点穴推導を行ってもらいます。

制御できない頭の揺れ

これは気功練習で静かな状態に入る過程で出現する、自動的に頭が揺れたり、わずかに捻転したり、左右対称的で、制御できない現象です。両手中指で両耳の耳孔中心の「所聞穴」を塞ぎ、わずかに回転振動させ、耳の竅（穴）の中で鐘太鼓の音を発生させます。そして、両指を耳から素早く抜き、耳の内で「雷音」を鳴らします。このとき、頭の揺れは通常すぐ止まり、頭がすがすがしく感じます。

内気が上や下へ激しく走る

気功練習中に気が急に上昇して、胸あるいは口に激しくぶつかります。気は下へ激しく走り、下腹部の丹田まで突き当たり、人を耐え難いほど緊張させます。この状況になった場合は、決して緊張してはいけません。これは偏差ではありません。

これは督、任、衝の三脈のいずれも胞中より起き、下は会陰から出、いずれも上に向かって循行するため、上から下までの呼吸は容易に衝突を引き起こします。初心者は運気法がわからないため、これらの状況が現れると明らかに緊張し、対処に困ります。

このような現象が出ている時間は短いです。このとき、胡坐《あぐら》から姿勢を正しくして座るか、立位の気功練習に変えます。丹田の気を会陰に下ろし、督脈に取り入れるイメージを持って、周天（気功で気を回らせること）の法を行います。また、十指と下肢を震動させ、気を分けて四肢に導きます。

息苦しい、息が詰まる

これは、気功練習者が息を調えるのに要領を得ず、正しくない調息目標を盲目的に追い求めたためです。例えば、逆呼吸と慢呼吸から息苦しくなる、眩暈、目のかすみ、ひどい場合は呼吸困難が引き起こされます。このときは、直ちに自然呼吸に変更するべきです。同時に、自然降気あるいは外気導引法を用いて調整することができます。

落ち着かない、心が乱れる

個別に気功練習する者が、坐功あるいは臥功練習のとき、意念をうまく操れないことから、静かな状態に入ることができても、外界の妨害刺激に耐えられず、落ち着かない、心が乱れる現象が出てきます。このとき、気功練習の姿勢を変え、また意念の方法を変えて、さらに内守から外守に変えます。例えば外界の噴水、松柏《しょうはく》の樹、滝と海洋などの景物に意識を向けるイメージに変えるべきです。注意すべきは、意識はしているようでしていない程度にし、強く持ち続けてはいけません。さらに自分で内関と労宮を交互に押さえることで、落ち着かない現象を改善することもできます。

胸背の寒熱

気功練習中に出現する極端な悪寒のような身震い、あるいは足が熱を持つような熱感などの現象で、熱がひどいときは「哈《ハー》」の字の音を発し、同時に息を吐きます。こうすると熱感をすぐに軽減、あるいは消すことができます。胸背中に悪寒・身震いを感じるときは、口を閉じて「嗡《ウォン》」字の音を発すると同時に、鼻から息を吐きます。

こうすると陽気を奮い立たせられ、胸背にくまなく浸透させることができ、顔にある七つの竅（顔面にある七つの穴。両目・両耳・両鼻孔・口）に温暖の気を充満させれば、寒気は消えます。さらに心兪穴と膈兪穴を指圧する、あるいは棘背筋を手でつまみ上げて、筋が跳ねて元に戻るように手を放すのも良いです。このように3～5回行うと、陰陽、寒熱をすぐに調整することができ、患者にリラックスして心地良いと感じさせることができます。

腹部丹田の鼓脹

気功練習の際、腹部丹田に気が集まっている自覚があると、一日中腹部が鼓脹し苦しく、吸気のときは穴のように陥没し、息を吐くときは風船のように膨らみます。これは次の方法を用いて是正できます。

1．丹田に意識をとどめる練習を止めて、意と気が同行するような練習に変え、鼻で呼吸します。吸気のときは気は丹田に至り、腹部を外にふくらませ、気に従って内に入るとイメージします。息を吐くときは口から吐き出し、同時に腹部を収縮させ、収縮に従って吐き出すとイメージします。

2．右手中指を用いて丹田部位を指圧します。指先を下に向け、同時に息を吐き、下に押すイメージを持ち、気を下に下ろします。数分後、気の感じが下に行き、腹部の鼓脹が緩解したと感じます。引き続き何分間か行うと、丹田の鼓脹はすぐに消すことができます。

3．両手を使って臍両側の外腹斜筋をしっかりつまみ、外へわずかに引っ張り、その勢いによって腸の蠕動運動を加速させ、ぐうぐうという音を出すと、腹部の鼓脹は直ちに消すことができます。

意識がぼんやりして眠い

一部の気功練習者は、気功練習中、いつの間にかうとうととして熟睡してしまいます。こういうときの是正の方法は、激しい労働後に坐功や臥功の練習をしないことです。気功練習中に目を閉じる回数を減らし、目に外界の刺激を受けさせ、眠気を除去し、坐功、臥功を站樁功に変えます。

身体が前に傾いたり、後ろに反ったりする

気功練習中、少数の気功練習者が前に傾いたり、後ろに反ったりします。軽い人は是正する必要はありませんが、制御できないほどひどいときは是正しなければなりません。この場合は、気功練習中の坐式、立式を、臥功あるいは動功に変えます。さらに両側の肩の腱を持ち上げ、捻り動かし筋を回転させ、それによってごろごろと音を立てることでも、是正することができます。

手が動き、動作が制御できない

気功練習中に、自分の意志ではない手の自発的な動作が起こる人がいます。その手の動きはダンスのようで、気功練習者は自分で制御できません。この場合は気功練習の姿勢を変えるべきです。肘を曲げた状態で、曲池穴の上の筋をしっかりつまんで上に持ちあげ、それから合谷穴の細い筋をしっかりつまんで、虎口に向けて回転させ、引っ張ります。この方法は、まず右手を取り、気口を安定させます。それから左手を取り、これも気口を安定させます。その後、さらに左手の導引をして気血を調和させます。操作時は、この順序を逆にしてはいけません。

漏気

一部の男性気功練習者は、気功練習のとき、会陰に意識をとどめると、ペニスから気が漏れるという自覚があります。この状況をそのままにしておくと、さらに遺精を引き起こすことになります。是正する方法は、手を用いて腹部の丹田穴と腰の腎兪穴を摩擦し、微かに熱感がある程度まで擦ります。一定時間のマッサージを通じて次第に症状が軽減し、症状が消えるに至ります。

陽が盛んになる

一部の男性気功練習者は、気功練習中に丹田、あるいは会陰穴に意識をとどめると、性衝動が起き、勃起して収まらなくなります。ひどくなると夜間、気功練習していないときもこの現象が起きます。自ら是正する方法は、気功練習のとき、もし勃起衝動が起きたら、意識をとどめるのを湧泉に変え、あるいは外部環境を変えると、一般的には是正することができます。あるいは気功師に頼んで、親指と中指を用いてそれぞれ患者の合谷穴と労宮穴をしっかりつまみ、外気を放出すると、すぐに元の状態へと回復できます。

その他

激しい動きが止まらない、あるいは精神分裂症をわずらう者は、中医学、西洋医学と気功療法をうまく使って治療するべきです。

気功修練中のいわゆる走火入魔

一部の人は、気功修練が走火入魔になるのを心配します。走火入魔は2種類の特殊な能力の表現で、恐れることはありません。一般の人には出現しにくいですし、いったん出現しても、誘導を少し加えれば正常に戻ります。

入魔とは、気功状態に入ったあと、ある人は思念伝達が出現し、残留情報を追跡していくつかの現象を予知でき、ある人は前頭葉かその他の部位で、普通の人が見たり感じたりすることのできない現象を感知、あるいは観察できることを指します。

実は、これらの能力は育成・強化するべきです。特殊な人材にしか身につけることのできない技能として、多面的に活用するべきです。しかし、その特別な能力は、初めてできたときは使いすぎず、なるべく使わないように、慎重に使うべきです。功力（パワー）の増強と能力の強化に従って、ようやく強力に研究と運用を行うことができるのです。

いわゆる「走火」は、ある人は高エネルギー物質が開発、刺激されたあとに目で物を見ると、物体に着火できます。あるいは手で物に触れただけで着火できます。これが高じると、亡くなったあとに身体が自然と縮んでしまいます。

一定レベルにまで縮小されると、多種の色の光線が空中で旋回します。このように、もともとあった肉体は、自動的に虹と化すのです。このような現象を虹化現象（日本語版注：いわゆる虹の身体のことと思われる）と呼びます。

西蔵（チベット）自治区に保管された資料は、二百人前後の人たちにこのような現象が出現したと実証しています。1950年代～60年代の間に、西蔵自治区ではまた二つの例が出現しました。当時、西蔵自治区で働いていた張国華《ちょうこっか》書記は、一例の虹化の過程を自ら観察しています。

これは西蔵自治区の社会科学院宗教研究所のある方が北京での会議のとき、会議の席上で彼が書いた気功の虹化現象の理論に関する研究論文を読み上げ、その後、自ら私たちにそのことを聞かせ、また多くの人がこの論文を見ています。このようないくつかの現象と状況を「走火」と言います。

これは一般の人間の修練ではできないため、走火入魔にもなりません。これらの現象が出現しても恐れることなく、正しく認識し、正しい対処をする必要があります。物体に着火させることはできても、思いを加えず、無理やり燃やしたりしなければ、走火にはなりません。

正しい修練、正常な保護、また科学研究に用い、ひいては寒湿性の関節炎や関節の冷感のある痛みなどの病症を治療するのに用いることができます。また、これを特殊な科学研究に用いても、極めて大きな貢献となります。

偏差を防ぐための注意事項

新医学気功は一般気功と異なります。新医学気功は必ず中医学理論の指導を受け、人体の解剖知識と生理機能、陰陽五行、子午流注をわかって初めて、中級と上級功法を練習できます。

簡単な小動功の有酸素運動は一般に普及してもかまいませんが、真の中級・上級功法となると、必ず中医学基礎理論、臨床経験、功法理論と経験をしっかり持つことと、三層功力以上の先生に習わなければなりません。一人で自分勝手に行った練習で起きた問題は自己責任となり、こちらは責任を負うことはできないので、そのことは理解しておいてください。

功力のある医学気功師の先生は、子午流注に基づき、病の気の出し方を教え、内功点穴と内気外放を用いて高い功力を加え、ある程度の気功力を引き出すことができます。私たちは気功指導者の育成、病気の改善効果、潜在能力の開発を重視します。病気の改善や気功力の向上のための練習は、先生の指導の下で行うことが最も良いとされます。

練習をする際は、必ず先生の指導を受けてください。組場《くみば》療法（グループの気場練功療法）は必ず三層功力の医学気功師で、中・西洋医学理論、功法理論を持つことが基本です。条件が揃って初めて帯功の指導ができるのです。

第9章

新医学気功創設の背景

中医家系「楊氏堂」について

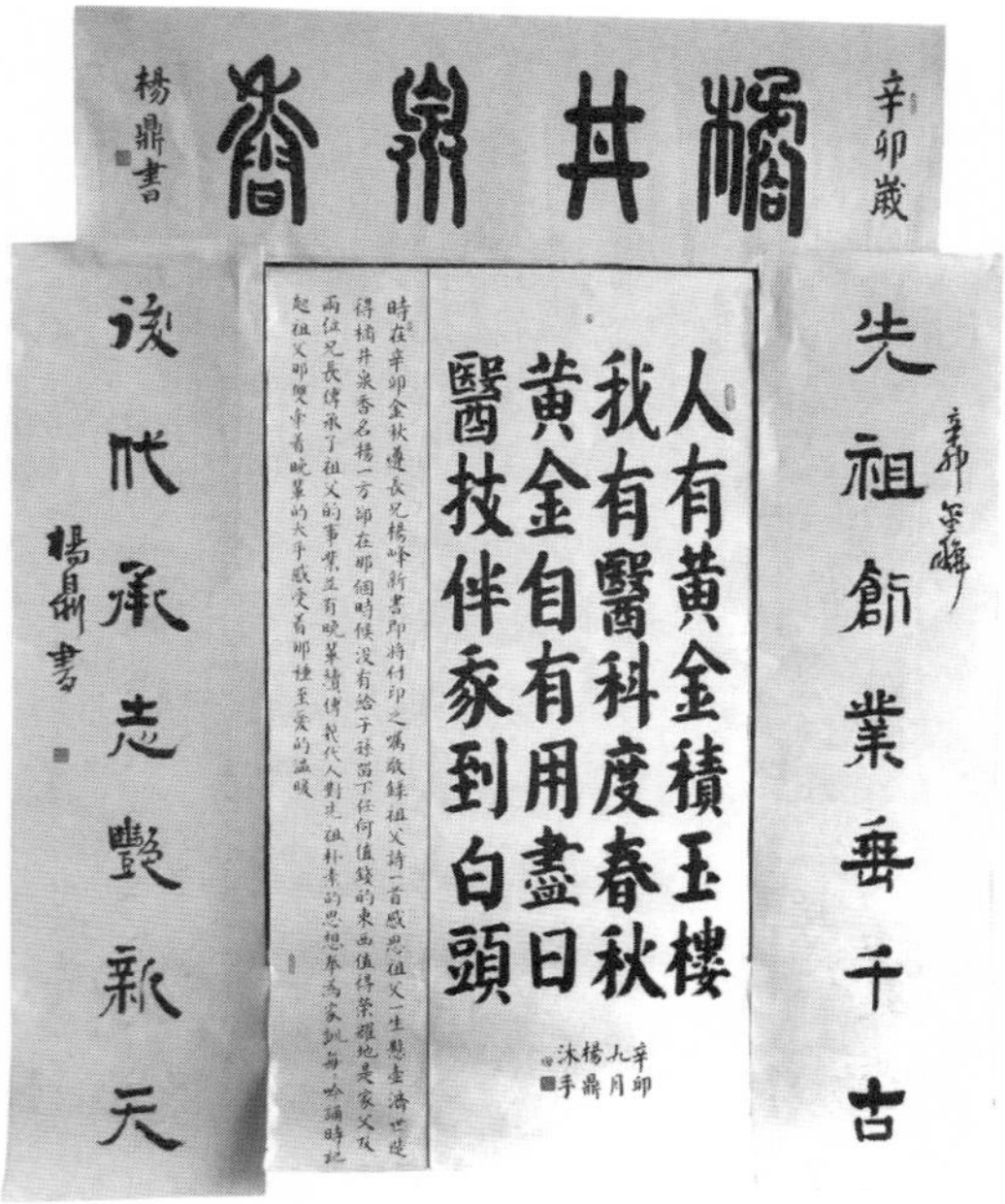

楊氏堂の家訓

楊氏堂の家訓

人有黄金積玉樓
（人には玉楼に黄金を積むほどあり）
我有醫科度春秋
（私は医学とともに毎日を過ごしている）
黄金自有用盡日
（黄金は使い切る日がくるが）
醫技伴我到白頭
（医術は私とともに一生を送る）

楊氏堂と子供の知能開発

楊氏堂では、小さい頃から子供たちの知能を育てる習慣があります。遊びの中で中医薬の歌

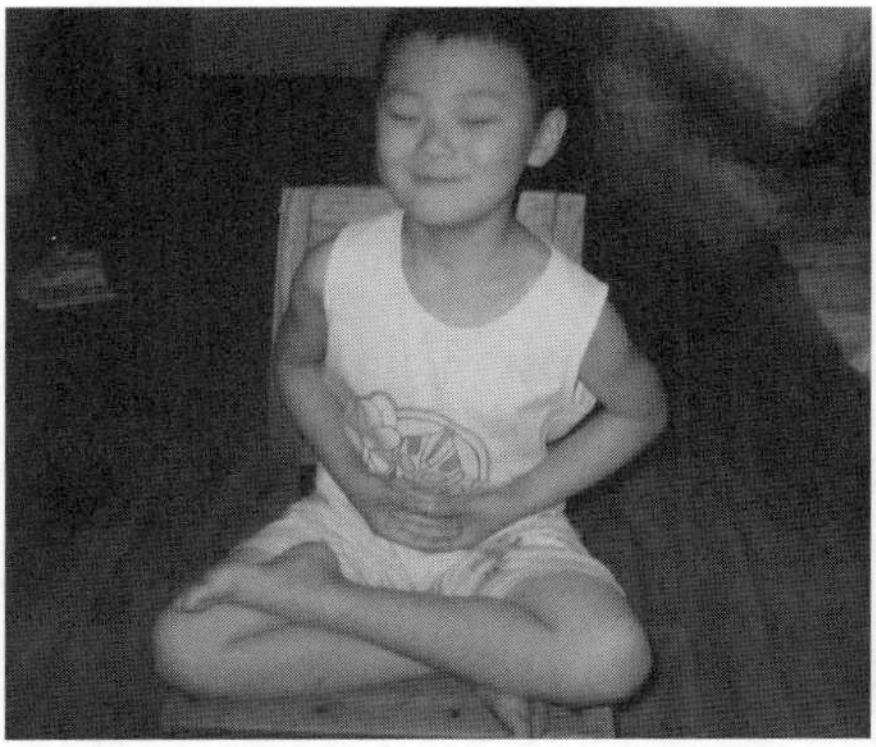

楊峰先生の3番目の孫　楊宇博（2006年）

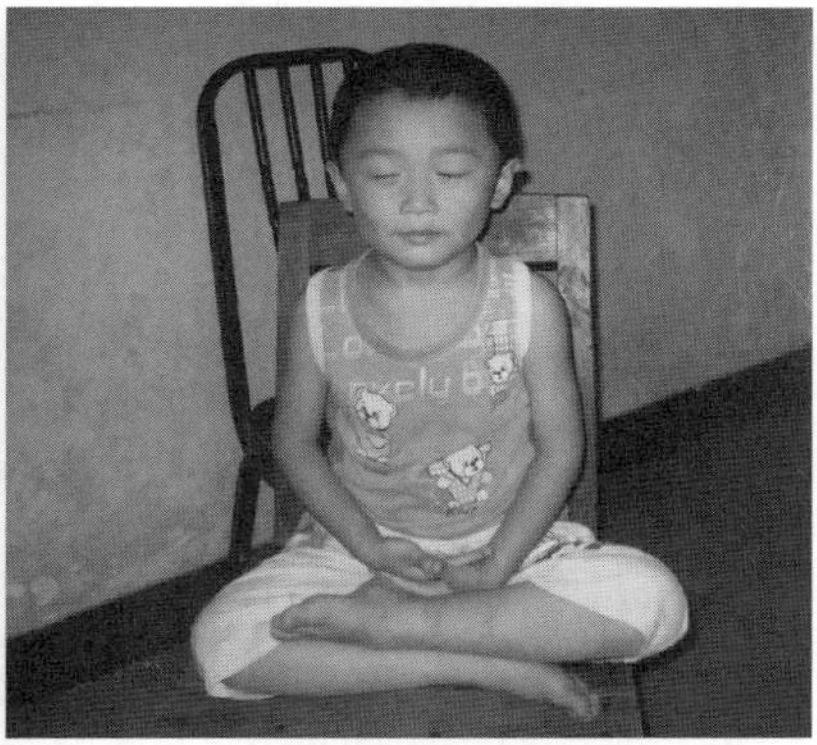
楊峰先生の2番目の孫　楊博宇（2006年）

を教えたり、百会、四神聡などのツボを通して脳に気（酸素）を入れるなどしながら、知能を開発します。
　私自身も楊家の孫である博宇、宇博の二人と接しながら、遊びの中で日々さまざまなことを教えています。
　また、楊氏堂家伝の内丹功法を3～5歳の特異体質の子供たちに行うことで、能力開発も行っています。子供の能力開発は新医学気功の重要な課題でもあり、将来有望な人材や高いレベルの後継者を育成することは、人々に福をもたらすことにもつながると信じているからです。
　この本の出版を手始めに、日本でも新医学気功を活用した子供の能力開発を行っていきたいと考えていますが、中でも特異体質の子供を精選して修練に導きます。

新《シン》医《イー》学《シュエ》氣《チー》功《ゴン》五《ウー》行《シン》功《ゴン》

千年文《チィエンニィエンウェン》脈《マイ》厚《ホウ》中《ヂョン》華《ファ》
文《ウェン》明《ミン》鋳《ヂュ》魂《フン》正《ヂォン》氣《チー》昇《シォン》
武《ウー》魂《フン》塑《スー》德《デェア》上《シャン》尚《シャン》功《ゴン》
大《ダー》医《イー》精《ジン》誠《チエン》為《ウエイ》綱《ガン》領《リン》
自《ズー》然《ラン》医《イー》学《シュエ》創奇《チュウアンチー》功《ゴン》
五《ウー》行《シン》六《リィウ》法《ファ》宏《ホン》傳承《チュアンチオン》
医《イー》学《シュエ》神《シエン》功《ゴン》養《ヤン》心《シン》脾《ピー》
芳《ファン》香開《シィアンカイ》竅智《チィアオヂー》慧聡《フウエイツオン》
東《ドン》方《ファン》龍《ロン》功《ゴン》陽《ヤン》氣《チー》騰《トン》
堅筋《ジイエンジン》益《イー》骨《グー》無《ウー》病《ビン》痛《トン》
鳳《フォン》凰霊《フウアンリン》功《ゴン》意《イー》動《ドン》行《シン》

脳《ナオ》空《コン》静《ジン》眠《ミィエン》無《ウー》雑《ザー》病《ビン》
医《イー》学《イュエ》虎《フー》功《ゴン》顕《シィエン》威《ウエィ》風《フォン》
風《フォン》寒《ハン》湿《シー》毒《ドゥ》一《イー》掃《サオ》清《チン》
龍《ロン》鳳《フォン》呈《チォン》祥《シィアン》福《フー》万《ワン》代《ダイ》
龍《ロン》騰《トン》虎《フー》躍《ユエ》功《ゴン》理《リー》明《ミン》
中《ヂョン》華《ファ》熊《シェォン》功《ゴン》尚《シャン》臥《ウォ》功《ゴン》
三《サン》大《ダー》循《シュン》環《ファン》都《ドウ》暢《チャン》行《シン》
荷《フェア》花《ファ》站《ヂャン》椿《ヂュアン》重《ヂョン》和《フェア》諧《シエ》
功《ゴン》友《ヨウ》同《トン》楽《ラ》心《シン》息《シー》通《トン》
衆《ヂョン》人《レン》氣《チー》場《チャン》匯《フウイ》洪《ホン》流《リイウ》
如《ルー》同《トン》春《チュン》天《ティエン》朝《ヂャオ》陽《ヤン》昇《シオン》
五《ウー》行《シン》大《ダー》法《ファ》治《ヂー》病《ビン》霊《リン》
臟《ザン》腑《フー》氣《チー》血《シュエ》陰《イン》陽《ヤン》平《ピン》

楊東昇（Yang Dongsheng）

天《ティエン》人《レン》合《フェア》一《イー》新《シン》氣《チー》象《シィアン》

中《ヂョン》華《ファ》武《ウー》魂《フン》通《トン》易《イー》功《ゴン》
医《イー》德《デェア》正《ヂェン》氣《チー》金《ジン》丹《ダン》成《チエン》
元《ユエン》神《シエン》出《チウ》竅《チィアオ》自《ズー》由《ヨウ》行《シン》
自《ズー》然《ラン》逍《シアオ》遥《イアオ》遊《ユウ》太《タイ》空《コン》
太《タイ》極《ジー》本《ベン》是《シー》宇《ユー》宙《ヂョウ》圖《トウ》
黒《ヘイ》白《バイ》虫《チョン》洞《ドン》全《チュエン》説《シュオ》明《ミン》
太《タイ》空《コン》隧《スエイ》道《ダオ》不《ブー》恐《コン》怖《ブー》
好《ハオ》進《ジン》難《ナン》退《トウイ》外《ワイ》太《タイ》空《コン》
宇《ユー》宙《ヂョウ》龐《パン》大《ダー》無《ウー》限《シィエン》空《コン》
五《ウー》維《ウエイ》空《コン》間《ジィエン》九《ジウ》九《ジウ》層《ツォン》
上《シャン》帝《ディ》粒《リー》子《ズー》乾《チィエン》坤《クン》浄《ジン》

極《ジー》楽《ラエ》輪《ルゥン》廻《フゥイ》尚《シャン》文《ウェン》明《ミン》
北《ベイ》斗《ドウ》指《ヂー》揮《フゥイ》乾《チィエン》坤《クン》動《ドン》
星《シン》際《ジー》運《ユン》轉《ヂュアン》定《ディン》律《リュ》程《チォン》
神《シエン》秘《ミィ》銀《イン》河《フェア》両《リィアン》岸《アン》情《チン》
九《ジゥ》大《ダー》星《シン》球《チィウ》育《ユー》生《シォン》霊《リン》
宇《ユー》宙《ヂョウ》万《ワン》物《ウー》一《イー》氣《チー》聚《ジュ》
天《ティエン》汪《ワン》大《ダー》氣《チー》佑《ヨウ》生《シォン》命《ミン》
六《リイウ》氣《チー》祥《シィアン》和《フォ》霊《リン》氣《チー》通《トン》
地《ディ》汪《ワン》霊《リン》子《ズー》万《ワン》物《ウー》生《シォン》
日《リー》精《ジン》月《ユエ》華《ファ》助《ヂュ》我《ウォ》功《ゴン》
元《ユエン》神《シエン》能《ノン》量《リィアン》六《リィウ》神《シエン》聡《ツォン》
天《ティエン》地《ディ》人《レン》和《フォ》歳《スエイ》月《ユエ》増《ゾン》
春《ツュン》満《マン》乾《チィエン》坤《クン》福《フー》満《マン》庭《ティン》

楊宇航（Yang Yuhang）

道《ダオ》医《イー》丹《ダン》功《ゴン》度《ドゥ》仙《シイエン》縁《ユエン》

中《ヂヨン》華《ファ》文《ウエン》脈《マイ》道《ダオ》医《イー》丹《ダン》
塑《スー》造《ザオ》武《ウー》徳《デエァ》是《スー》真《ヂエン》傳《ツユアン》
道《ダオ》医《イー》秘《ミィ》薬《イヤオ》太《タイ》保《バオ》守《ショウ》
古《グー》今《ジン》未《ウエイ》能《ノン》大《ダー》発《ファ》展《ヂヤン》
尚《シヤン》師《シー》選《シユエン》徒《トウ》徳《デエァ》才《ツアイ》悟《ウー》
超《チヤオ》凡《ファン》神《シエン》功《ゴン》傳《チユアン》仙《シイエン》縁《ユエン》
明《ミン》師《シー》開《カイ》発《ファ》氣《チー》門《メン》関《グアン》
丹《ダン》功《ゴン》因《イン》人《レン》実《シー》施《シー》全《チユエン》
功《ゴン》理《リー》知《ヂー》識《シー》要《イヤオ》明《ミン》確《チユエ》
功《ゴン》法《ファ》標《ビィヤオ》準《ヂユン》持《ツー》恒《ホン》煉《リイエン》
啓《チー》式《シー》三《サン》調《ティアオ》要《イヤオ》規《グウイ》範《ファン》

清《チン》正《ヂォン》静《ジン》和《フォ》息《シー》息《シー》聯《リィエン》
天門《ティエンメン》常《チャン》開《カイ》地《ディ》門《メン》関《グァン》
人《レン》門《メン》聚《ジュ》氧《ヤン》善《シャン》心《シン》圓《ユエン》
真《ヂェン》氣《チー》養《ヤン》陽《ヤン》培《ペイ》命《ミン》根《ゲン》
性《シン》命《ミン》双修《シュウアンシウ》仙骨《シィエングー》丹《ダン》
丹《ダン》功《ゴン》養《ヤン》護《フー》身《シェン》心《シン》霊《リン》
氣《チー》血《シュエ》津《ジン》液《イエ》経《ジン》絡《ルゥオ》沿《イエン》
真《ヂェン》氣《チー》運《ユン》行《シン》聚《ジュ》真《ヂェン》氧《ヤン》
正《ヂォン》氣《チー》存《ツン》内《ネイ》邪《シエ》無《ウー》干《ガン》
天地《ティエンディ》人《レン》和《フォ》順《シュン》自《ズー》然《ラン》
康《カン》楽《ラ》健美《ジィエンメイ》活《フォ》神《シェン》仙《シィエン》
慧《フゥイ》根《ゲン》霊《リン》樹《シウ》結《ジエ》正《ヂォン》果《グゥオ》
仙術《シィエンシウ》妙法《ミィアオファ》六《リィウ》微《ウエイ》感《ガン》

楊宇博（Yang Yubo）

賛《ザン》小《シアオ》周《ヂョウ》天功《ティエンゴン》

大《ダー》小《シアオ》周《ヂョウ》天功《ティエンゴン》不《ブー》同《トン》
修《シウ》練拝《リィエンバイ》師《シー》為《ウエイ》明《ミン》灯《デン》
高《ガオ》功《ゴン》老《ラオ》師《シー》開《ケイ》功《ゴン》能《ノン》
功《ゴン》理《リー》功《ゴン》法《ファ》規《グウィ》範《ファン》行《シン》
四《スー》句《ジュ》秘《ミィ》訣《ジュエ》要《イアオ》記《ジー》清《チン》
開《ケイ》発《ファ》督《デウ》任《レン》分《フェン》三《サン》層《ツオン》
坎《カン》離《リー》相交《シィアンジャオ》陰《イン》陽《ヤン》開《カイ》
心《シン》腎《シェン》主《ヂュ》管《グアン》陰《イン》陽《ヤン》統《トン》
小《シアオ》周《ヂョウ》天《ティエン》、練中層《リィエンヂョンツオン》
高《ガオ》功《ゴン》老《ラオ》師《シー》必《ビー》帯《ダイ》功《ゴン》
督《ドウ》陽《ヤン》開《カイ》、正《ヂォン》氣《チー》行《シン》

防《ファン》治《ヂー》脊《ジー》椎《ヂュイ》腰《イヤオ》腿《トゥイ》痛《トン》
任《レン》脈《マイ》通《トン》、真《ヂェン》氣《チー》行《シン》
防《ファン》治《ヂー》癥《ヂォン》瘕《ジャ》七《チー》疝《シャン》症《ヂォン》
慎《シェン》守《ショウ》仙骨《シィエングー》練金《リィエンジン》丹《ダン》
預《ユー》防《ファン》百《バイ》病《ビン》出《チユ》特《テェア》功《ゴン》
小《シァオ》周《ヂョウ》天《ティエン》、深《シェン》層《ツォン》功《ゴン》
龍《ロン》火《フォ》聚《ジュ》氧《ヤン》循《シュン》環《ファン》通《トン》
誘《ヨウ》生《シォン》三《サン》大《ダー》干《ガン》擾《ラオ》素《スー》
四《スー》大《ダー》功《ゴン》効《シァオ》抗《カン》癌《アイ》症《ヂォン》
免疫《ミィエンイー》蛋《ダン》白《バイ》有《ヨウ》五《ウー》種《ヂョン》
十《シー》大《ダー》功《ゴン》能《ノン》身《シェン》無《ウー》病《ビン》
霊《リン》光普《フゥアンプー》照《ヂャオ》泥《ニー》丸《ワン》宮《ゴン》
先天八《シィエンティエンバー》卦《グァ》封《フォン》炉《ルー》鼎《ディン》
小《シァオ》周《ヂョウ》天《ティエン》、高《ガオ》級《ジー》功《ゴン》

玉《ユー》炉《ルー》燃《ラン》焼《シャオ》龍《ロン》火《フォ》雄《シィオン》
採《ツァイ》小《シァオ》薬《イヤオ》、聚《ジュ》大《ダー》[illegible]《イヤオ》
文《ウェン》武《ウー》火《フォ》候《ホウ》由《ヨウ》師《シー》控《コン》
純《チュン》陽《ヤン》功《ゴン》、重《ヂョン》清《チン》浄《ジン》
道《ダオ》剣神《ジィエンシエン》鞭慧《ビィエンフウィ》火《フォ》成《チオン》
無《ウー》形《シン》之《ヂー》剣多《ジィエンドゥオ》功《ゴン》能《ノン》
弘《ホン》揚《ヤン》正《ヂォン》法《ファ》天下《ティエンシャ》行《シン》

楊明宇（Yang Mingyu）

新《シン》医《イー》学《シュエ》氣《チー》功《ゴン》

医《イー》学《シュエ》氣《チー》功《ゴン》祖《ズー》師《シー》傳《ツュアン》
中《ヂョン》華《ファ》武《ウー》魂《フン》新《シン》創《チュゥアン》編《ビィエン》
修《シゥ》煉《リィエン》功《ゴン》法《ファ》似《シー》簡《ジィエン》単《ダン》
功《ゴン》理《リー》深《シェン》奥《アオ》不《ブー》一《イー》般《バン》
易《イー》医《イー》道《ダオ》学《シュエ》熔《ロン》一《イー》炉《ルー》
万《ワン》象《シィアン》知《ヂー》識《シー》為《ウェイ》内《ネイ》涵《ハン》
中《ヂョン》医《イー》理《リー》論《ルゥン》為《ウェイ》領《リン》先《シィエン》
人《レン》体《ティ》解《ジエ》剖《ポウ》科《クエァ》学《シュエ》験《イエン》
環《ファン》境《ジン》医《イー》学《シュエ》微《ウエイ》医《イー》学《シュエ》
自《ズー》然《ラン》医《イー》学《シュエ》通《トン》宇《ユー》天《ティエン》
陰《イン》陽《ヤン》五《ウー》行《シン》為《ウェイ》綱《ガン》領《リン》

臓《ザン》腑《フー》生《シォン》理《リー》奇《チー》恒《ホン》聯《リィエン》

十《シー》二《エァー》正《ヂォン》経《ジン》通《トン》奇《チー》経《ジン》

三《サン》丹《ダン》三《サン》関《グァン》三《サン》循《シュン》環《ファン》

功《ゴン》理《リー》分《フェン》類《レイ》有《ヨウ》十《シー》層《ツォン》

功《ゴン》法《ファ》三《サン》十《シー》六《リィウ》套《タオ》全《チュアン》

明《ミン》師《シー》帯《ダイ》教《ジャオ》打《ダー》開《カイ》関《グァン》

三《サン》因《イン》実《シー》施《シー》順《シュン》自《ズー》然《ラン》

氣《チー》道《ダオ》暢《チャン》行《シン》通《トン》宇《ユー》天《ティエン》

駆《チュ》除《チュ》病《ビン》氣《チー》人《レン》安《アン》然《ラン》

功《ゴン》徳《デェア》同《トン》歩《ブー》正《ヂォン》修《シウ》煉《リィエン》

仙術《シィエンシュ》妙法《ミィアオファ》六《リィウ》微《ウェイ》感《ガン》

天目《ティエンムー》内《ネイ》視《シー》察《チャ》隠《イン》患《ファン》

微《ウェイ》視《シー》無《ウー》形《シン》干《ガン》擾《ラオ》源《ユエン》

内《ネイ》氣《チー》外《ワィ》放《ファン》熱《ルエア》効《シアォ》応《イン》

組《ズー》場《チャン》治《ジー》病《ビン》最《ズェイ》安《アン》全《チュエン》
仙《シィエン》掌《ヂャン》治《ヂー》病《ビン》真《ヂェン》霊《リン》験《イエン》
手《ショウ》到《ダオ》病《ビン》除《チュ》賽《サイ》神《シェン》仙《シィエン》
真《ヂェン》氣《チー》運《ユン》行《シン》〓《イヤオ》延《イエン》年《ニィエン》
玉《ユー》炉《ルー》焼《シャオ》錬《リィエン》益《イー》寿《ショウ》丹《ダン》

楊博宇（Yang Boyu）

正《ヂオン》道《ダオ》修《シウ》真《ヂエン》延年《イエンニイエン》⿱⿰自家氺《イヤオ》

道《ダオ》法《ファ》自《ズー》然《ラン》聖《シオン》人《レン》言《イエン》
花《ファ》開《カイ》花《ファ》謝《シエ》春《チュン》不《ブー》管《グアン》
修《シウ》煉心《リイエンシン》法《ファ》歳《スエイ》月《ユエ》禅《チャン》
功《ゴン》態《タイ》夢《モン》境《ジン》韻《ユン》依《イー》眠《ミイエン》
動《ドン》昇《シオン》陽《ヤン》気《チー》静《ジン》生《シオン》陰《イン》
夢《モン》寐《メイ》不《ブー》昏《フン》元《ユエン》神《シエン》安《アン》
神《シエン》守《ショウ》霊《リン》光《グウアン》河《フエア》車《チエア》轉《ヂユアン》
瓊《チオン》漿玉《ジイアンユー》液《イエ》甘《ガン》露《ルー》甜《ティエン》
真《ヂエン》性《シン》不《ブー》迷《ミイ》応《イン》万《ワン》物《ウー》
明《ミン》鏡《ジン》反《ファン》照《ヂヤオ》合《フエア》乾坤《チイエンクン》
明《ミン》智《ヂー》造《ザオ》化《ファ》有《ヨウ》玄機《シユエンジー》

玉《ユー》壺《フー》坎《カン》離《リー》合《フェア》乾坤《チィエンクン》
独《ドゥ》自《ズー》微《ウェイ》聴《ティン》無《ウー》弦曲《シィエンチュ》
天籟《ティエンライ》神《シェン》韻《ユン》桃《タオ》園《ユエン》仙《シィエン》
精《ジン》血《シュエ》互《フー》化《ファ》培《ペイ》真《ヂエン》元《ユエン》
普《プー》化《ファ》霊《リン》光照《グゥアンヂャオ》竅関《チィアオグアン》
彩《ツァイ》色《スェア》虹《ホン》光照《グゥアンヂャオ》骨《グー》骼《グェア》
搬《バン》運《ユン》龍《ロン》火《フォ》燃《ラン》周《ヂョウ》天《ティエン》
神《シェン》泥《ニー》丸《ワン》、起《チー》仙火《シィエンフォ》
照《ヂャオ》亮内《リィアンネイ》臓《ザン》照《ジャオ》循《シュン》環《ファン》
五《ウー》臓《ザン》形《シン》正《ヂォン》五《ウー》彩《ツァイ》色《スェア》
全身《チュエンシエン》正《ヂォン》色《スェア》結《ジェ》金《ジン》丹《ダン》
正《ヂォン》道《ダオ》修《シウ》行《シン》功《ゴン》徳《デェア》圓《ユエン》
健康《ジィエンカン》快楽《クァイラ》享天年《シィアンティィエンニィエン》

楊宇奇（Yang Yuqi）

楊氏堂の疾病診断について

私は楊氏堂の九代目継承人です。私の祖父・楊敬典《ようけいてん》は、現代における安徽省の有名な老中医の一人で、父親の楊月琴《ようげつきん》は安徽省北部の阜陽市《ふようし》と亳州市《はくしゅうし》で声望が高く、医術の優れた中医師です。

楊氏堂の十代目継承人の楊士東《ようしとう》は１９７６年生まれで、安徽省中医薬大学卒業です。伝統の家庭教育を受け、教典を通読して中薬、処方の詩歌も暗記していました。

中医楊氏堂は数え切れないほどの患者さんを救ってきました。

楊氏堂は「継承不泥古、創新不離宗（継承しても昔のしきたりにこだわらず、革新しても大本の主旨から離れない）」を原則とし、疾病を診断する五つの特色があります。

未病を治す

「未病先知、有病早治（中医学の特色診断方法を用いて、病気の前兆を捉えて早期診断し、早期治療をする）」

中医学でいう未病を治すとは、「未病先防、既病防変、既変防逆、逆則亡也（まず養生して病を防ぎ、既病はその変化〈合併症〉を防ぎ、変化した病はその逆転を防ぎ、病が逆転すると人が死亡する）」のことです。

未病に関しては、次のような注意が必要です。

「不治已病治未病（疾病は発生してから治すのではなく、前兆を察知して治し、発病を予防する）」。喉が渇いてから井戸を掘る、戦争が起きてから兵器を鋳造するようなことでは、もう手遅れではないでしょうか。

『黄帝内経』に曰く、「邪風之至、疾如風雨。故善治者、治皮毛、其次治肌膚、其次治筋脈、其次治六腑、其次治五臓、治五臓者、半死半生也（外の邪気の人体への侵入は暴風雨のように速い。病気をよく治療できる医者は、邪気が皮毛にあるうちに治す。それより劣るのは筋脈に入ってから治す。その次は六腑に入ってから治す。最も劣るのは、五臓に入ってから治す。五臓に入ってから治療すると、半死半生になる）」と。これは、疾病の軽い者と新しい病気は治しやすく、持病と重病は治しにくいと説明しました。まず養生して病気を予防し、病気になったら早く治療する。そうすれば早く健康回復します。

中医学では、人体を一つの有機的な統一体と考えています。

人体はまるで一つの部屋、一台の機械、あるいは一台のコンピューターのようで、人体の内にはもともと厳密な「受信器」と「警報器」があります。

「受信器」は良い情報も悪い情報も受け取ります。

もし良い情報を受け取ると、人は自ずと喜びを感じ、生活にも仕事にも積極的でポジティブな態度を取ります。

もし常に良くない情報を受け取っていると、人は気持ちが落ち込み、消極的で失望したりします。この状態が長引くと、体内環境が乱れ、特定に臓器の機能低下や不能を引き起こしやすくなります。

疾病が発生する前に「警報器」はしきりに信号を出します。この信号は「病の前兆」といい、すなわち未病を先に知ることです。

しかし、人体の免疫システムが病気に対して強い抵抗力を持っているので、疾病の潜在的な信号はよく覆い隠されます。まるで十字路の信号がすでに赤になったのに、人によっては大したことはないと考え、軽くみてそのまま歩いていくようなものです。

そのため、疾病が発見されたときにはすでに末期に入り、治療の最も良いタイミングを逃してしまいます。例えば、自汗（しきりに汗が出る）はカリウム、クロムを補う必要があります。黄色っぽい薄い髪の毛は鉄を補う必要があります。歩行時に膝に力が入らないのはカルシウムを補う必要があります。上腕に鳥肌が立つことは脂肪酸の欠乏を意味します。物がぼんやりとかすんで見えるのは、脳細胞に酸素が足りないことを意味します。近視、斜視は、神経細胞の酸素不足を意味します。

がんの前兆

☯朝起きると咽喉が乾燥してねばねばし、最初に出た痰に糸状の血が混じっている場合は、上咽頭がんに警戒すべき。

☯乳腺腫瘍を患っている人で、突然皮膚がミカンの皮のように変わった場合は、乳がんに警戒すべき。

☯女性のこしけ（おりもの）が異常で、性交のときに痛感があり、性交のあと膣から糸状の血が出た場合は、子宮頚がんに警戒すべき。

☯突然便の形が変わり、濃いあずき色を呈する場合は、直腸がんに警戒すべき。

☯時にむせるような咳、微熱があり、胸と背中がときどきかすかに痛む場合は、肺がんに警戒すべき。

☯食欲不振で気力がない、腹が張って右脇がつかえる場合は、肝臓がんに警戒すべき。

☯食欲が減退し、上腹部がかすかに痛み、原因不明の腰と背中の痛みがある場合は、膵臓がんに警戒すべき。

☯咽喉が乾燥し、胸の前と後ろが常に痛み、何かを飲み込んだあとでも喉に違和感がある場合は、食道がんに警戒すべき。

☯顔がやつれて肌が黄色く、時に皮膚の点状出血があり、半年以降に鼻血、夜中の微熱、下肢の筋肉痛がある場合は、白血病に警戒すべき。


大病と難病の前兆としては、一般に病気が発生する前の1～3年の間に普段とは違うサインが現れます。また、同源器官、一源二分岐、あるいは多岐の器官では、病気の前兆症状は基本的に似ているため、診断時に注意して見分ける必要があります。

例えば、神経系と経絡系、汗腺・乳腺と甲状腺、副腎と性腺、肝、胆、胃はいずれも同源です。これらは、五臓と六腑が臓腑の絡属の関係にあると同じように、陰陽、表裏の関係です。

例えば、腸がんは発病の約2年前から風邪を引きやすく、くしゃみがよく出て、アレルギー肌で、1年後に便の異常が現れるなど。これは、肺と大腸は陰陽、表裏の関係にあるからです。

また、臨床で肺病を治療する際には、大腸をすっきりさせることに注意を払うと治療効果を高められます。

人体の各器官系の疾病の前兆に関しては、他にホログラフィー前兆、夢前兆、気象前兆などがあります。楊氏堂が力を入れているのは、効き目のある方剤の研究と予防です。

楊氏堂は養生と保健を大変重視しており、『養生益寿』『伝統養生の科学性』『人体生命の奥秘』などの本を著し、より多くの方々が人と自然界の関係を理解し、未病の予防と病気の早期治療をして天寿を全うし、百歳まで過ごせるように願っています。

中医の診断の特色

中医の特色診断は、主に中医学、西洋医学の診断方法と特殊な診断法を統合した方法で、現代の機器診断の不足（病性・病位・病名を定められないような病気症状）を補います。

古代の人は「無名の病が治し難く、有名の瘡は治し難い」といいました。いわゆる「無名の病」とは、病人は感覚的には病を感じて、症状が出たときはとても辛くて苦痛ですが、大きな病院に行って検査を受けても、検査結果がすべて正常だと言われるような病を指します。望診と脈診を通じて中医の特色診断をすると、無名の病を推測することができます。

望診と脈診は、主に半健康（現代人の慢性的な体調不良）の人の症状に対して、四診合参（望診・聞診・問診・切診の四診により疾病を全面的に解明すること）、弁証論治を行います。

例えば抑うつ、慢性的な不眠症、眩暈などの病因と病機の転変を分析して、弁証により疾病をパターン分けして、明確に診断した上で薬を施します。

望診は目、表情と舌などを見て、体質の陰陽の属性と、気血の偏盛偏衰の状況を推測します。脈診は心臓の盛衰を測り知ることができ、また疾病の予後と変化を推測することができます。

特に真寒仮熱（体内に真寒があり、体表に熱が現れる証候）、および格陽・格陰の診断に注意する必要があります。

それ以外に、珍しい病気の診断に対しても独自の特色があります。

古代の人は「脈に詳しければ患者の生死を知ることができる」といいます。脈診を通じて人体の生・長・壮・老・死を測り知ることができます。正常な人の脈象は四季に応じて、春に弦、夏に洪、秋に毛、冬に石となります。

敗象脈は、心臓の拍動力と動止（拍動と停止）により、疾病の発生時間、および心臓停止による死亡時間を推測することができます。

「良い医者は、顔色や脈を診てまず陰陽を判断し、陰陽の状態を観察してバランスを調える」は、主に脈律の動止を観察します。

「五十動不止身無病、数内有止皆可病、四十一止即三年、三十一止二年応、二十一止即一年、数内有止看暴病（五十回の拍動に弱い脈がなければ病気がなく、弱い脈があれば病気になる。四十一回の拍動の中に弱い脈があれば三年以内に病気になる。三十一回の拍動に弱い脈があれば二年の内に病気になる。二十一回の拍動に弱い脈があれば一年以内に病気になる。数回の拍動に弱い脈があれば急に大病になる）」

このような望診と脈診は、古今の伝統医学の独特の病気診断方法です。現代の中医学の学生は、理論を臨床への実用を直接明師に教わり、さらに一定の年数の臨床実践を経て、初めて身につけることとなります。

中医学の治療の特色

中医学の治療の特色は、中医学、西洋医学と有酸素功法を結合して難病を治療し、良好な治療効果を得ていることです。

特徴としては、西洋医学の対症療法を用いて標症を治し、中医の弁証論治を用いて根本原因を治します。有酸素功法を用いて正気を調和し、標本同治、同病異治を行います。

肝臓病の治療

肝臓病の治療は、西洋医学では対症と支持療法を取ります。すなわち抗毒・消炎し、肝臓を保護するなどの治療をします。

中医学では疏肝利胆（肝気を疎通させ、胆の働きを良くする）、清熱解毒（熱を取り除き毒の作用を排除する）、健脾扶正（脾の機能を高めて正気を増やす）の大法を取ります。加えて、清心補腎（心の熱を取り除いて腎を補う）をして病気の転変を防ぎ、免疫機能を高めて感染を予防します。

標本同治をして有酸素功法を用いて予後を養生することで、三焦の機能を促して気化の働きを高め、毒の気を排出して元気を補い、病気の再発を防ぎます。

腎臓病の治療

腎臓病の治療は、西洋医学の対症療法および利水消炎、微量元素補充などの支持療法を用い、重度の腎臓病患者には透析を行います。中医学の治療は、整体観念、弁証論治を原則とします。

まずは五臓六腑の生理機能を明確にすることです。「五臓は精気を貯蔵して出さない、六腑は食物を伝送・変化させて貯蔵しない」、それらは生理上では支え合っています。

そのため、腎臓病の治療は、まず臓腑を調和する必要があります。弁証により表、裏、虚、実を明確にしてから薬を施します。主薬を用いて主な症状を治療します。その次に、また臣薬と佐薬を付け加えて、五行に合わせて弁証による治療を行います。

例えば、「腎は水に属し、肺は金に属し、心は火に属し、脾は土に属し、肝は木に属する」により、瀉南補北法（心の熱を取り除いて腎を補う）、金水両調法（肺の濁気を取り除いて腎を補う）、抑水滋水法（肝を養って腎を補う）、先天不足を補う後天的な滋養法（脾の機能を高め、胃腸の働きを通暢させ、排便させることで腎を補う）などを用いることができます。

もし脾、腎の二臓が虚弱で、水腫が消えていない場合は、主に脾、肺、腎の三つの臓の虧虚が原因となります。肺虚になると肺が気に化せず水に化し、脾虚になると土が水を制せずかえって水を克し、腎虚になると水がコントロールされず暴走します。

薬を処方する際は、臓腑を調和して補うことに重きを置き、臨床の症状を観察します。腰以上の部位が腫れれば、宣肺発汗（肺の呼吸機能を改善して発汗させること）すべきです。腰以下の部位が腫れれば、陽気を温めて腎を補い利尿し、陽気を昇らせて脾の機能を高めると病気が治癒します。最終的に臓腑の機能が調和され、腎の血流量が増えて免疫力が上がるとともに、清気を昇らせて濁気を降ろし、湿を化して毒を排出し、邪気が去り元気が生まれます。

一人一人に合わせた治療

有酸素功法と食療法は、正気を助け、細胞の取り込む酸素量を高めて細胞の老衰を遅らせます。また、体質や血液型が異なるため、人によって治療法は変わってきます。

例えば、人体を車に見立てると、外観は同じ車でも、使っているオイルが違います。ガスを使う車もあれば、ガソリンやディーゼル、灯油を使う車もあります。また、電池を使う車もあります。人は太っている、あるいは痩せている、背が高い・低い、体質が特異、差異あるいは変異と分かれています。血も異なっていて、A型、B型、0型、AB型などがあります。そのため、薬の使用時の分類、および血液型に応じる食事にも注意する必要があります。

中医の治療の特色は、整体の観察に注意することです。治療する前は、病因を明確にして病気のメカニズム、性質と軽重を把握します。治療するときは、パターン分けや細分化で、段階的に層ごとに治療します。虚証を治すときは実証を忘れることなく、実証を治すときは虚証を忘れないようにします。これが「大実有羸状（真実仮虚証）、至虚有盛候（真虚仮実証）」です。

対症と根本療法の両方を同時に行い治療し、また、特殊な状況では「同気相求む」法を用いると、非の打ち所がなくなります。

中薬の選び方と炮製《ほうせい》

現在、中国では中医薬の発展が重視されていて、中医理論の勉強はしやすいのですが、それを臨床に活用するのが難しい状況です。

古い言葉にあるように、「中薬不明、医道不成（中薬がわからなければ医術の道は成り立たない）」です。

中医学には、以下のように中草薬（生薬）を勉強するための歌訣《かけつ》があります。

「諸薬之性、各有奇功。温平寒熱、補瀉宣通。君臣佐使、運用於中。相反畏悪、立見吉凶（諸薬の性質、それぞれ優れた効能がある。温、平、寒、熱の薬性は、補瀉・宣通する。君薬、臣薬、佐薬、使薬は、中に運用される。相畏、相悪、相反〈生薬の組み合わせの禁忌〉が使われるかどうかは、吉凶で決める）」

歌訣は中薬の性、味、効能、配伍（生薬の配合）、相反などを明確に示しています。このような方法で学んでいけば、早く上達することができます。

中薬の選材に関しては、中薬の産地、つまり道地薬材《どうちやくざい》を知る必要があります。成長した場所、土質が一様ではないので、薬性・薬味の質は異なり、効用はさらに異なります。

例えば、四川の黄連《おうれん》は川黄連といい、山西《さんせい》、甘粛《かんしゅく》の黄連は水黄連といいます。両者は見た目の形では大して違いませんが、実際に含んだベルベリンの量が5〜10倍ほど違います。江南の夏枯草《かごそう》と長江の北部の夏枯草は、カリウムを含む量の差が大きいです。

また、同じ産地の当帰でも薬に使う部位が違い、それによって効果も全く違ってきます。当帰は温性で補血薬です。当帰の根頭部は血を生む作用があるので、心筋の虚血に用います。当帰の身は血を養う効能があるので、肝血の不足に用います。当帰の尾は瘀血を改善する作用があるので瘀血、腫瘍に用います。全当帰は血行を促進する効能があるので、血流を改善して瘀血を除き、便通をよくし、経絡を通して風湿の対処などに用います。

その他、中薬は炮製の方法が数多くあり、異なる入薬（配合）の方法もあります。

例えば、中薬は生用、炒《しょう》（炒る）用、食用、水や酢、酒に生薬を入れて浸すなど。また、生姜とネギはよく食療に用いられます。中薬として、それらはすべて辛温解表《しんおんげひょう》（辛味で温性を持ち、発汗により体表に侵襲した風寒の邪気を取り除く）の薬物に属します。

「大根や生姜をよく食べていると医者の処方は要らない」との諺があります。実際は陰虚燥熱（津液不足・血虚・精髄の過不足などの陰液不足により火熱邪気が引き起こされる状態）の体質の人は、生姜を食べてはいけないので要注意です。

「生姜性温、通暢神明、痰嗽嘔吐、開胃極霊（生姜は温性で、神明を流暢に通じ、痰・咳・嘔吐に効き、食欲の増進に極めて効果がある）」

生姜は最も嘔吐に適する薬ですが、必ず風寒束肺《ふうかんそくはい》（風寒の影響を受け、肺気の宣発が失調すること）の咳嗽《がいそう》に用います。

ただ、肺炎の咳嗽、胃炎、胆嚢炎、脳炎など熱性の病による嘔吐なら、絶対に使ってはいけません。

その温性と辛味は、火邪が上がるように助長するからです。

また、乾姜は附子回陽湯《ぶしかいようとう》に入ります。生姜の皮は五皮飲に入って水腫を治療し、風水・皮水・生理性の水腫に効果があります。生姜汁は半夏湯に入り、痰飲を取り除くことができます。大青龍湯《だいせいりゅうとう》も小青龍湯《しょうせいりゅうとう》も生姜が欠かせません。

姜炭《きょうたん》は炮姜《ほうきょう》とも呼ばれ、生化湯に入って出産後のいちばんの方剤であり、少腹逐瘀湯《しょうふくちくおとう》と血府逐瘀湯《けっぷちくおとう》に入って温経活血《おんけいかっけつ》（経絡を温めて血流を促進すること）と化瘀消腫《かおしょうしゅ》（瘀血を取り除いて腫れを取ること）をすることができます。

中薬の製法は多く、水製、水火共製、酒製、酢製《さくせい》、土製などがあります。特に有毒類中薬は、例えば植物類、動物類、鉱石類などを炮製することで、小毒を大毒に強くすることも、劇毒を大毒に減らし、また大毒を微毒に変えることもできます。このように、中毒量に達することなく治病の目的を果たすことができます。

適格性のある中医師は、中薬の炮製と入薬の方法を深く研究するだけではなく、常用されない冷薬、怪薬の薬性と薬味および含まれる微量元素も掌握し、経験を総括して、古きを温《たず》ねて新しきを知って初めて、難病や雑病を治療することができるのです。

家伝の秘方の昇華

古代の人は「経方治病、效如桴鼓（経験的な方剤で病気を治療するとすぐに効果が現れる）」と言います。

頑固な頭痛、不眠、抑うつ、婦人科疾病、子どもの珍しい病気などの難病や雑病は、経方を用いて治療すると良好な効果が得られます。中国の特許を取得した楊氏堂の薬は六つあります。その一つがエイズ治療薬の発明特許ですが、この方剤を加減してがんの治療に応用することもできます。

「古い方剤は新しい疾病を治せない」と古人は言いますが、古い方剤は本当に新しい病気を治せないのでしょうか。

この言い方は半分だけ正しいと思います。

正しいところ：古い方剤は基礎であり、土台です。もし基礎と土台がなければ、発展はとても難しいです。

正しくないところ：現代人の生活水準が高くなり、仕事のストレスは大きくなりました。それと同時に、人体は一世代ごとに変化を遂げており、一つの進化の過程を見るようでもあります。遺伝子は進化・変化し、体質も、大自然も変異しています。空気、水源の汚染、化学剤とホルモン類の影響を受けて人体の質は下がり、発病率が高く、治癒率は低くなっています。化学薬品の残留、毒素の障害、慢性病の発病率が徐々に上昇しています。

したがって、臨床治療において古い方剤（基本的な方剤）は、その人の体重、体質、性別、年齢、血液型に合わせて配合する必要があります。原方、老方、固定方をそのまま使ってはなりません。まさに身体に合わせて服を作るようなことが、明医（明白な医者）の病気治療の眞諦（本位）です。

ここ数年来、楊氏堂が婦人科の病気を治療する中で心がけたのは、主に症状に合わせた薬の使用をしっかり行うことです。

婦人科の病気は経（月経）、帯（こしけ）、胎（胎児）、産（出産）の四大種類に分けられます。

出産前の病気（妊婦の病症）の治療は比較的複雑です。妊婦の病症を治療すると同時に胎児を守ることを忘れてはならず、胎児を養うときに妊婦の病気治療を忘れてはなりません。二つの面から同時に行って、いくつかの方剤を加減することができます。

妊婦の風邪治療は一つの大きな難題です。妊婦は風邪を引いても、怖がって薬を飲むことがなかなかできません。本当にひどくて我慢できなくなってからようやく薬を飲んだり、注射を受けたりします。病気が治癒したあと、また西洋薬の副作用が胎児に影響するのではと大変心配し、胎児の奇形あるいは知力低下を恐れて、最後には苦痛に耐えて堕胎する人がいます。

そのため、楊氏堂はこの難題を解決しようと決心し、家伝の秘方を組み合わせて昇華し、「妊婦風邪の顆粒薬剤」と名づけて、中国の特許を取得しました。

妊婦の風邪は中医の「妊娠病」の中の「子嗽《しそう》」「傷寒」などの範疇に属します。

妊娠病は妊婦の健康に影響するだけでなく、胎児の発育を妨げ、ひどくなると流産を招くことになります。ですから、日頃の予防と発病後の保養には、よく注意しなければなりません。

妊娠病の多くは、陰血の不足や臓腑の気血の偏盛に、加えて妊娠後外邪に感染して臓腑、気血を傷つけることで、陰陽の不足、衝脈と任脈の失調を引き起こし、胎児の養いを失わせることが原因です。

治療の原則は、「安胎」と「治病」を同時に行うことです。安胎は、補腎培脾（腎を補って脾気を補益する）を主とします。補腎は胎児を安定させる大本で、培脾は血を補います。本が固まって血が充足すれば、胎児が安泰します。

母体に病がある場合は、まず病気を取り除き、適切に補腎培脾をします。病が去れば胎児が安泰になります。

もし気が歪み、胎児を保持できない、あるいは腹の中で亡くなった場合は、胎児を安定させようとしても益するところがないので、速やかにおろして母体の健康を守るのが適宜です。

薬品使用の禁忌としては、すべて峻下《しゅんげ》（激しい瀉下作用）、滑利祛痰《かつりきょたん》（詰まった道・孔を通して痰を取り除く）、破血（瘀血を改善する）、耗気（気を消耗する）、散気（気を散らす）およびすべての有毒薬品は、慎重に使用、または使用禁止にします。

ただし、病状に必要とされた状況では、適切に選択して使用することができます。いわゆる「有故無殞、亦無殞也（その疾病に対応する薬を使えば、母体も胎児も傷つけない）」との記述がありますが、中薬量は厳格に掌握しなければなりません。「衰其大半而止（その疾病の大半が治ったら薬を止める）」。胎児を傷つけ、体質を損なうことは避けなければならないのです。

妊婦風邪の顆粒薬剤の開発・研究は、妊娠病の理論に基づき、臨床症状の治療、実践の経験を通じて行いました。

この方剤は養血、清熱生津《せいねつせいしん》（熱を除いて津液を生じさせること）、解毒散風《げどくさんぷう》（身体に害を与える物質を取り除いて風邪を除去すること）を主として、百種以上の中薬の中から12種の中薬を精選し、二組に分けて、君、臣、佐、使の原則に沿って配合・研究して完成したものです。

妊婦の風邪を予防するには、「傷風」と「傷寒」を区別する必要があります。「風有汗寒無汗（風は汗をかくが寒は汗が無い)」「傷風悪風、傷寒悪寒(傷風は風を嫌って避けたがり、傷寒は寒気を感じる)」。つまり、表虚証なのか表実証なのかを明確にします。

また、傷寒六経病証を参考し、三陰証の変化規則および症状の区分を重視します。「治風先治血、血行風自滅(風を治すには先に血を治す。血巡れば風は自ずと消える)」「無痰不咳嗽(痰がないと咳嗽がでない)」「見痰不治痰、必治痰根源(痰症の場合は、痰を治すのではなく必ず痰を生成する根源を治すのである)」を忘れてはなりません。

「治痰先理気、気行痰自無(痰を治すには先に気を調える。気巡れば痰は自ずとなくなる)」を法則とし、補腎、健脾、清肺、護肝、安胎の目的に達します。

現在、主に十代目の楊士東が楊氏堂の診療を行っています。彼は自分の医徳と医術は国の育成だけではなく、祖父の世代が言葉で伝え、身をもって手本を示してくれたおかげだと言います。祖父の楊月琴は90歳になっても、依然として毎日本を読んで学びを続け、新医学気功(道家の内丹功)を練習しています。週に二回ほど診療をして患者を診ています。彼は微笑んで、温かく真心を込めて患者に接します。

さらに重要なのは、彼は孫の楊士東の診察の姿や医徳、仕事ぶりを観察し、孫思邈の「大医精誠」の精神に基づくようにと、正確な処方・投薬、経験的な方剤や配合の規則性を指導しています。

彼は常に「積徳無人見、存心有天知(徳を積んでも人には見られないが、どんな心を持っているかは天が知っている)」と言い、孫の楊士東が勉学に励んでよりよく患者のことを診られるようにと苦心に苦心を重ねました。

「蒼龍日暮還行雨、老樹春深更着花(龍は老いても雨を降らすことができ、木は古くても春の末にさらに花をつけることができる）」

最後に、次の言葉を医学気功の愛好者の皆さまに贈ります。

「中医古老又新類、精選昇華繁課程。誠拝明師抓綱領、臨床治病有秘宗。天人合一知識広、陰陽五行哲理通。明師丹道開仙掌、信息診断遥視功。仙術神奇六根通、一目了然診断明。破訳人体大奥秘、宇宙密碼掌握中。以法統方方守法、理法方薬如用兵。古方冷薬治怪病、弘揚国粋度衆生（中医学は古くて新しい、精選・昇華した繁多な課程。誠の心で明師を仰げば要点を掴むことができ、病気の臨床治療には秘宗〈師からの口伝〉がある。天人合一の知識が広く、陰陽五行の哲理に通じる。明師の内丹で仙掌を開き、情報診断の遠隔透視能力を開く。不思議な仙術は六根に通じ、一目瞭然で明白に病気を診断できる。人体の大きな神秘を解読し、宇宙暗号を読み取れる。治療法則に従って方剤を決め、理・法・方・薬は挙兵の如く。古伝の方剤やめったに使われない薬は珍しい病を治し、国粋を弘めて衆生を救う）」

病気の治癒例（中国）

●大三陽（ＨＢｓ抗原陽性・ＨＢｅ抗原陽性・ＨＢｃ抗体陽性）のＢ型肝炎の患者は、３ヶ月の漢方薬を服用後、肝機能が正常になり、大三陽もすべて陰性になった。現在すでに結婚していて赤ちゃんもできた。（邢永燕　26歳女性、阜陽市人　２０１０年）

●卵巣嚢腫、子宮内膜症の患者、３ヶ月で治癒し、その半年後、妊娠して男の子を産んだ。（陶萱萱　26歳女性、阜陽市人　２０１７年）

●腫瘍随伴性天疱瘡の患者、約３ヶ月の治療を経て基本的に治癒した。

（樊詩保　男性、潁上県楊湖鎮樊台湾村人　２０１７年）

●大豆粒の大きさの舌根嚢腫の患者、数ヶ月漢方薬を服用してほぼ治癒した。体重は５kg以上増えた。

（陳岐山　75歳男性、阜陽市人　２０１８年）

新医学気功練習者からの感謝の手紙（日本）

甲状腺橋本病が治りました

早い日に楊峰先生にお逢いできてうれしかったです。一生クスリを飲まなければダメと病院で聞いたときのショックは今も忘れません。

私は甲状腺橋本病で、13年9ヶ月、日々苦しかったことが今、ウソのように元気になり、本当に楊峰先生に感謝感謝です。ありがとうございました。お蔭様で日々趣味にぼっとうしています。

今後は気功の勉強をして、家族はもちろん、病気で苦しんでいる人たちのお役に立てれば幸いです。そのためには自分が健康で暮らせなければいけないこと、1人でも多くの人たちに新医学気功のすばらしさを伝えられたら幸いです。

楊峰先生に感謝して気功頑張って行きます。

新医学気功 受講に出席して

早い日に楊峰先生にお逢い出来てうれしかったです。

一生クスリ飲まなければダメと病院で聞いた時のショクは今でも忘れません。

私甲状腺橋本病で、13年9カ月日々苦しかった事が今ウソのように元気になり。本当に楊峰先生に感謝感謝です。ありがとう御座居ました。

お陰様で日々趣味にボン努しています。

今後は気功の勉強して、家族はもちろん、病気で苦しんでいる人達のお役に立てれば幸です。

そのために自分が健康で暮せなければいけない事。

1人でも多くの人達に新医学気功のすばらしさお伝えられたら幸です。

楊峰先生に感謝して気功頑張って行きます。

リュラジン先生いろいろ教えて下さいまして感謝です
いつ迄もよろしく御指導下さい。

ありがとう御座居ました。

2013年10月2日
奥村双子

リュウジン先生、いろいろ教えてくださいまして感謝です。いつもよろしくご指導ください。

ありがとうございました。（奥村双子　2013年10月2日）

新医学気功で脳動脈瘤が小さくなりました

右後頭部に4・2㎜の脳動脈瘤があり、虚脱感も強く、通院したところ軽度の心筋梗塞も見つかりました。

脳動脈瘤が5㎜を超えると命の危険があるので、要手術になるところでした。血圧も最高180、最低100程度と高かったので、病院からの薬を服用したところ、動けなくなってしまいました。

何か良い方法がないか？　と探していたところ、新医学気功をご紹介いただき、大会に参加の上、相談会で楊峰先生に診ていただきました。

労宮1層目を開けていただき、動功と静功の基礎をご指導いただいたので、練習に励むことにしました。

ご指導いただいた動功と先生に送っていただくパワーを一生懸命続けました。この間、薬はいっさい飲みませんでした。

6ヶ月後に定期診察を受けると、動脈瘤が3㎜と小さくなっていました。心筋梗塞の症状である背中の痛みもすっかり取れました。

その後、先生の来日に合わせて、講習会にも参加させていただき、人体透視も受け、たくさんある病

右後頭部に脳動脈瘤4.2mmがあり虚脱感も強く
通院したところ軽度の心筋梗塞も見つかりました。

脳動脈瘤が5mmを超えると命の危険があるので要手術になるところでした。

血圧も最高180～最低100程度で高かったので、病院からの薬を服用
したところ動けなくなってしまいました。

何か良い方法がないか？と探していたところ、新医学気功をご紹介いただき、大会に参加の上相談会で楊峰先生にみていただきました。

労宮1層目を開けていただき、動功と静功の基礎をご指導いただいたので、練習に励むことにしました。

ご指導いただいた動功と先生に送っていただくパワーを一生懸命続けました。この間薬はいっさい飲みませんでした。

その後、6ケ月後にある定期診察を受けると動脈瘤が3mmと小さくなっていました。心筋梗塞の症状である背中の痛みもすっかり取れました。

その後、先生の来日に併せて、講習会にも参加させていただき、人体透視も受け、たくさんある病歴も当てられ驚いてしまいました。

その後、漢方薬もいただき、1ケ月にわたりおいしくいただきました。

おかげで、血圧も下がり、定期健診でも良好な結果となっています。

脳動脈瘤も徐々に小さくなり、仕事にも励める体調も取戻しました。　本当にありがとうございます。

これからもよろしくお願いします。

山田幸若

2017.6.

歴も当てられ驚きました。漢方薬もいただき、1ヶ月にわたりおいしくいただきました。おかげで血圧も下がり、定期健診でも良好な結果となっています。

脳動脈瘤も徐々に小さくなり、仕事にも励める体調を取り戻しました。本当にありがとうございました。これからもよろしくお願いします。（山田幸芳　２０１７年６月）

心身の弱さが新医学気功で改善しました

私は小さい頃からよく風邪をひき、その度に病院に行き、大量に薬を処方されていました。いくら飲んでもあまり効果は感じられず、次第に全身がだるくなり、人とうまく話せず、中学2年生の半ばから学校に行けなくなりました。堕落的にすごし、記憶がないのですが、気がつけば体重も20kg増え、余計に何もしたくなくなりました。

そんな時、楊峰先生に診てもらうことになり、家に来ていただいたところ、部屋から出たがらなかった私が出てきて、両親はとても驚いたと言っていました。

楊峰先生に診てもらい、漢方を処方され、飲み続けていくにつれ、また学校に行きたい気持ちができました。そして体調の回復とともに、学校に通えるようになり、今では漢方に携わる仕事に就職することができ、日々やりがいを感じています。

また、漢方の勉強に興味があり、近い将来漢方を用いて難病を解決できたらと思います。

中学生のときの無気力な私を救っていただき、楊峰先生には感謝の言葉しかありません。本当にあり

私は小さい頃からよく風邪をひき、その度に病院へ行き
大量の薬を処方されました。
いくら飲んでもあまり効果は感じられず、次第に全身が
だるくなり、人とうまく話せず、中学2年生の半ばから学校へ
行けなくなりました。堕落的に過ごし、記憶がないのですが、
気がつけば体重も20kg増え、余計に何もしたくなくなりました。
そんな時、楊峰先生に診てもらうことになり、家に来ていただいた
ところ、部屋から出たがらなかった私が出てきて両親はとても
おどろいたと言っていました。
楊峰先生に診てもらい、漢方を処方され、のみ続けていくに
つれ、また学校に行きたい気持ちができました。そして体調の回復と
共に、学校に通えるようになり、今では漢方に携わる仕事に就職
することができ、日々やりがいを感じています。
また、漢方の勉強に興味があり、近い将来漢方を用いて
難病を解決できたらと思います。
中学生の時の無気力な私を救っていただき、楊峰先生には
感謝の言葉しかありません。本当にありがとうございます。
数年間新医学気功を練習し、今ではめったに風邪をひく
こともなく、また、物事に対して最初に感じたことが現実に
なるなど、予測力が培われました。少しずつですが天気を予測
することもできるようになってきています。
これからも新医学気功を練習し、自分を高め、そして
人類に貢献できるように努めたく思います。

その他、新医学気功の健康法を以前の私のように
悩まされている方に、心の辛さや肉体の苦痛から解放される
ことを願い、紹介したいと思います。
新医学気功は易学、医学、道学を基礎とし、万象の知識
が含まれます。
自然医学の面では、人も、天地の万物も、気の集まりであり、
気によって養われ、日月の精華によって育まれており。
人体の臓腑名に入っている月の字は月様と対応しています。
環境医学の面では、環境の清濁は人体に影響し、
新医学気功はミクロの医学の領域にも至り、無形の病気の
元を研究し、名のつかない病気を予防・コントロールします。
有酸素運動功法は理論が奥深いですが、動作が簡単で
練習しやすく、気を早く感じられ効果が出やすいです。
例えば、両手を回す動きは、手のひらの労宮ツボ（人門）から、
大自然の酸素を心臓に入れ、心機能を高めます。
歌療法では自然を歌う音韻で心を明るくすることにより、病の気
が出ていき、真気運行法は督脈と任脈を通じさせ、インターフェロン
産生を誘発し、免疫力を高めます。
恬淡とした静功は神（精神）を内に守り、気が体内に集まる
ことにより、人は病気にかかりにくく、さらに、知恵の開発にもつながります。
血液型に応じた食療法は体質を改善し、生命力を高めます。
このように、新医学気功の自然療法は徳を修め、健康長寿の
功法となっています。

慧稚 2019年9月19日

がとうございます。

新医学気功は身体の内面から健康にするものであり、漢方を飲みながら練習をしていたのもとても大きいと思います。

数年間新医学気功を練習し、今ではめったに風邪をひくこともなく、また、物事に対して最初に感じたことが現実になるなど、予測力が培われました。少しずつですが天気を予測することもできるようになってきています。

これからも新医学気功を練習し、自分を高め、そして人類に貢献できるように努めたく思います。

その他、新医学気功の健康法を、以前の私のように悩まれている方に、心の辛さや肉体の苦痛から解放されることを願い、紹介したいと思います。

新医学気功は易学、医学、道学を基礎とし、万象の知識が含まれます。自然医学の面では、人も、天地の万物も気の集まりであり、気によって養われ、日月の精華によって育まれており、人体の臓腑名に入っている月の字は月と対応しているという意味です。

環境医学の面では、環境の清濁は人体に影響し、新医学気功はミクロの医学の領域にも至り、無形の病気の元を研究し、病名のつかない病気を予防・コントロールします。有酸素運動功法は理論が奥深いですが、動作が簡単で練習しやすく、気を早く感じられ、効果が出やすいです。

例えば、両手を回す動きは、手のひらの労宮ツボ（人門）から、大自然の酸素を心臓に入れ、心機能を高めます。

歌療法では、自然を歌う音韻で心を明るくすることにより病の気が出ていき、真気運行法は督脈と任脈を通じさせ、インターフェロン産生を誘発し、免疫力を高めます。

恬淡とした静功は神（精神）を内に守り、気が体内に集まることにより、病気にかかりにくく、さらに知恵の開発にもつながります。

血液型に応じた食療法は体質を改善し、生命力を高めます。

このように、新医学気功の自然療法は徳を修め、健康長寿の功法となっています。

（慧雅　２０１９年９月19日）

＊

慧雅さんたちは病の治癒・改善とともに、潜在能力（微視覚、微感覚など）も引き出されていることから、新医学気功を広めようと心に決めて練功を続けています。

あとがき　～日中の人々の真の友情を末永く～

２０１０年10月、世界気功フォーラムに参加するために初めて東京を訪れました。空港を出ると、漢字で書かれたたくさんの標識が目に入り、親近感を抱いたのを覚えています。

その翌日に行われた「世界気功フォーラム」では、パワーを送る功法を実演しましたが、ほとんどの人が気を感じ、一部の人には光が見えました。また、会場で3名の方に医学気功による病気診断を行い、彼らは皆「当たった」とおっしゃいました。その他に、一部のご縁のある参加者には十宣穴を開通して、中医学診断と治療の人材育成の基礎作りを行いました。

フォーラムが終わって東京を離れようとしたとき、そこでご縁をいただいた方たちの目に、私に対する期待と憧れの感情を感じました。感激の涙が溢れる人もいて、彼らは私がまた日本に来ることを願っていました。ご縁があって出会ったのですから、お互いの学びと交流を続けたいとのお気持ちでした。『新医学気功』は、日本で出版する初めての本になりますが、これまでに日本でご縁をいただいた方々への私からの手紙でもあります。本書はまさに、日中両国の人々の縁をつなぐ「感情溢れる手紙」だと思っています。

2011年から2015年まで、日本の友人の招聘に応じて私は何度も来日し、お互いに道学や医学を学び合い、医学気功の功法実践で交流してきました。この実践を通じて、「新医学気功」の本質が検証されています。

☯新医学、新気功、新科学は、主に東西文化、中医学と西洋医学を調和し、中国の伝統道学の知識を昇華させたものです。そのため、難病や診断のつかない病気の治療は、中医学、西洋医学と気功の結合を原則としていますが、治癒率は通常よりはるかに高くなります。特に魂病と肉体病には特別な効果を上げています。治癒された病人は、皆練習を続け、体内の病気予防システムによる「自己治癒力」と「再生力」を身をもって体験でき、大きなメリットを受けることとなりました。

☯日本人には三つの特徴があります。①勉学に励み完璧さを目指す精神　②健康長寿を求める方が多く、健康の価値がわかる　③感謝の気持ちを持って恩返しのできる人は皆心が優しい。

☯日本人の30％は差異体質で、①ストレスが大きく精神が弱まりやすいので、うつ病やコミュニケーション障害が多発する　②陽気が足りない（脾胃が陽気不足で弱い）、といった人が多いようです。

このような人たちは、薬物治療ではよい効果を得られにくいのですが、新医学気功の練習ではかなりの効果が期待できます。養生とはつまり陽気を養うことです。セルフ養生とはつまり命の根源を養うことです。元気は生命の原動力です。新医学気功は日本の人々の健康のお守り、健康にする秘宝です！

本書で、新医学気功が持つ六つの「美」、六つの「調和」、五つの「新」を紹介しましたが、最後に五つの「情」、つまり友情、感情、熱情、親情（懐かしく思う気持ち）、真情について書きたいと思います。

☯「情」に関しては、有情と無情があります。無情は縁をつなぐことはできませんが、縁があっても結果には至らないこともあります。昔から伝わる中国のことわざには、「千金不伝無義子、万財不渡忘恩人（いくらお金があっても、親孝行をしない子には渡さない、恩義を忘れる人には渡さない）」とあります。道学と医学では、「道不賎売（道は安く簡単に手に入れられるものではない）」「千両黄金不売道（大金を出されても悪人に道を教えることはない）」といわれます。ここでいう「道」とは、真理、天理（天然自然の道理）、つまり真の教え、真の技術です。『西遊記』の中で、釈迦如来は「真経は容易く伝えてはいけない！」と説かれました。

☯中医学では、「唯同志、度金針（志と信念を同じくする人だけに、医術の芸術を直伝する」といいます。また、「天道酬勤、地道酬徳、人道酬誠（勤勉で徳を積み、真心と誠意の心があれば天、地から助けられる）」「神奇仙術系純誠、徳高道深法自霊（不思議な仙人の術は純粋な心からなり、徳が高く道が深くなると自ずと方法の効果が現われる）」といわれます。つまり、誠の心は効果を現わせるものなのです。

☯私が1日100名の患者を診るとします。もし100名の人材を育成できたら、また彼らが1

人1日100人の患者を診ることができれば、それはどれほど嬉しいことでしょう。私はここ数年、日本で新医学気功の弟子を精選してきました。また、彼らとのご縁はとても不思議で、解釈しにくいものでしたが、日本の弟子たちはたいへん儀礼正しく、彼らの私に対する感情には心を打たれることが多かったのです。その感動をもとに、「仙縁の友よ、愛しています」との歌も作りました。

☯今年、庚子年（2020年）の1月末から2月初めに、中国では新型コロナウイルスによる感染症（COVID-19）が蔓延し、劉君、中園博文などの弟子たちは疫病予防のためにマスクを送ってくれました。私はマスクを受け取ったあと、ご縁のある人たちに渡しました。疫病は無情ですが人は愛情が深く、物には値段があっても「情」には価値をつけることはできません。このことは日中の人々の末永い真の友情を表わしています。

ここ30年来、十数ヶ国のご縁のある方々は、中国に来られて新医学気功を習っていました。本家の内丹功法の直伝に関しては、私は家の掟をしっかり守っています。私の家の掟では、13種類の人には秘伝の中医学、家伝の漢方、さらに千年も大事に秘蔵された道家内丹功を直伝してはいけないと定められています。

この13種類の人とは、基本的に本質に問題のある人です。心が歪み、貪、欲、義理も人情もない人です。このような人は真の功法を手に入れれば、人を傷つけ社会に不利なことをするからです。人材を精選する基準があります。徳あり、才能あり、人情も義理もあり、大きな心をもっていれば、大成して人々に健康をもたらすことができます。そのため、新医学気功の主旨は、「徳」を基礎として「科学」的に行うことにあります。

本書の内容を踏まえ、ご縁のある各方面の方々が知恵を出し合い、医学界と気功界の方々がお互いに学び合い、長所を取り入れ短所を補い合って医学術のレベルを高めていただければと思います。加えて、多くの才徳兼備の人材を育成するとともに、弟子たちの力を充実させ、日本の方々の健康に大きく貢献したいと思っています。新医学気功は日本で広まり、そして世界で広まり、人々に幸福をもたらすことになるでしょう。

この非常の時期、皆さんのことを大変懐かしく思います。ここにて、華麗な言語はありませんが、同じ道を歩む方々、先生方、生徒たちには、永遠に吉祥で、健康で無病息災であるよう心より願っています。

楊峰

庚子年　3月5日（啓蟄）

◆著者プロフィール

楊峰（Yang Feng）新医学気功創始者

1953年中国安徽省に生まれる。中医学「楊氏堂」九代目継承人。安徽省中医学院（現在の安徽省中医薬大学）卒業。中医主任医師。道家医家に50年以上従事。「世界名中医」などの名誉称号を授与される。楊氏堂（北京）国際伝統医学研究院代表取締役。「楊氏堂」医院を安徽省阜陽市に持つ。

幼い頃より祖父から道家の内丹功の指導を受け、修練を重ねた道家内丹功の気功大師。秘伝の労宮開通、内臓経絡の大周天功法と驚異的なパワーを用いて中医師・西洋医師の養成に尽力する他、人体透視の天目開発、中医学による夢診断、気功偏差の調整、地中眼（地中の構造や資源の透視）、事象の推移に関する予測、仙掌施術などの六微感人材も育成している。

診断が難しい病気、珍しい病気に対する特色ある診断は、正確で定評がある。治療においては中医学、西洋医学、気功の三者結合を原則とし、その特別な治療は顕著な効果を記録している。未病（病気の前駆状態）、末病（末期的な病気）と難病の治療に長け、特に精神病、がん、エイズの治療には飛躍的な成果を上げている。また、「腎は先天の本」の中医学理論に基づき、腎の治療から着手し、中医学伝統方剤（漢方方剤）の原理を用いて、新世代薬の研究開発に成功し、主宰する「楊氏堂」は腎臓病、エイズ、リウマチ様関節炎、婦人科疾患、小児病など六つの中国国家特許薬を持っている。

中国国内外の学会・雑誌などに学術論文50本以上を発表。主な著書に『新医学氣功』『女性養生的奥秘』『小児常見疾病預防与治療（児童疾病の予防と治療）』『人体奥秘与保健養生（人体の奥秘と保健養生）』『中薬趣記速認有捷徑（生薬の速い暗記法）』『中医特色診断与治療（中医学の特色診断と治療）』『易医解奇夢（中医学による夢診断）』などがある。

口絵3ページめの題字：矢作直樹（医師、東京大学名誉教授）

新医学気功

2020年5月30日　初版発行

著　者——楊峰
翻訳者——佐藤薫、劉君

装　幀——中村吉則
イラスト——山崎真瞳子
本文·DTP——大内かなえ
編　集——村山久美子

発行者——今井博揮
発行所——株式会社太玄社
TEL：03－6427－9268　FAX：03－6450－5978
E-mail：info@taigensha.com　HP：https://www.taigensha.com/

発売所——株式会社ナチュラルスピリット
〒101-0051　東京都千代田区神田神保町3-2 高橋ビル2階
TEL：03－6450－5938　FAX：03－6450－5978

印　刷——創栄図書印刷株式会社

ISBN978-4-906724-53-6 C0011
Printed in Japan